Springer

Berlin
Heidelberg
New York
Barcelona
Budapest
Hongkong
London
Mailand
Paris
Santa Clara
Singapur
Tokio

HNO Praxis *heute*

Begründet von H. Ganz

18 Herausgegeben von H. Ganz und H. Iro

Mit Beiträgen von

K.-H. Austermann, A. Ernst, U. Eysholdt, Sieglinde Freitag,
K.-H. Friese, H. Ganz, H. Iro, R. Laszig, N. Marangos,
W. Niemeyer, H. E. Umstadt, F. Waldfahrer

Mit 35 Abbildungen und 5 Tabellen

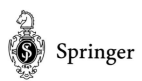 Springer

Redaktion HNO Praxis heute:

Professor Dr. med. Horst Ganz
Universitätsstraße 34
D-35037 Marburg/Lahn

Professor Dr. med. H. Iro
Universitätskliniken des Saarlandes
Klinik und Poliklinik für Hals-Nasen-Ohrenheilkunde
D-66421 Homburg/Saar

ISSN 0173-9859

ISBN 3-540-64284-6 Springer-Verlag Berlin Heidelberg New York

Satz: Fotosatz-Service Köhler OHG, 97084 Würzburg
Herstellung: Andreas Gösling, 69121 Heidelberg

SPIN: 10643355   26/3134 – 5 4 3 2 1 0 – Gedruckt auf säurefreiem Papier

Mitarbeiterverzeichnis

Austermann, K.-H., Professor Dr. med.
Klinik für Mund-, Kiefer- und Gesichtschirurgie
im Medizinischen Zentrum für ZMK-Heilkunde der Philipps-Universität
Georg-Voigt-Str. 3
D-35039 Marburg/Lahn

Ernst, A., Professor Dr. med.
HNO-Klinik im BG-Unfallklinikum e.V.
Rapsweg 55
D-12683 Berlin

Eysholdt, U., Professor Dr. Dr. med.
Abteilung für Phoniatrie und Pädaudiologie der Universität
Bohlenplatz 21
D-91054 Erlangen

Freitag, Sieglinde
Univ.-HNO-Klinik
Oskar-Orth-Straße
D-66421 Homburg/Saar

Friese, K.-H., Dr. med., HNO-Arzt
Marktplatz 3
D-71263 Weil der Stadt

Ganz, H., Professor Dr. med., HNO-Arzt
Hans-Sachs-Str. 1
D-35039 Marburg/Lahn

Iro, H., Professor Dr. med.
Univ.-HNO-Klinik
Oskar-Orth-Straße
D-66421 Homburg/Saar

Laszig, R., Professor Dr. med.
Univ.-HNO-Klinik
Kilianstr. 5
D-79106 Freiburg i. Br.

Marangos, N., Dr. med.
Univ.-HNO-Klinik
Kilianstr. 5
D-79106 Freiburg i. Br.

Niemeyer, W., Professor Dr. med., HNO-Arzt
Süderstr. 26
D-25885 Wester-Ohrstedt

Umstadt, H. E., Dr. med. dent.
Klinik für Mund-, Kiefer- und Gesichtschirurgie
im Medizinischen Zentrum für ZMK-Heilkunde der Philipps-Universität
Georg-Voigt-Str. 3
D-35039 Marburg/Lahn

Waldfahrer, F.
Univ.-HNO-Klinik
Oskar-Orth-Straße
D-66421 Homburg/Saar

Themenverzeichnis der bisher erschienenen Bände

Rhinologie

Mundhöhle/Rachen

Laryngologie/Phoniatrie

Regionale plastische Chirurgie

Inhaltsverzeichnis

Vorwort

Der achtzehnte Band von „HNO-Praxis heute" beginnt mit zwei otologischen Beiträgen:

Über die *Schwerhörigkkeit durch Lärm* werden die neuesten Ergebnisse mitgeteilt, einschließlich überraschender epidemiologischer Daten. Die aktuelle Darstellung des Themas *Cochlear implants* war durch die rasante Entwicklung dieses Bereiches dringend notwendig.

Das Gebiet Laryngologie ist durch das selten gelesene Thema *Phonochirurgie* vertreten.

Im übrigen sind die *Randgebiete* des HNO-Faches Hauptthema des Bandes. Die Stomatologie ist mit den *Okklusionsstörungen* vertreten, deren Symptomatologie auch dem HNO-Arzt bekannt sein sollte. *HWS-Traumen* – bei Verkehrsunfällen häufig – werden zu wenig beachtet und bleiben nicht selten unbehandelt, bis sie den Gutachter beschäftigen. Eine tabellarische Darstellung der *klinischen Syndrome mit HNO-Symptomatik* ist als Hilfe gegen Ratlosigkeit und beim Suchen gedacht. Über *alternative Diagnose- und Behandlungsmethoden* sollte auch der HNO-Arzt Bescheid wissen, möglichst besser als sein Patient. Zum Schluß noch ein „Modethema". Die zunehmende Verbreitung des *Piercings* läßt auch die Zahl der Komplikationen ansteigen, mit denen sich nicht selten auch der HNO-Arzt beschäftigen muß.

Der Generationswechsel im Herausgeberteam bleibt vorerst unvollständig, da sich ein Nachfolgeproblem ergeben hat.

Wir hoffen auf positive Aufnahme auch diese Bandes und bitten um Anregungen und konstruktive Kritik.

Marburg/Lahn
Horst Ganz

Homburg/Saar
Heinrich Iro

Schwerhörigkeit durch Lärm

1

W. NIEMEYER

HNO Praxis Heute 18
H. Ganz, H. Iro (Hrsg.)
© Springer-Verlag Berlin Heidelberg 1998

Abkürzungen

BKVO   Berufskrankheitenverordnung (1.–7.)

BeKV   Derzeit geltende Berufskrankheitenverordnung

BG(en) Gewerbliche Berufsgenossenschaft(en)

BK(en) Berufskrankheit(en)

dB$_A$ A-bewerteter Schalldruckpegel (die A-Bewertungskurve ahmt näherungsweise den Verlauf der normalen menschlichen Hörschwellenkurve
nach und berücksichtigt außerdem die geringere Gehörschädlichkeit tief-
frequenter Geräuschanteile)

dB HL   Hearing level: Hörpegel, dB-Angabe bezogen auf die normale Hörschwelle für die genannte Frequenz (verwendet z.b. für die Bezifferung
eines tonaudiometrischen Hörverlustwertes)

dB SL   Sensation level – bezogen auf die individuelle Hörschwelle für die
genannte Frequenz (der SISI-Test wird bei 20 dB SL der Testfrequenz
durchgeführt)

dB SPL Sound pressure level: Schalldruckpegel in dB, bezogen auf 20 µPa bzw.
0,0002 µB (z. B. dB-Werte bei der Sprachaudiometrie)

EN   Europäische Norm

GUV   Gesetzliche Unfallversicherung

HVBG   Hauptverband der gewerblichen Berufsgenossenschaften

ISO   Internationale Standardisierungs-Organisation

K. M.   „Königsteiner Merkblatt", Empfehlungen des Hauptverbandes der gewerblichen Berufsgenossenschaften für die Begutachtung der beruflichen Lärmschwerhörigkeit

L$_{Aeq}$ A-bewerteter energieäquivalenter Dauerschallpegel

L$_r$ A-bewerteter Beurteilungsschallpegel, d.h. der auf 8 h bezogene, mit
der Zeitbewertung „Fast" gemessene Mittelungspegel (auch „L$_{Ard}$")

LS   Lärmschwerhörigkeit

RVO   Reichsversicherungsordnung

SGB   Sozialgesetzbuch

UV   Unfallversicherung

VDI   Verein Deutscher Ingenieure

1
Vorbemerkungen und neuere Erkenntnisse

Seit dem letzten Beitrag „Die Lärmschwerhörigkeit und andere Schallschäden des Gehörs" 1976 (in der damals noch *Fachalmanach der HNO-Erkrankungen* betitelten Buchreihe) sind auf diesem Gebiet manche Änderungen eingetreten. Sie betreffen insbesondere die potentiell innenohrschädigende Lärmbelastung weiter Bevölkerungskreise, unsere Kenntnisse von der Physiologie und lärmspezifischen Pathophysiologie des Innenohres und die Epidemiologie lärmbedingter Gehörschäden.

Die *Lärmpollution und -exposition* in Deutschland kann nach wie vor nur grob geschätzt und nicht exakt objektiviert werden. Neutral erhobene, valide Meßdaten und ihre Umsetzung in unprätentiöse Risikobeurteilungen sind weitaus seltener, als man angesichts der vielen Publikationen zur Lärmproblematik annehmen möchte; die einschlägigen Medienbeiträge erlauben meist keine Rückschlüsse auf Beurteilungspegel und Einwirkzeiten. Ohne Kenntnis dieser beiden Größen läßt sich eine gehörgefährdende Lärmexposition aber nicht konkretisieren.

Drei Trends scheinen sich immerhin abzuzeichnen:

- Die *Gesamtzahl der Lärmarbeitsplätze* ist seit den 70er Jahren im Zunehmen begriffen oder war es zumindest bis zum Durchschlagen der Rezession.
- Die innenohrbezogene *Geräuschimmision des einzelnen Lärmarbeiters* wird man dagegen im Schnitt eher als rückläufig einschätzen können – hauptsächlich dank vermehrter Gehörschützerbenutzung in Lärmbereichen, aber auch dank technischer, baulicher und organisatorischer Lärmminderungsmaßnahmen der Unternehmer. Die Aufklärung über Notwendigkeit und Möglichkeiten der Primärprävention von Lärmhörschäden beginnt offenbar Früchte zu tragen, insbesondere seit sie obligat mit einer aufwendigen Sekundärprävention, der arbeitsmedizinischen Gehörvorsorge, kombiniert wird.
- Der mühsam und kostspielig verminderten Lärmimmission am Arbeitsplatz steht eine immer stärkere akustische Belastung durch gewollten und/oder ungewollten *Freizeitlärm* gegenüber, der in aller Regel auf ein ungeschütztes Hörorgan einwirkt.

Das Innenohr wurde in den physiologischen und HNO-Lehrbüchern der 70er Jahre noch als passiver, via Perilymphe von den luftschallinduzierten Stapesbewegungen oder den Kompressionen und Dekompressionen der Labyrinthkapsel angetriebener Schallreizverteiler und -transformator beschrieben. Heute wissen wir, daß seine Mechanorezeptoren nur zu ca. 25 % aus Hörzellen im engeren Sinne bestehen; die übrigen 75 %, die äußeren Haarzellen, sind efferent reich innervierte motorische Zellen.

Die äußeren Haarzellen besorgen die Vorverarbeitung der Schallsignale, indem sie die von den Perilymphschwingungen erzwungenen Auslenkungen der Basilarmembran aktiv verstärken und verschärfen (s. z. B. Plinkert u. Zenner 1992).

!
•

Ihre Funktion ist sowohl für die normale Schwellenempfindlichkeit des Innenohres als auch für eine informationell vollwertige Signaltransformation im überschwelligen Hörpegelbereich unerläßlich; fallen sie aus, so wird die Funktion des Innenohres auf seine passive Mechanik reduziert.

Einige bisher schwer verständliche, nur der psychoakustischen Exploration zugängliche Phänomene des überschwelligen Hörens und seiner Störungen erscheinen erst im Licht dieser neueren Forschungsergebnisse plausibel, z. B. die gegensinnige Veränderung des Intensitäts- und Frequenzdifferenzierungsvermögens bei Innenohrschwerhörigkeit. Auch daß viele Patienten mit basokochleärer Innenohrschwerhörigkeit die Sprache fast normal laut hören, aber kaum verstehen können – zumal unter akustischen Alltagsbedingungen („everyday listening conditions") –, findet im Verlust der aktiven Schallvorverarbeitung durch die äußeren Haarzellen eine von mehreren Erklärungen. Gerade für den Lärmschwerhörigen steht diese Erfahrung meist im Mittelpunkt seines Beschwerdebildes (s. S. 20).

Epidemiologisch kann mittlerweile als gesichert gelten, daß bei den heute anzunehmenden Lärmimmissionen nur eine kleine Minderheit der Exponierten konkret Gefahr läuft, eine lärmkausale Gehörminderung kommunikationsbehindernden Ausmaßes davonzutragen, gleich ob durch Arbeitsplatz- oder Freizeitlärm.

Als ausschlaggebender Risikofaktor hat sich die *individuelle Disposition* erwiesen. Sie beruht auf einer weit überdurchschnittlichen Vulnerabilität der Innenohrweichteile durch akustische Überlastung. Die individuelle Innenohrempfindlichkeit gegen Lärm ist nach heutigem Kenntnisstand in den meisten Fällen anlagebedingt und bisher nur durch audiometrische Längsschnittuntersuchungen zu verifizieren.

2
Lärmschwerhörigkeit – immer noch die häufigste Berufskrankheit?

Der nachstehenden Übersicht liegen die vom HVBG herausgegebenen „Geschäfts- und Rechnungsergebnisse der gewerblichen BGen '96", die Dokumentationen des Berufskrankheitengeschehens in der Bundesrepublik Deutschland („BK DOK") 1987, 1990 und 1993 und die 50. Ergänzungslieferung zum *Handbuch betriebsärztlicher Dienst* vom Oktober 1997 zugrunde. Sie enthalten das jeweils aktuellste detaillierte Zahlenmaterial, das bei der Abfassung des Beitrages zur Verfügung stand.

Unter den 65 BKen nimmt die LS (BK 2301 der Anlage 1 zur BeKV) nach wie vor insofern die versicherungsrechtliche Spitzenstellung ein, als sie auch 1996 wieder die am häufigsten erstmals anerkannte und entschädigte BK war.

- Als Verdacht angezeigte BKen
  - insgesamt   82 349 (100,0 %)
  - davon BK 2301   11 724 (14,2 %)
- Bestätigte (anerkannte) BKen
  - insgesamt   21 985 (100,0 %)
  - davon BK 2301   7 996 (36,4 %)
- Neue BK-Renten
  - insgesamt   7 076 (100,0 %)
  - davon BK 2301   1 252 (17,7 %)

Überlastungsbedingte Wirbelsäulenerkrankungen (BK 2108, 2109 und 2110) und Hauterkrankungen (BK 5101 und 5102) wurden zwar häufiger als Verdacht gemeldet (14 999 bzw. 19 802mal – insgesamt 42,3 % aller BK-Anzeigen), aber nur in 2366 Fällen (10,8 %) anerkannt, davon in 928 Fällen (13,1 %) „mit Rente anerkannt"; bestätigt wurden beide BK-Gruppen zusammen also nur knapp ein Drittel so oft und erstmals mit BK-Rente entschädigt 3 Viertel so oft wie die LS allein.

Allerdings geht in die Zahl der formellen Versicherungsfall-Anerkennungen bei den BKen 2108 – 2110 und 5101 eine besondere medizinische und versicherungsrechtliche Voraussetzung ein: Sie müssen die Erkrankten zur Unterlassung aller Tätigkeiten gezwungen haben, die für die Entstehung, die Verschlimmerung oder das Wiederaufleben der Krankheit ursächlich waren oder sein können.

Solchen *Einschlußkriterien* unterliegt die LS nicht; wohl aber hängt die Zahl der jährlich anerkannten und berenteten Erkrankungsfälle wesentlich von den bis 1974 erarbeiteten und seit 1977 mehrmals geänderten Begutachtungsempfehlungen des HVBG, dem „Königsteiner Merkblatt", von der Beurteilungspraxis der HNO-Gutachter (insbesondere der von den GUV-Trägern bevorzugten) und von den auch nicht immer einheitlichen Anerkennungsgepflogenheiten der zuständigen Ausschüsse der GUV-Träger ab. Wie mehrere Sozialgerichtsurteile zeigen, sind diese Einflußfaktoren nicht unumstritten.

Über die tatsächlichen medizinischen Sachverhalte sagen die publizierten BK-Statistiken folglich nur bedingt etwas aus. Unter dieser Prämisse sollte man vor allem journalistische Beiträge zum BK-Geschehen in Fernseh- und Hörfunk, Tages- und Wochenpresse, aber auch manche einschlägigen Publikationen im nichtotologischen medizinischen Schrifttum relativieren.

Von der Gesamtzahl der 1996 von den BKen gewährten *BK-Renten*, dem sog. BK-Rentenbestand (126 184), entfielen 29 844 (23,8 %) auf die LS. Die Renten- und Abfindungszahlungen machen erfahrungsgemäß einen kleineren Prozentsatz der Gesamtaufwendungen aus; denn die BK-Renten für LS liegen wegen der zumeist geringeren MdE-Höhe niedriger als im Mittel für die übrigen BKen; 1993 überstieg die MdE nur in 9,2 % der LS-Rentenfälle 20 v. H. (für 1996 sind hierzu noch keine Angaben publiziert).

Bei den speziellen arbeitsmedizinischen Vorsorgeuntersuchungen, denen nach § 15 Abs. 1 Nr. 3 SGB VII (1996) (Gesetzliche Unfallversicherung) und nach der Unfallverhütungsvorschrift „Arbeitsmedizinische Vorsorge" Beschäftigte unterzogen werden müssen, die am Arbeitsplatz Gesundheitsgefahren ausgesetzt sind, nimmt die *Prävention der LS* ebenfalls eine der beiden Spitzenpositionen ein: Von den 4,64 Mio. im Jahre 1996 durchgeführten Untersuchungen erfolgten 846 933 nach dem berufsgenossenschaftlichen Grundsatz Nr. 37 „Bildschirm-Arbeitsplätze" und 842 975 (18,2 %) nach dem Grundsatz Nr. 20 „Lärm" (kurz „G 20", HVBG 1997); die verbleibenden 63,6 % verteilten sich auf die übrigen 43 Grundsätze.

> *Resümee:* Mehr als jede 3. neu anerkannte und jede 6. erstmals berentete BK ist eine LS; fast jede 4. BK-Rente wird wegen LS gezahlt, und knapp jede 5. spezielle arbeitsmedizinische Vorsorgeuntersuchung erfolgt, um sie zu verhüten.

3
Inzidenz und Prävalenz

Dem hohen Anteil der LS am BK-Geschehen steht eine relativ niedrige Inzidenz gegenüber, jedenfalls eine niedrigere, als in der Öffentlichkeit oft behauptet wird. Dies gilt grundsätzlich auch für Hörminderungen durch Freizeitlärm (Ising et al. 1994, 1997).

Inzidenz und Prävalenz der LS sind unter präventivmedizinischen, gutachtlichen, sozialen und audiologischen Aspekten von großer Wichtigkeit. Eine aufgrund neuer Erkenntnisse immer wieder kritisch überprüfte, nüchterne und vorurteilslose Betrachtung des lärmkausalen Gehörschadensrisikos ist für den Otologen unerläßlich. Anders kann er seine Berater- und Gutachterfunktion als der allein kompetente Organspezialist nicht auf einer seriösen Basis erfüllen und läuft Gefahr, ungewollt ökonomisch motivierten PR-Aktivitäten verschiedener Provenienz Vorschub zu leisten. Deshalb wird auf diese Fragen ausführlich eingegangen.

Vertretbare Aussagen sind aufgrund der internationalen Norm ISO 1999 „Acoustics: determination of occupational noise exposure and estimation of noise-induced hearing impairment" (1990, 2nd edn) und aus der Relation von Exponierten zu Erkrankten in den BK-Dokumentationen des HVBG (1980 – 1995, 1997) möglich.

ISO 1999.2 enthält ein empirisches mathematisches Modell zur Berechnung der – ohne Gehörschützerbenutzung – zu erwartenden Lärmhörverluste für einheitlich exponierte Gruppen; in die Berechnung gehen der auf den 8stündigen Arbeitstag bezogene L_{Aeq} (Beurteilungspegel ohne sog. Impulszuschlag), Lebensalter, Geschlecht und die Expositionsdauer in Jahren ein (Pfeiffer 1997).

Das der ISO 1999.2 zugrundeliegende Datenmaterial stellt nach Überzeugung des Verfassers, der 1978 – 90 an der Erarbeitung dieser Norm beteiligt war, die derzeit wissenschaftlich zuverlässigste und international am breitesten empirisch fundierte Basis für die Abschätzung des lärmbedingten Gehörschadensrisikos dar.

Die Norm erlaubt für Kollektive von Exponierten – selbstverständlich nicht für den Einzelfall – eine *in dB HL skalierte Vorhersage der lärmkausalen dauernden Hörschwellenverschiebungen* (der tonaudiometrischen Lärmhörverluste) in den Frequenzen 0,5 – 6 kHz (Pfeiffer et al. 1985), und zwar unabhängig von gutachtlichen Beurteilungen, wie sie in das 1975 von v. Lüpke erarbeitete sog. Risikomaß eingegangen waren.

In den folgenden Anwendungsbeispielen der ISO 1999.2 wird die prozentuale Wahrscheinlichkeit zweier tonaudiometrischer Befunde ermittelt, die seit Jahrzehnten als versicherungsrechtliche Eckdaten etabliert sind: Die innenohrbedingten Hörverluste von über 40 dB in den Frequenzen 3 kHz und 2 kHz.

> Über 40 dB Hörverlust für 3 kHz sind gemäß Abschn. 6.3 des G 20 (HVBG 1989) und Abschn. 2.4 der VDI-Richtlinie 2058 Bl. 2 „Beurteilung von Lärm hinsichtlich Gehörgefährdung" (VDI 1988) das quantitative Kriterium eines „lärmbedingten Gehörschadens"; ein lärmbedingter Gehörschaden wiederum gilt nach allgemeiner Erfahrung als Voraussetzung einer sozial relevanten bzw. versicherungsrechtlich erheblichen lärmkausalen Kommunikationsbehinderung.

Er indiziert demgemäß – nach den derzeit noch geltenden Empfehlungen des HVBG allerdings nur in Verbindung mit einer anrechnungsfähigen MdE anderer Ursache von mindestens 10 v. H., einem sog. *Stütztatbestand* –, die Erstattung der ärztlichen BK-Anzeige und damit die Einleitung des BK-Feststellungsverfahrens durch den zuständigen GUV-Träger.

Bei mehr als 40 dB Hörverlust für 2 kHz auf beiden Ohren und LS-Verdacht ist die Erstattung der BK-Anzeige auch ohne stützende MdE obligat.

> Ein Hörverlust für 2 kHz von über 40 dB kann – muß nicht! – mit einer LS mehr als geringen Grades korrelieren. Diese löst, wenn beidohrig, einen sog. Leistungsfall aus, nämlich die „Anerkennung mit Rente" (für gering- bis mittelgradige LS beiderseits im Regelfall 20 v. H. der Vollrente).

Die Wahrscheinlichkeit solcher Lärmhörverluste ist in Tabelle 1 für Kollektive männlicher Beschäftigter zusammengestellt.

Es zeigt sich, daß die Wahrscheinlichkeit von lärmbedingten Gehörschäden bei langjähriger Lärmbelastung mit Tagesbeurteilungspegeln ab 90 dB$_A$ deutlich zunimmt.

> Aber erst nach 35 Lärmarbeitsjahren mit einem L$_r$ von 100 dB ohne Gehörschützerbenutzung, also nach einer Lärmbelastung der Innenohren, wie sie heute kaum noch vorkommen dürfte, ist bei der Mehrzahl der so Exponierten (65 – 70 %) mit einem lärmbedingten Gehörschaden und bei ca. 30 % mit Hörverlusten von über 40 dB für 2 kHz zu rechnen.

Tabelle 1. Wahrscheinlichkeit von Lärmhörverlusten von über 40 dB für 3 kHz und 2 kHz. LAJ Lärmarbeitsjahre ohne Gehörschützerbenutzung; nur männliche Exponierte. (Nach Pfeiffer et al. 1985; Niemeyer 1994)

Alter	LAJ	HV 3 kHz >40 dB [%]	HV 2 kHz >40 dB [%]
L_r 85 dB			
45 J.	25	Unter 5	Weit unter 5
55 J.	35	ca. 10	Unter 5
L_r 90 dB			
25 J.	5	Weit unter 5	Weit unter 5
35 J.	15	Unter 5	Unter 5
45 J.	25	5–10	Unter 5
55 J.	35	ca. 20	Unter 5
L_r 95 dB			
25 J.	5	Unter 5	Unter 5
35 J.	15	ca. 10	Unter 5
45 J.	25	ca. 25	Unter 5
55 J.	35	ca. 40	10–15
L_r 100 dB			
25 J.	5	ca. 10	Unter 5
35 J.	15	ca. 35	5–10
45 J.	25	50–55	15–20
55 J.	35	65–70	ca. 30

Höhere Beurteilungspegel als 100 dB entziehen sich der Risikoabschätzung nach ISO 1999. Doch sprechen frühere Erfahrungen mit langjährigen Lärmarbeitern z. B. im Kessel- und Lokomotivbau aus der Zeit, als dort noch vorwiegend genietet wurde und man keine Gehörschützer trug, für eine *Grenze der individuellen Lärmresistenz*. Von denen, die jahrzehntelang mit Nietarbeiten an und in Großbehältern beschäftigt waren, kam kaum einer ohne stark kommunikationsbehindernde Lärmschwerhörigkeit davon; der Verfasser kann sich erinnern, daß sie bei manchen altgedienten und mit dem Betrieb seit Generationen verbundenen Lärmarbeitern als eine Art Statussymbol galt.

Grob geschätzt, läuft nach dem Datenmaterial der ISO 1999.2 heute nur eine Minderheit von äußerstenfalls 2% der Exponierten Gefahr, einen kommunikationsbehindernden Lärmhörschaden zu erleiden, und bei weniger als 1% dürfte die LS ein entschädigungspflichtiges Ausmaß erreichen; dabei ist ein inzidenzmindernder Einfluß der Gehörschützerbenutzung, weil kaum vorherseh- und nachweisbar, nicht einmal berücksichtigt.

Zu ähnlichen Folgerungen führt das Verhältnis von angezeigten, anerkannten und entschädigten LS-Fällen in den 36 Jahren 1961–1996. Bis Anfang der 60er Jahre spielte die LS als BK nur eine ganz untergeordnete Rolle. Während der Geltungsdauer der 2., 3., 4. und 5. BKVO (1929–61) konnten lärmbedingte Gehörschäden nämlich nur dann als BK anerkannt werden, wenn sie den Grad der Taubheit oder an Taubheit grenzenden Schwerhörigkeit erreicht hatten und in bestimmten Industriezweigen aufgetreten waren.

> Heute wissen wir, daß es zwar Taubheit durch Explosionstraumen, aber *keine Taubheit durch Lärm* gibt, und daß an Taubheit grenzende Lärmschwerhörigkeiten extreme Raritäten sind.

Sie bedingen eine MdE von über 45 v. H.; eine solche lag aber 1987 und 1990 bei keinem, 1993 bei 3 von den in diesen 3 Jahren erstmals entschädigten 3251 LS-Fällen vor. Zudem ist nicht bekannt, ob in den 3 Fällen von 1993 eine Erhöhung der MdE wegen *Tinnitus* in dem auffällig hohen MdE-Satz enthalten war.

Nach Inkrafttreten der 6. BKVO vom 28. April 1961 nahm die Zahl der Anzeigen und Berentungen vor allem in den 70er Jahren stark zu, was großenteils auf die Aufarbeitung älterer Erkrankungsfälle zurückzuführen war. Um die Mitte der 80er Jahre hatte sich die Zahl der jährlichen Neuberentungen dann auf rund 1000 eingependelt; seit Einbeziehung der LS-Fälle aus den neuen Bundesländern (BK Nr. 50 der DDR-BKVO) liegt sie bei rd. 1200–1300 und rangiert damit, wie auf S. 5 spezifiziert, auch nach der Wiedervereinigung an der Spitze aller BKen.

Zur aktuellen Inzidenz der LS in Deutschland sind, trotz der verdienstvollen Dokumentationen des BK-Geschehens, leider nur Schätzungen möglich.

Bekannt ist, daß von 1961 bis 1996 insgesamt zwischen 340 000 und 350 000 BK-Anzeigen wegen Verdachts auf LS erstattet und 45 000 bis 47 000 Lärmrenten gewährt worden sind (Giesen et al. 1997), wovon über 90 % auf die gewerblichen BGen entfallen; Unsicherheiten bestehen aber hinsichtlich der Bezugspopulation. Die Zahl der Lärmarbeiter, ihre Expositionsjahre und die Lärmpegel an ihren Arbeitsplätzen sind vor allem in den 60er und 70er Jahren nur sehr lückenhaft erfaßt worden; auch heute bestehen diesbezüglich aus organisatorischen, datenschutzrechtlichen und anderen Gründen noch viele Dokumentationsmängel.

Wir gehen nachfolgend davon aus,

- daß von den 31,3 Mio. Vollarbeitern (1996; davor weniger) 4 Mio. an ihrem Arbeitsplatz ständig Lärm mit einem Beurteilungspegel ab 85 dB exponiert sind oder waren, und
- daß in den Zahlen der 36 Jahre von 1961 bis 1996 die Hörgeschädigten aus zwei Generationen Lärmarbeitern repräsentiert sind,
  und kommen damit auf ungefähr 8 Mio. Langzeitexponierte, was eher zu niedrig als zu hoch angesetzt sein dürfte.

Von diesen hätten bei 340 000–350 000 Verdachtsmeldungen weniger als 5 % eine anzeigepflichtige und bei 45 000–47 000 BK-Renten etwa 0,6 % eine rentenberechtigende LS davongetragen.

Bei den angezeigten Verdachtsfällen muß eine unbekannte Zahl nicht bestätigter Fälle abgezogen und eine Dunkelziffer anzeigepflichtiger, aber nicht angezeigter bzw. nicht statistisch erfaßter Fälle hinzugerechnet werden. Für die Ermittlung der LS-Inzidenz wichtiger ist die große Zahl leichterer, noch nicht als entschädigungspflichtig anerkannter, aber bereits kommunikationsbehindernder Lärmschwerhörigkeiten annähernd geringen bis geringen Grades; denn auch diese wirken sich als lebenslanges Handicap im beruflichen und außerberuflichen Leben aus. Erst sie ergeben daher, zusammen mit den dokumentierten Rentenfällen, eine valide Basis für die Ermittlung der Inzidenz.

4
Berentete und nicht berentete Erkrankungsfälle

Die Anzahl der nicht berenteten Lärmschwerhörigkeiten annähernd geringen und geringen Grades ist bisher in keiner Dokumentation ausgewiesen. Sie kann aber aus 3 publizierten Datensammlungen geschätzt werden.

4.1
Anerkennungen ohne Rente

Seit 1978 werden auch die „dem Grunde nach" bzw. „ohne Rente" anerkannten LS-Fälle erfaßt. Ihre Anzahl betrug nach den neueren BK-Dokumentationen 1987, 1990 und 1993 (HVBG 1980–1995) in diesen 3 Jahren insgesamt 5504 gegenüber 3251 erstmals mit Rente anerkannten Erkrankungen an LS, mithin das 1,69fache der berenteten LS-Fälle, und machte 62,87 % aller Neuanerkennungen aus (die 1993 erstmals ausgewiesenen Befundanerkennungen sind wegen fehlender quantitativer Definition – wann ist eine lärmbedingte Gehörminderung „ohne Krankheitswert"? – nicht einbezogen).

Einschließlich der berenteten LS-Fälle muß für die Jahre 1987, 1990 und 1993 mit 8755 neu festgestellten Lärmhörschäden kommunikationsbehindernden Ausmaßes bzw. annähernd geringgradigen und geringgradigen Lärmschwerhörigkeiten gerechnet werden, ca. dem 2,7fachen der mit Rente anerkannten LS-Fälle.

4.2
„Lärmrenten" unter 20 v. H.

Auch der Prozentsatz, den die gemäß K.M. als annähernd geringgradig und geringgradig eingestuften Lärmschwerhörigkeiten an den jährlichen Erstentschädigungen ausmachen, spricht für eine weit über den neuen LS-Renten liegende Anzahl. Er geht aus dem Anteil der BK-Renten mit einer LS-MdE von unter 20 v. H. an den LS-Renten hervor: In den 1987–1993 statistisch aufgearbeiteten 3 Jahren 1481 (45,56 % der Rentenfälle). Diese Lärmschwerhörigkeiten sind nur dank einer stützenden MdE von mindestens 10 v. H. entschädigt worden. Da das Fehlen einer solchen Stütz-MdE weitaus häufiger als ein anerkannter Stütztatbestand ist, müssen auch die annähernd geringgradigen und geringgradigen, aber nicht rentenpflichtigen Lärmschwerhörigkeiten entsprechend häufiger als die wegen einer stützenden MdE berenteten Fälle dieser Grade sein.

4.3
Datenbasis der ISO 1999.2

Die Relation aller annähernd geringgradigen und geringgradigen Lärmschwerhörigkeiten zu den mehr als geringgradigen (berenteten) kann näherungsweise aus den Hörverlustverteilungen der ISO 1999.2 abgeleitet werden. Dazu vergleichen wir die Wahrscheinlichkeiten der 40 dB überschreitenden Hörverluste für 3 und 2 kHz, gehen also von den tonaudiometrischen Voraussetzungen für Lärmschwerhörigkeiten annähernd geringen und mehr als geringen Grades aus. Das Verhältnis solcher Hörverluste für 3 und 2 kHz liegt bei Beurteilungspegeln von 90 und 95 dB und über 20 Lärmarbeitsjahren grob gerechnet bei ca. 4:1 (s. Tabelle 1).

Danach wäre mit 4mal sovielen annähernd geringgradigen und geringgradigen LS-Fällen zu zu rechnen wie mit Lärmrenten von $\geq$ 20 v. H.

Aus 1770 in den 3 Jahren 1987, 1990 und 1993 zuerkannten Lärmrenten von $\geq$ 20 v. H. resultiert ein Schätzwert von 7080 Lärmschwerhörigkeiten annähernd geringen und geringen Grades. Von diesen erscheinen 1481 bereits unter den 3251 berenteten Erkrankungsfällen; die verbleibenden 5599 müssen zu den 1769 Rentenfällen mit 20%iger und höherer MdE addiert werden. Die Summe von 7369 kommunikationsbehindernden Lärmschwerhörigkeiten ist das 2,27fache der als rentenpflichtig dokumentierten Fälle (gegenüber 8755 ohne und mit Rente anerkannten, s. oben).

Beschränkt man diese Schätzung auf das aktuellere Datenmaterial von 1993, so ergibt sich ein etwas anderes Bild: Bei 770 berenteten Lärmschwerhörigkeiten mehr als geringen Grades (MdE $\geq$ 20 v. H.) resultiert ein Schätzwert für Lärmschwerhörigkeiten annähernd geringen und geringen Grades von 3080 (von denen 543 wegen stützender MdE bereits bei den Rentenfällen erfaßt sind) und eine Gesamtzahl kommunikationsbehindernder Lärmschwerhörigkeiten von 3307. Sie liegt damit etwas höher als die Summe der ohne und mit Rente anerkannten LS-Fälle (3135).

Demnach erscheint die Gesamtzahl neuer Anerkennungen ohne und mit Rente (aber ohne die „Befundanerkennungen") – etwas überraschend und ohne daß daraus bereits Schlüsse auf die Validität der bisherigen Begutachtungspraxis gezogen werden sollten – als akzeptabler Indikator für die Zahl der jährlich neu festgestellten Lärmschwerhörigkeiten solchen Ausmaßes, daß sie die Verständigung mit stimmhafter Sprache deutlich beeinträchtigen. Die Relation von dokumentierten berenteten zu wahrscheinlich kommunikationsbehindernden LS-Fällen kann bei Zugrundelegung der Daten von 1987, 1990 und 1993 auf ungefähr 1:2,7 angesetzt werden; desgleichen bei Einbeziehung der Daten der „BK DOK" von 1978, 1981 und 1984 (10 044 mit Rente gegenüber 26 975 insgesamt anerkannten Lärmschwerhörigkeiten).

Bei all diesen Schätzungen bleiben allerdings zwei wichtige Aspekte unberücksichtigt:

- Die Problematik der quantitativen Klassierung lärmbedingter Gehörschäden, die aufgrund schematischer Auswertung der sprachaudiometrischen Befunde nach den K.M.-Tabellen vom Gutachter noch als „annähernde Normalhörigkeit" ohne meßbare MdE bewertet werden;
- die Tatsache, daß lärmbedingte Hörminderungen, lange bevor sie das Verstehen stimmhafter Sprache merklich erschweren, den Erkrankten bereits für Berufe disqualifizieren können, die ein im Normbereich liegendes Hochtongehör erfordern.

Unter dieser Prämisse sind die nachstehenden Folgerungen zu interpretieren.

5
Folgerungen für die Inzidenz kommunikationsbehindernder Lärmschwerhörigkeiten

Wenn den 45 000 – 47 000 im Zeitraum 1961 – 1996 gewährten Lärmrenten eine 2,7fache Anzahl von 121 500 – 126 900 Lärmschwerhörigkeiten annähernd geringen und höheren Grades entspricht, so ergibt sich bei der angenommenen Bezugspopulation von 8 Mio Lärmarbeitern eine Inzidenz kommunikationsbehindernder Lärmhörschäden bzw. mindestens annähernd geringgradiger Lärmschwerhörigkeiten von 1,5 % – 1,6 %.

Zur *Prävalenz* sei noch erwähnt, daß von den laut „BK DOK '78 – '93" erstmals ohne und mit Rente anerkannten und nach Lärmarbeitsjahren skalierten 29 543 Fällen – in denen die 3121 Befundanerkennungen von 1993 enthalten sind – 37,9 % auf Beschäftigte mit über 30 Lärmarbeitsjahren, weitere 34,2 % auf Beschäftigte mit 20 – 30 und nur 28,4 % auf Beschäftigte mit weniger als 20 Lärmarbeitsjahren (LAJ) entfielen (1993: 40,7 % über 30 LAJ, 30,8 % 20 – 30 LAJ, 29,3 % unter 20 LAJ).

> Diese niedrige Inzidenz und Prävalenz der LS darf nicht den Blick auf die Dringlichkeit einer wirksamen Prävention, und zwar einer wirksameren als bisher, in Beruf und Freizeit verstellen.

Den jährlich 3000 Lärmarbeitern, deren berufliche Hörminderung für ihr ganzes weiteres Leben zur kommunikationsbehindernden Schwerhörigkeit geworden ist, ob mit oder ohne Anerkennung und Rente, nützen niedrige Inzidenz- und Prävalenzraten in der millionenstarken Population ihrer Arbeitskollegen nichts mehr.

Denn eine einmal eingetretene lärmbedingte bleibende Hörminderung ist unheilbar, gleich ob sie im Vorfeld des Gehörschadens bleibt oder das Stadium der entschädigungspflichtigen BK erreicht hat – und gleichgültig ob sie durch den Arbeitslärm in einer Gesenkschmiede oder Diskothekenmusik oder privaten Walkmanmißbrauch verursacht wurde.

Aber jede wäre vermeidbar gewesen.

6
Pathologie und Pathophysiologie

Das pathologische Substrat der lärmbedingten dauernden Hörschwellenverschiebung („DHV", im englischsprachigen Fachschrifttum „NIPTS" für noise induced permanent threshold shift), ist in seinen Grundzügen seit über 100 Jahren bekannt (Toynbee (1860), Habermann (1890)). Es besteht, wenn die LS die lautsprachliche Kommunikation einschränkt und damit das Stadium der präventiven und versicherungsrechtlichen Relevanz erreicht hat, zur Hauptsache in einer bereits ausgedehnten Degeneration von Hörsinneszellen. Betroffen sind zuerst und am stärksten die motorischen äußeren Haarzellen in der Basalwindung der Kochlea.

Die Degeneration beginnt typischerweise zirkumskript ca. 10–12 mm vom basalen Ende des Corti-Organs, breitet sich dann auf die ganze Basalwindung und in schwereren Fällen auf den angrenzenden Abschnitt der Mittelwindung aus.

Die Sinneszellschädigung ist – ebenfalls seit Jahrzehnten bekannt, aber immer wieder irrtümlich negiert – nicht selten mit einer partiellen Degeneration der von den geschädigten Arealen ausgehenden Hörnervenfasern und zugehörigen Ganglienzellen des G. spirale kombiniert (s. z. B. v. Dishoeck 1966; Schuknecht 1974; Dieroff 1975; Spoendlin 1980). Schon Habermann hatte 1890 bei der mikroskopischen Untersuchung der Innenohrweichteile eines tödlich Verunglückten, der durch über 20jährige Einwirkung von Fallhammerlärm schwerhörig geworden war, außer den atrophischen Veränderungen am Corti-Organ auch solche des Ganglion spirale in der Basalwindung festgestellt.

Nach den äußeren Haarzellen degenerieren die inneren und die Stützzellen des Corti-Organs. Dieses kann in Extremfällen auf die Dauer zu einem flachen Zellhaufen zusammensintern. Bei sehr starker Lärmeinwirkung sind auch Defekte der Basilarmembran beobachtet worden (Spoendlin 1980). Ob und inwieweit es durch akustische Langzeitüberlastung noch an anderen Innenohrweichteilen, z. B. an der Stria vascularis, gesetzmäßig zu irreversiblen Strukturschäden kommt, ist ungeklärt.

Ausgedehnte Verluste von Hörsinneszellen, vornehmlich von äußeren Haarzellen und in der Basalwindung, sind als Schwerhörigkeitsursache keineswegs lärmspezifisch (Schätzle u. Haubrich 1975; Beck 1984). Sie liegen als Endzustand unterschiedlicher pathogenetischer Prozesse den weitaus meisten sensorineuralen Schwerhörigkeiten zugrunde, auch den altersbegleitenden Hörschwellenverschiebungen im Frequenzbereich > 1 kHz (Lehnhardt 1978), und stellen die häufigste Schwerhörigkeitsursache überhaupt dar. Analog zur Unspezifität solcher Haarzellverluste sind die korrespondierenden überschwelligen audiologischen Befunde wie Recruitmentäquivalente, positiver SISI-Test, positives Metz-Recruitment, Amplitudenreduktion und Schwinden der TEOAE sowie die charakteristischen reizpegelabhängigen Latenzveränderungen bei der BERA zwar für eine „Innenohrschwerhörigkeit vom Haarzelltyp" pathognomonisch, nicht aber für deren Lärmgenese.

Keine anderen anatomisch-pathologischen Veränderungen des Innenohres sind tierexperimentell und an Humanpräparaten so intensiv erforscht und so häufig publiziert worden wie die strukturellen Schäden durch Lärm (Beck 1984). Es überrascht daher, daß immer noch die medizinisch im Grunde nichtssagende Bezeichnung „Lärmschwerhörigkeit" in Gebrauch ist; denn sie läßt die seit mittlerweile 107 Jahren bekannte organische Erkrankung, die eigentliche Berufskrankheit also – um eine solche handelt es sich ja in den allermeisten Fällen – ungenannt und verknüpft stattdessen laienhaft Noxe und Symptom.

Medizinisch korrekt und zur Nomenklatur der übrigen BKen passend wäre „Innenohrerkrankung durch Lärm".

Die Hartnäckigkeit, mit der sich der Terminus „Lärmschwerhörigkeit", allen wissenschaftlichen Erkenntnissen zum Trotz, bis heute offiziell behauptet hat und deshalb auch in diesem Beitrag verwendet werden muß, demonstriert die mangelnde Bereitschaft nicht nur der bisherigen Bundesregierungen (und Bundesräte; der Bundesregierung obliegt es nach § 9 (1) SGB VII, die BKen mit Zustimmung des Bundesrates zu bezeichnen), sondern auch der Öffentlichkeit, der GUV-Träger und der Ärzteschaft, unser Fach leider nicht ausgenommen, den Lärmschwerhörigen als organisch Kranken anzuerkennen, statt ihn bewußt oder unbewußt als „nur" schlecht Hörenden abzutun.

Während das pathologisch-anatomische Substrat der manifesten LS weitgehend geklärt ist, stehen hinsichtlich der pathophysiologischen Prozesse, die dem Endzustand des Haarzellverlustes vorausgehen, viele Fragen noch oder wieder offen. In Deutschland ist es vor allem das Verdienst Zenners und seiner Mitarbeiter, der bei Immissionspegeln von ca. 85 – 130 dB$_A$ bisher fast allein für die Sinneszelldegeneration verantwortlich gemachten metabolischen Dekompensation andere pathogenetische Mechanismen an die Seite gestellt zu haben. Offenbar handelt es sich beim Schädigungsprozeß der Hörsinneszellen unter unbiologischer Schallimmission um ein komplexes System ineinandergreifender metabolischer, mikromechanischer und zytochemischer Affizierungen und vaskulärer, vegetativer und neuraler Regulationsstörungen, deren Synergismus erst in Ansätzen aufgeklärt ist.

Als *pathogenetische Hauptkomponenten* stehen nach dem heutigen Erkenntnisstand die vielfältig erforschte metabolische Dekompensation und die Schädigungen der Stereozilien mit schweren, womöglich deletären Störungen des Ionentransports im Vordergrund; ferner bei Lärmpegeln ab 140 dB – und daher heute nur ganz ausnahmsweise vorkommend – die grobmechanische Desintegration der Sinnes- und Stützzellen des Corti-Organs mit scharf begrenzten, u. U. aber recht ausgedehnten Ausfällen aller der Basilarmemban aufsitzenden Strukturen.

Doch auch nach so schweren Substanzdefekten bleiben stets genügend Haarzellen in der Spitzenwindung und im angrenzenden Abschnitt der Mittelwindung erhalten, um ein Restgehör im unteren Frequenzbereich zu gewährleisten. Die Wahrnehmung der hohen und womöglich auch mittlerer Frequenzen kann allerdings so weit herabgesetzt sein, daß sie sich weder psychoakustisch noch objektiv mehr verifizieren läßt. Eine völlige Gehörlosigkeit allein durch Lärm gibt es aber mit Sicherheit nicht.

Zu den vereinzelten Mitteilungen aus jüngerer Zeit über *nachgewachsene äußere Haarzellen* sei angemerkt,

- daß Beobachtungen an jungen Versuchstieren sich nicht auf ältere Lärmarbeiter übertragen lassen und
- daß die funktionelle Restitution von äußeren Haarzellen nicht nur ein Nachsprossen aus Stützzellen, sondern auch den Anschluß an die olivokochleären Efferenzen als Conditio sine qua non für die Rückgewinnung der Fähigkeit einschließt, wieder eine aktive, physiologisch regulierte Schallvorverarbeitung zu realisieren.

Es gibt leider keinen Anhalt dafür, daß die beobachteten Reparationsvorgänge so weit gehen oder beim Lärmschwerhörigen überhaupt möglich sind.

Daher gilt nach wie vor, daß eine einmal zugrunde gegangene Hörsinneszelle lebenslang ausgefallen bleibt und der korrespondierende Hörverlust definitiv ist.

Reversible Überlastungsschäden der äußeren Haarzellen metabolischer und ziliärer Natur korrelieren mit einer *zeitweiligen Hörschwellenverschiebung*, der bekannten ZHV oder TTS. Unabhängig davon, ob ihr schon beginnende pathologische oder noch Anpassungsvorgänge zugrunde liegen, ist sie von praktischer Bedeutung für die LS-Prävention und -Begutachtung: ihre Rückbildung, die annähernd asymptotisch verläuft, muß abgewartet werden, wenn es um die exakte Erfassung *bleibender* lärmkausaler Hörschwellenverschiebungen geht.

Mit dem *Ausscheiden aus der Lärmarbeit* endet die unbiologische Schallimmission, damit auch die Überforderung des Zellmetabolismus, die Zilienschädigung auf den äußeren Haarzellen und die sonstigen vermuteten Ursachen der lärmkausalen Sinneszelldegeneration, und damit der Anlaß für eine weitere Zunahme der Lärmhörverluste. Eine *posttraumatische Progression* ist von manchen Autoren diskutiert, aber bisher nicht als noch lärmkausal bewiesen worden.

Wohl aber können die degenerativen Prozesse bis zum Ende der schädigenden Einwirkung anhalten. Eine gesetzmäßige „Sättigung" gibt es nicht; richtig ist, daß die LS in den späteren Dezennien der Lärmarbeit immer langsamer zunimmt.

7
Faktoren der individuellen Empfindlichkeit

Die individuelle Disposition zur überdurchschnittlichen Vulnerabilität der Innenohrweichteile – speziell der motorischen äußeren Haarzellen – gegen akustische Langzeitüberlastung offenbart sich nach dem heutigen Erkenntnisstand erst bei der Längsschnittuntersuchung aller Exponierten. Kohortenstudien sprechen immerhin dafür,

- daß die Lärmempfindlichkeit *mit dem Lebensalter zunimmt* und bei Eintritt in die Lärmarbeit im Alter von über 40 Jahren größere Lärmhörverluste als bei jüngeren Lärmanfängern zu erwarten sind (Hassman et al. 1970; Szanto u. Ionescu 1983);
- daß *Männer anfälliger für LS* sind als Frauen (Szanto u. Ionescu 1983);
- daß der mit der Irispigmentierung korrespondierende *Melaningehalt* in den Kochleaweichteilen, besonders an den Gefäßen, unter Lärmeinwirkung protektiv wirkt und die Lärmresistenz zu erhöhen scheint (Carter et al. 1981; Gerber et al. 1982);
- daß das *linke Innenohr lärmempfindlicher* reagiert als das rechte (Meier 1972; Chung et al. 1983).

Praktische Bedeutung für die Prävention haben diese Erkenntnisse bisher nicht gewonnen; das Scherzwort, daß das ältere, männliche, blauäugige linke Innenohr mehr LS-gefährdet ist als das jüngere, weibliche, braunäugige rechte, gilt nicht für den einzelnen Lärmarbeiter, nur für Kollektive. Ebenso erlauben die recht zahlreichen, z. T. widersprüchlichen Publikationen über Beziehungen zwischen Blutdruck und LS nach Meinung des Verfassers keine prognostischen Rückschlüsse und bieten folglich keine neuen Ansätze für die Prävention.

Nicht zweifelhaft dürfte dagegen die Erhöhung der Innenohranfälligkeit für Lärmhörschäden durch **Vorerkrankungen** mit möglicher Defektheilung der Sinneszellen sein; z. B. durch die in das vieldeutige Symptom *Hörsturz* mündenden, *M. Menière, stumpfe Schädeltraumen*, Infektionen, die eine *ototoxische Therapie* erfordert haben (in erster Linie mit Aminoglykosiden) und so fort. Die Vordrucke für arbeitsmedizinische Vorsorgeuntersuchungen enthalten gezielte anamnestische Fragen zu einigen potentiellen Gefährdungsfaktoren (s. S. 29).
    Besondere Beachtung verdienen in diesem Zusammenhang **Otosklerosepatienten.**

Die otosklerotische Schalleitungsstörung bietet dem Innenohr einen hervorragenden Lärmschutz, während postoperativ mit seiner vermehrten Lärmvulnerabilität gerechnet werden muß.

Prinzipiell erscheint es daher beim aktuellen Abwägen zwischen Arbeitsplatz- und Gehörerhaltung vertretbar, dem Otosklerosepatienten die Zurückstellung der Operation bis zu seinem Ausscheiden aus der Lärmarbeit anzuraten; in der Praxis wird es wohl auch öfter so gehandhabt, Dem kann aber ein mit dem Alter zunehmendes individuelles Operationsrisiko entgegenstehen; oder die Knochenleitungsschwellen verschlechtern sich, so daß eine metabolische Gefährdung der Haarzellen durch den Herd und seine in die Perilymphe abgegebenen toxischen Enzyme in Betracht gezogen werden muß („kochleäre Otosklerose") (Bel et al. 1986; Bentzen 1981; Balle u. Linthicum 1984). Beides spricht gegen ein Zuwarten.
    Das *operierte Ohr* jedoch gehört, wenn die Stapediussehne wie üblich durchtrennt wurde, nicht mehr in den Lärm. Das fensternahe Sinnesepithel ist bei dem Eingriff mehr oder weniger strapaziert worden, nicht mehr durch die Stapesfixation schallgeschützt und postoperativ den eingeleiteten Schallschwingungen ohne die *Schutz- und Regelungsfunktion des M. stapedius* ausgesetzt; dies dürfte auch ein Grund für zunächst unangenehm dröhnende Hörempfindungen sein.
    Dabei spielt der Wegfall des Stapedius*reflexes* höchstwahrscheinlich die geringste Rolle; er ist ein Lausch-, kein Lärmschutzreflex, worauf z. B. Kollár (1994) wieder hingewiesen hat. Die handelsüblichen Impedanz-Admittanz-Meßgeräte zeigen reflektorische Impedanzänderungen bei 70–85 dB HL an. Elektrophysiologisch gemessen, beginnt die reflektorische Muskelaktivität aber bereits bei 30–40 dB HL, und wenn die Impedanzänderungsschwelle unter Benutzung eines Mittelwertrechners bestimmt wird, liegt sie bei 90 % der Normalhörigen und Innenohrschwerhörigen im Bereich zwischen 7,5 und 22,5 dB HL bzw. dB SL (Zito u. Roberto 1980).

Zudem schwindet die reflektorische Impedanzänderung unter Dauerlärm viel zu rasch, um einen Schutz für das Innenohr aufrechtzuerhalten, und ihre Latenz bis zur vollen Wirksamkeit – nach Jerger et al. (1986) stets über 100 ms, oft noch wesentlich mehr – ist für die Abschwächung knallartiger Impulse meist zu lang.

Ausschlaggebend für die unbiologische Schalleinleitung ins Innenohr ist somit nicht das Fehlen des Reflexes, sondern des normalen Tonus des M. stapedius mit seiner stoßdämpferähnlichen oder „Pufferfunktion" (Preobrazhensky et al. 1977). Er übt einen Dauerzug an der Ossikelkette aus (Karjalainen et al. 1983) und hält ihre physiologische Spannung aufrecht (v. Békésy 1960). Durch die operative Abkopplung der Schalleitungskette von der schwingungsmodulierenden Zugwirkung des M. stapedius kann die Lärmresistenz des Innenohres offenbar kritisch abnehmen (s. z. B. Ward 1973; Nilsson u. Borg 1983).

> Unter präventivmedizinischen Aspekten ist davon auszugehen, daß der operierte Otosklerotiker am Lärmarbeitsplatz Gefahr läuft, seine vorherige kurable, hörprothetisch gut kompensierbare Schalleitungsstörung gegen eine inkurable, lebenslange und hörprothetisch sehr problematische Innenohr-Hochtonschwerhörigkeit einzutauschen.

Ob die Wiederaufnahme der Lärmarbeit das wert ist, sollte der Patient nicht ohne eine eingehende Beratung mit seinem behandelnden HNO-Facharzt entscheiden.

8
Verlauf und audiometrisches Kurvenbild

Eine Schwierigkeit der Früherkennung lärmbedingter Hörschäden ist ihr *schleichender, unmerklicher Beginn.* Die Beeinträchtigung der Konsonantenperzeption und des Verstehens von Flüstersprache entwickelt sich so langsam, daß häufig die Angehörigen als erste auf das Abnehmen der Hörschärfe aufmerksam werden.

Erfahrungsgemäß denken weder sie noch der Patient an berufliche Lärmeinwirkung als Ursache, es sei denn, er ist in die arbeitsmedizinische Gehörvorsorge einbezogen; hier bestehen aber vor allem in ländlichen Regionen und sehr vielen Kleinbetrieben große Lücken. Immer noch kommt es vor, daß der Ohrenarzt erst aufgesucht wird, wenn der Lärmgeschädigte wegen seines ständigen Nachfragens und Falschverstehens im Familienkreis lästig zu werden beginnt.

In diesem Stadium hat sich die initiale Hochtonsenke meist schon verbreitert und der Hörverlust für 3 kHz den Betrag von 40 dB weit überschritten. Dem entspricht eine bis ca. 15 mm vom basalen Ende des Corti-Organs reichende Degeneration von äußeren Haarzellen.

Die Korrelation zwischen Sinneszellverlusten und Audiogramm ist bei der Lärmerkrankung des menschlichen Innenohres jedoch wenig zuverlässig. Bereits vor Jahrzehnten konnte Bredberg (1968, 1973) zeigen, daß das Ausmaß des Hörschadens und das Ausmaß der Haarzellverluste oft erheblich differierten;

gerade nach Lärmexposition fanden sich erheblich stärkere Sinneszellausfälle, als nach dem Audiogramm anzunehmen. Ferner wies die Haarzellpopulation auch in Mittel- und Spitzenwindung Rarefizierungen ohne pathologische Hörschwellenverschiebungen auf.

Demnach kann bei lärmgeschädigten Patienten aus normalen Mittel- und Tieftonhörschwellen nicht ohne weiteres gefolgert werden, daß die Sinneszellen in den zugehörigen Abschnitten des Corti-Organs intakt und vollständig erhalten sind. Dies mag nicht nur die bekanntermaßen oft schlechte Korrelation zwischen Tonschwellenkurve und Einsilberverstehen erklären helfen; es findet eine weitere Entsprechung in den heute anscheinend in Vergessenheit geratenen Beobachtungen von Michael u. Bienvenue (1976), Bienvenue et al. (1977) und von Mills (1982), daß nach Lärmbelastung auch bei kaum verschlechterten Tonhörschwellen bereits Störungen des überschwelligen Hörens eingetreten sein können, u. a. eine erhöhte Signalverdeckung durch Geräusch.

Die *Aussagefähigkeit des Tonaudiogramms* bedarf bei Lärmgeschädigten also einer gewissen kritischen Relativierung. Die Gleichsetzung normaler (Knochenleitungs-)Hörschwellen mit einer normalen Innenohrfunktion im entsprechenden Frequenzbereich, wie sie vor allem für Nicht-HNO-Ärzte und Mitarbeiter der BGen zur Selbstverständlichkeit geworden ist, kann bei scheinbar widersprüchlichen Befundkonstellationen zu Fehlschlüssen, z. B. zur irrigen Vermutung von Untersuchungsmängeln oder Aggravation, führen.

Der *spätere Verlauf der LS* hängt im Einzelfall von der individuellen Empfindlichkeit, der Expositionsdauer, dem Beurteilungspegel und der Wirksamkeit der tatsächlichen oder angeblichen Gehörschützerbenutzung ab. Typischerweise verbreitert sich mit zunehmender Ausdehnung der Schädigungszone entlang der Basilarmembran auch die korrespondierende Hochtonsenke mehr und mehr, bis der Hörverlust den gesamten oberen Frequenzbereich einbezieht.

Die Audiogrammkurve zeigt dann den charakteristischen – aber nicht pathognomonischen – Steilabfall oberhalb 1–2 kHz und hat Stufenform angenommen. Die Hochtonsenke ist meist in der Hörverlustzone aufgegangen oder allenfalls noch angedeutet erkennbar; etwaige Senkenreste können auch zwischen den Meßfrequenzen 3, 4, 6 und 8 kHz verborgen sein.

Das Fehlen einer Senke im konventionellen Halboktav-Audiogramm steht also nicht im Widerspruch zur Lärmgenese einer Schwerhörigkeit, wie es von Beratungsärzten der BGen besonders in Streitfällen gern behauptet wird.

Besonders starke Hörverluste oberhalb des Hörkurvenabfalls sieht man bei *Schädigungen durch Impulslärm* oder stark impulshaltige Arbeitsgeräusche. In den Frequenzbereich unter 1 kHz dehnt sich die LS heute aber nur noch selten aus; das Audiogramm kann dann einen wenig charakteristischen Schrägabfall aufweisen. Im unteren Frequenzbereich bleiben die Schwellenverschiebungen jedoch auch bei schwersten Lärmhörverlusten immer viel geringer als oberhalb 1 kHz.

Abweichungen vom gewohnten stufenförmigen Audiogrammbild der LS in Form zusätzlicher Tieftonverluste sind sehr wahrscheinlich infolge *kombinierter Lärm-Vibrationseinwirkung* möglich.

Bereits Frequenzen unter 30 Hz sollen auf der Basilarmembran keinen bestimmten Abbildungsort mehr haben und sie in ganzer Länge auslenken (v. Gierke u. Parker 1976), was eine Beanspruchung des Sinnesepithels bis in die Spitzenwindung impliziert. Vibrationen an Schiffsdieseln erreichen 130–135 dB. Eine ausschließliche Vibrationsschwerhörigkeit ist nach Kenntnis des Verfassers bisher nur von Kublanova (1970) postuliert worden; wohl aber kann starke *Infraschalleinwirkung* die Lärmhörverluste drastisch erhöhen (Hamernik et al. 1981), besonders zusammen mit Impulslärm, und den tiefen Frequenzbereich mehr oder weniger ausgeprägt in die Hörverlustzone einbeziehen (Sulkowski 1980).

Für den *Untertagebergbau* dürfte eine solche Modifikation der LS seit langem erwiesen sein (Hülse u. Partsch 1975; Bründel u. Hartung 1978), wobei hier vielleicht noch *Druckwechsel* beim Ein- und Ausfahren mitspielen.

Ultraschallbedingte Hochtonhörverluste solchen Ausmaßes, daß sie die lautsprachliche Verständigungsfähigkeit beeinträchtigen, sind bisher nicht belegt. Sogar die noch im Hörschallbereich liegenden, sehr hochfrequenten tonalen Emissionen der ersten Dentalturbinen hatten nur schmale Senken überwiegend zwischen 8 und 9 kHz verursacht (Niemeyer 1970).

Wie auf S. 15 schon erwähnt, hat die LS mit dem Ausscheiden des Erkrankten aus der Lärmarbeit ihre endgültige Ausprägung erreicht. Das gilt sowohl für das audiologische Befundmuster wie für das Ausmaß der Schwerhörigkeit. Lang (1970) hat sogar bei 15 % seiner Untersuchten eine leichte postexpositionelle Hörbesserung audiometriert. Der Verfasser kann dies von zahlreichen Gutachtenprobanden bestätigen; ein versicherungsrechtlich erhebliches Ausmaß erreichte die späte Rückbildung der Hörschwellenverschiebungen nicht.

9
Sprachverstehen bei Lärmschwerhörigkeit

Jedem Untersucher, der es nicht bei der Erhebung sämtlicher Hördaten durch Hilfspersonal beläßt, sondern sich persönlich ein Bild von der Hörbehinderung seines LS-Patienten oder Gutachtenprobanden verschaffen will, fällt zunächst die Diskrepanz zwischen den sprachaudiometrischen Laborbefunden und der geklagten Kommunikationsbehinderung auf; doch bestätigt sich letztere oft schon beim Gespräch außerhalb der Hörprüfungssituation, etwa bei der Anamneseerhebung in einem nicht besonders störschallgeschützten Raum. Die spontane, fast stereotype Klage „Ich höre, aber ich verstehe nicht" wird spätestens laut, wenn der Abfall der Tonschwellenkurve in den mittleren Frequenzbereich gerückt ist. Sie findet ihre Erklärung im Zusammenwirken mehrerer – diagnostisch schwer separierbarer – hörphysiologischer und umweltakustischer Faktoren (s. z. B. Niemeyer 1981, 1996).

● **Verlauf der Tonschwellenkurve**

Der stufenförmige Abfall wirkt wie ein *Tiefpaßfilter*. Die Sprachbestandteile oberhalb des Abfalls sind von der Wahrnehmung abgeschnitten; außer bei so hohen Sprachpegeln, wie sie im alltäglichen lautsprachlichen Verkehr nicht oder nur ausnahmsweise vorkommen. Die Sprache hat bereits dadurch einen großen Teil ihrer Redundanz eingebüßt.

● **Störungen der überschwelligen Sprachvorverarbeitung**

Der *Lautheitsausgleich*.
Er beruht auf dem Ausfall äußerer Haarzellen, der die steile Reizstärke-Erregungs-Kennlinie der inneren Haarzellen zur Wirkung kommen läßt. Folge ist ein verfeinertes Lautstärkenunterscheidungsvermögen, aber zugleich quasi als Kehrwert ein Expansionseffekt. Dieser vergrößert bei der Vorverarbeitung der Sprache im Innenohr die Schallpegelunterschiede, insbesondere zwischen Vokalen und Konsonanten, mit der Folge, daß die Vokale die durch den vorwiegenden Hochtonverlust ohnehin schon schlechter wahrnehmbaren, energieschwächeren, jedoch für die Verständlichkeit ausschlaggebenden Konsonanten übertönen. Jatho hat dieses schwer nachvollziehbare Phänomen 1957 optisch verdeutlicht.

Das *verschlechterte Zeitauflösungsvermögen* (Chung 1992; Zwicker 1986; Schorn u. Zwicker 1989, 1990).
Es erschwert die Konsonantenerkennung im Wort- oder Satzverband zusätzlich durch *Nachverdeckung*, wenn z. B. ein für den Wortsinn destinktiver Konsonant einem energiereicheren Vokal folgt (Abt-acht-Akt-alt-Amt usw.). Hier wirkt auch die verzögerte Readaptation mit.

Die *verschlechterte Frequenzselektion* (Harrison 1986; Schorn u. Zwicker 1990; Demus 1992).
Sie reduziert den Informationsgehalt der Sprache weiter und erschwert die Identifikation von Sprachbestandteilen in einem Geräusch gleichen Frequenzbereiches. Möglicherweise spielen dabei die gerade bei Lärmschäden beobachteten Sinneszellausfälle in der mittleren und Spitzenwindung eine Rolle.

● **Umgebungsgeräusche**

Die in den Übertragungsweg zwischen Sprecher und Hörer unter alltäglichen Bedingungen praktisch immer und überall eingespeisten Nebengeräusche sind infolge der stärkeren Absorption der oberen Frequenzen durch Luft, Wände, Fenster usw. meist *Tiefpaßgeräusche*: keine neue Erkenntnis, sondern seit über 55 Jahren von Analysen in Büros und Geschäften bekannt (Hoth 1941) und seitdem durch raumakustische Untersuchungen oft bestätigt. Diese ubiquitären Umgebungsgeräusche haben ihre Hauptenergie im unteren Frequenzbereich. Dort maskieren sie die Sprache präferentiell.

Der **Normalhörende** kompensiert den resultierenden Informationsverlust unbewußt und mühelos aus den mittel- und hochfrequenten Sprachpartialen, er nimmt die frequenzmäßig begrenzte Verdeckung durch das Umweltgeräusch im allgemeinen gar nicht bewußt wahr und empfindet sie nicht als störend.

Der **Lärmschwerhörige** – und in ähnlicher Weise auch andere Innenohrschwerhörige mit vergleichbarem audiologischem Befundmuster – ist dagegen für die Spracherkennung weitgehend auf den unteren Frequenzbereich angewiesen. Für ihn bedeutet das tieffrequente Nebengeräusch eine außerordentliche Erschwerung des Sprachverstehens.

Was ihm zwischen der Verdeckungszone des Tiefpaßgeräusches und dem Abfall seiner Audiogrammkurve an Sprachwahrnehmung, und zwar oft infolge der überschwelligen Verarbeitungsstörungen an verwaschener und verzerrter Wahrnehmung, verblieben ist, *reicht zum Hören, aber nicht mehr zum Verstehen* aus.

Wenn schon jeder Schwerhörige der Verkennung als intellektuell fragwürdig ausgesetzt ist, liegt auf der Hand, wie ein Mensch beurteilt wird, der die Sprache zugegebenermaßen hört, sogar fast normal laut hört, und sie trotzdem nicht oder ständig falsch versteht. Dies ist die immer noch und immer wieder verkannte psychosoziale Tragik des Lärmschwerhörigen, die ihn am beruflichen Aufstieg hindert, im privaten Leben oftmals zur Persona ingrata werden läßt und in die Isolierung abdrängt (Hétu et al. 1994).

10
Tinnitus

Ohrgeräusche als Begleiterscheinung von akustischen Überbelastungen des Hörorgans sind seit Paracelsus bekannt (Feldmann 1987). Über ihre Häufigkeit bei Lärmhörschäden wird so unterschiedlich berichtet, daß daraus keine Rückschlüsse auf die Lärmkausalität gezogen werden können.

Nach den Erfahrungen des Verfassers mit Gutachtenprobanden (und mit eigenem starkem Pfeiftinnitus) entwickeln sich die mit hinreichender Wahrscheinlichkeit durch Lärm verursachten Ohrgeräusche häufig aus dem *Nachdröhnen des Arbeitslärms nach Schichtende*, verschwinden zunächst wieder, gehen dann in eine hochfrequente tonale oder einem Schmalbandrauschen ähnliche Hörsensation über und werden im Lauf der Zeit zum Dauertinnitus. Im geräuscherfüllten Alltag fällt er nicht auf – es sei denn, man lauscht ihm absichtlich und konzentriert. Im ruhigen Räumen kann er dagegen lästig werden und zu Einschlaf- und Durchschlafstörungen führen.

Der Leidensdruck hängt wohl entscheidend von *psychischen Faktoren* ab, ohne daß beim Patienten oder Gutachtenprobanden eine Neurose vorliegen muß. Das K.M. läßt dem Gutachter einen weiten Beurteilungsspielraum; nicht spezifiziert ist vor allem, wie der Erfolg einer der bücherfüllenden Tinnitustherapien in der gutachtlichen Beurteilung und der MdE-Schätzung zum Ausdruck kommen soll. Gerade dies dürfte aber so lange problematisch bleiben, bis eine objektivere Quantifizierung des Tinnitus als mit psychoakustischen Verfahren möglich ist.

Vorerst wird man sorgfältig vergleichen müssen, wie sich therapierte Tinnitusbeschwerden bei Patienten bessern, die von der Besserung keine wirtschaftlichen Nachteile haben, und bei solchen, die durch eine zugegebene Besserung etwaige BK-Rentenansprüche, andere Entschädigungsleistungen oder ihre Schwerbehinderteneigenschaft aufs Spiel setzen.

11
Hörgeräteversorgung bei Lärmschwerhörigkeit

In der derzeit geltenden Fassung des K.M. wird wie in früheren Auflagen eine *mindestens geringgradige LS als Hörgerätindikation* aufgeführt. Damit ist der Lärmhörgeschädigte ohne Frage gegenüber dem GKV-Versicherten benachteiligt. Unser Berufsverband setzt sich seit Jahren für eine Gleichstellung ein mit dem Erfolg, daß „im übrigen die in den Heilmittel- und Hilfsmittelrichtlinien der Kassenärztlichen Bundesvereinigung (gemeint ist: des Bundesausschusses der Ärzte und Krankenkassen; Verf.) maßgeblichen Kriterien für die Notwendigkeit einer Hörgeräteversorgung analog angewandt werden" können.

Beides ist schwer kompatibel; denn ein Hörverlust in einer der Frequenzen von 0,5 – 3 kHz von über 30 dB und eine Einsilberverständlichkeit von 80 % bei 65 dB Sprach-SPL erfüllen nach den Heilmittel- und Hilfsmittelrichtlinien die quantitativen Indikationsvoraussetzungen, gelten bei der Quantifizierung der LS aber noch als Normalhörigkeit ohne MdE.

Daß von den GUV-Trägern für „Normalhörende" Hörgerätkosten von mehreren Tausend DM übernommen werden sollten und dem Vernehmen nach auch übernommen worden sind, hat zu Unzuträglichkeiten geführt. Quasi als Nebeneffekt zeigt es die Problematik der graduellen Klassierung annähernd geringgradiger und geringgradiger Lärmschwerhörigkeiten und damit des Großteils aller Erkrankungen an LS auf.

Richtlinien bzw. Empfehlungen für die Hörgeräteverordnung bei LS, welche die Intentionen der Heilmittel- und Hilfsmittelrichtlinien an die Besonderheiten der LS anpassen sollen, sind in Vorbereitung.

Bis über sie entschieden ist, mag der Vorschlag erlaubt sein, einen Hörverlust von über 40 dB für 3 kHz und ein Einsilberverstehen von unter 80 % bei 65 dB SPL als quantitative Indikation anzusehen.

12
Berufs- und Freizeitlärm

43 % der Lärmschwerhörigkeiten entstehen im *Wirtschaftszweig Eisen* und *Metall*, weitere 38 % im Baugewerbe, im Bergbau, in der chemischen Industrie und in der Holzverarbeitung, also 81 % in klassischen Lärmbetrieben.

Auch die hohen Schallbelastungen in *Orchestern* bis 110 dB$_B$, die bei 13 % zu Hochtonsenken führten (Jatho u. Heilmann 1972), sind hinlänglich bekannt. Nach Untersuchungen von Johnson et al. (1985) sollen die Art des Instruments und der Platz im Orchester keinen Einfluß auf die Ausbildung der Hörverluste haben. Zenner (1995) sieht dagegen eine erhöhte Schädigungsgefahr, wenn z. B. „der Trompeter dem vor ihm sitzenden Bratschisten ins Ohr bläst".

Eine potentielle Gehörgefährdung wird neuerdings mehr und mehr in Berufen gefunden, wo man sie kaum vermuten würde: In Büroberufen (Koeppel 1993; Plath 1993), in der Landwirtschaft (Holt et al. 1993), in *Rettungshubschraubern*, wo die Innengeräusche 100 dB$_A$ übersteigen (Matschke 1993) – das kommt bei 30 min Einwirkzeit einem 8stündigen Lärmarbeitstag mit 90 dB$_A$ gleich –, und sogar bei 5 % der Beschäftigten in Krankenhäusern (Yassi et al. 1991). Zu erwähnen sind ferner *Müllwerker*, bei denen die Benutzung von Gehörschützern aus Sicherheitsgründen problematisch ist.

Vermehrtes Interesse findet mit Recht die *Belastung Jugendlicher durch Freizeitlärm*. Als besonders gefährlich sind *Akutbelastungen* z. B. durch Knallfrösche (bis 160 dB) und ähnliche Artikel einzuschätzen, die tatsächlich bei 5 % der Selbstexponierer zu Hochtonverlusten im Vorfeld der Kommunikationsbehinderung führen (Smoorenburg 1993).

Die Veröffentlichungen zur *Dauerbelastung* durch Diskothekenbesuche und Walkmen, Rockkonzerte und ähnliches sind kaum mehr überschaubar. Diskothekenpegel werden mit bis zu 113 dB$_A$ angegeben, im Mittel mit 95–110 dB$_A$ (Ising et al. 1994); in ähnlichen Bereichen liegen die Pegel von Walkman (Ising et al. 1997). Umgerechnet auf Lärmarbeitsjahre, können derartige Schallbelastungen bei besonderer Innenohrempfindlichkeit zu Gehörschäden führen.

Aus präventivmedizinischer Sicht läßt sich die Innenohrbelastung durch Diskotheken- und Walkman-Musik ohne Gehörschützer als *freiwilliger Langzeitexpositionstest* betrachten, der eine überdurchschnittliche Lärmvulnerabilität der Innenohrweichteile noch vor der Berufswahl oder vor dem Eintritt ins Berufsleben aufdecken und unter Umständen die Eignung für einen der attraktiven Metallberufe in Frage stellen kann.

Ob es zweckmäßig ist, diesen Aspekt in die Aufklärung Heranwachsender einzubeziehen, bleibe dahingestellt. Snow (1994) hält es für wichtig, Kinder z. B. durch Videodemonstrationen auf die Gefahren von Freizeitlärm hinzuweisen.

13
Prävention der beruflichen Lärmschwerhörigkeit

Ähnlich wie bei der Verhütung anderer BKen können wir zwischen primärer und sekundärer Prävention unterscheiden:

- Die *primäre Prävention* umfaßt Maßnahmen, die das Innenohr vor potentiell schädigender Lärmimmission schützen sollen;
- die *sekundäre Prävention* bezweckt die frühzeitige Erkennung bereits eingetretener lärmbedingter Hörminderungen, insbesondere bei überdurchschnittlich lärmempfindlichen Exponierten.

In der Praxis der LS-Verhütung greifen Primär- und Sekundärprävention ineinander.

Geregelt ist die Prävention der beruflichen LS in zwei berufsgenossenschaftlichen Unfallverhütungsvorschriften (UVV bzw. VBG), der VBG 121 „Lärm" (HVBG 1990) und der VBG 100 „Arbeitsmedizinische Vorsorge" (HVBG 1993); die arbeitsmedizinische Gehörvorsorge erfolgt nach dem Grundsatz für spezielle arbeitsmedizinische Vorsorgeuntersuchungen Nr. 20 „Lärm" (HVBG 1989).

13.1
Primäre Prävention

Lärmgefährdung im Sinne der UVV „Lärm" ist die Einwirkung von Lärm auf Versicherte, die zur Beeinträchtigung der Gesundheit, insbesondere zur *Gehörgefährdung*, oder zu einer erhöhten *Unfallgefahr* führt [§ 2 (1)]. Der Unternehmer hat nach § 3 (1) dafür zu sorgen, daß Arbeitsmittel, die zur Lärmgefährdung der Versicherten beitragen können, nach fortschrittlichen und in der Praxis bewährten Regeln der Lärmminderungstechnik beschaffen sind und betrieben werden. Entsprechendes gilt für die Arbeitsverfahren (§ 4) und Arbeitsräume (§ 5).

Arbeitsbereiche, in denen der auf den 8-Stunden-Arbeitstag bezogene, A-bewertete, ortsbezogene Beurteilungspegel (L_{Aeq8h}) 85 dB oder der nicht bewertete Schalldruckpegel 140 dB erreicht oder überschreitet, werden als *Lärmbereiche* bezeichnet. Es ist zwischen zwei Klassen von Lärmbereichen zu unterscheiden:

- L_{Aeq8h} 85 – 89 dB: Der Lärmbereich braucht nicht besonders gekennzeichnet zu werden. Den Beschäftigten sind *Gehörschutzmittel* zur Verfügung zu stellen, die sie aber nicht generell tragen müssen, sondern aus eigenem Antrieb oder auf Veranlassung des mit der arbeitsmedizinischen Gehörvorsorge beauftragten Arztes benutzen.
- $L_{Aeq8h} \geq 90$ dB oder Schallereignisse mit einem Pegel von ≥ 140 dB SPL: Der Lärmbereich muß optisch als solcher gekennzeichnet werden (blau-weißes Schild mit Kapselgehörschützern), und die *Gehörschützerbenutzung ist vorgeschrieben*.

> Bei der Immissionsprophylaxe hat Lärmminderung Vorrang vor persönlichem Gehörschutz.

Der sicherste Weg, eine das Innenohr gefährdende Lärmeinwirkung am Arbeitsplatz zu verhindern, ist die *Beseitigung von Lärmbereichen* durch Absenken des Tagesbeurteilungspegels möglichst unter 85 dB_A und Vermeidung von Maximalpegeln ≥ 140 dB. Wo dies gelungen ist, besteht keine Gefahr lärmbedingter Hörminderungen vom Ausmaß eines Gehörschadens (Hörverlust für 3 kHz über 40 dB).

13.1.1
Technische Lärmminderung

Sie kann auf dem gesamten Weg des Schalls von der Lärmquelle bis vor das Ohr ansetzen, also gegen die Entstehung, Abstrahlung und Ausbreitung des Lärms gerichtet sein: Lärmärmere Maschinen und Arbeitsverfahren, Umkapselung des Lärmerzeugers, flächenhafte Verkleidung von Wänden und Decke der Werkhalle oder Werkstatt mit Schallschluckmaterialien, Verhütung von Bodenschall und damit von sekundärem Luftschall durch schallabsorbierende Unterlage des Lärmerzeugers haben ihre Wirksamkeit in vielen Betrieben bewiesen.

Wo solche Maßnahmen nicht möglich sind oder nicht ausreichen, muß der ans Ohr gelangende Schall vor der Einleitung ins Innenohr durch persönlichen Gehörschutz abgeschwächt werden.

13.1.2
Anordnung von Gehörschutzmitteln

Hier ist die Sachkompetenz des HNO-Facharztes besonders in Problemfällen gefragt, die die otologischen Kenntnisse und Erfahrungen des arbeitsmedizinischen Kollegen überfordern.

Beispiele sind die zu erwartende *Epithelverträglichkeit* bzw. -unverträglichkeit des Gehörschutzmittels bei den verschiedenen Formen von Gehörgangsekzemen und rezidivierenden Gehörgangsentzündungen sowie chronisch-mesotympanale Mittelohrentzündungen mit Neigung zur akuten Exazerbation bei Gehörgangsverschluß.

Die Wahl des Gehörschützers muß dann die Anamnese und otologischen Befunde berücksichtigen, wenn seine Benutzung nicht früher oder später unmöglich werden soll; die Reaktionen des Gehörgangsepithels auf den täglichen vielstündigen Kontakt mit Kunststofffremdkörpern unterschiedlicher Polymerisationsgrade sind dem HNO-Arzt von seinen Hörgerätpatienten geläufig. Das vom HVBG herausgegebene „Merkblatt für die ärztliche Beratung zur Anwendung von Gehörschützern" (ZH 1/565.4) (Pfeiffer u. Niemeyer 1992) ist zwar in erster Linie für den Arbeitsmediziner konzipiert, in den technischen Abschnitten aber auch für den Otologen von Interesse.

Dieser muß über die fachspezifischen medizinischen Fragestellungen hinaus fundierte und praxisbezogene Kenntnisse von den Kriterien besitzen, nach denen die akustischen Eigenschaften des Gehörschutzmittels auszuwählen sind. Die erste Grundregel für die Anordnung bestimmter Gehörschützer klingt ebenso banal, wie sie praktisch bedeutsam ist und aus Unkenntnis oft unbeachtet bleibt:

Ein Gehörschützer schützt nur, wenn er wirklich getragen wird.

Auch der Lärmarbeiter möchte und muß an seinem Arbeitsplatz unter getragenem Gehörschutz wichtige Informationen hören können. Dämpft der Gehörschützer zu stark und macht die Wahrnehmung von überwachungsbedürftigen Arbeitsgeräuschen, Signalen, insbesondere Warnsignalen, und Zurufen unmöglich, so wird er nicht akzeptiert und nur unregelmäßig oder gar nicht benutzt; das Innenohr ist im Endeffekt durch die gutgemeinte, aber unrealistische Überdimensionierung des Dämmeffekts nicht geschützt, sondern gefährdet. Dies muß besonders bei Beschäftigten mit bereits manifester Hörminderung im oberen Frequenzbereich bedacht werden; denn für sie addieren sich die meist mit der Frequenz zunehmende Dämmwirkung des Gehörschützers und der Hörverlust, worauf u. a. Brusis u. Heimig schon 1984 aus der Sicht unseres Faches zu Recht hingewiesen haben.

Die seit langem konstante Zahl jährlich dokumentierter Erkrankungen an LS beweist zwar, wie verbreitet die unterlassene oder unzureichende Gehörschützerbenutzung ist; diese aber wird in vielen Fällen gerade durch eine vom Lärmarbeiter abgelehnte *Überprotektion* provoziert.

> Die Folgerung lautet: Nicht so viel Schalldämmung wie möglich schützt am besten, sondern so wenig wie nötig – nötig zur Absenkung des ins Innenohr gelangenden Lärms auf etwa 75 – 80 dB$_A$.

Dies soll allerdings gewährleistet sein, was die Einrechnung einer gewissen Sicherheitsreserve impliziert.

Im Rahmen des solchermaßen arbeitstechnisch und akustisch Vertretbaren wird man vernünftigerweise das *Votum des künftigen Benutzers* für oder gegen das eine oder andere Gehörschutzmittel beachten. Nicht der Sicherheitsingenieur oder Arzt soll den ausgewählten Gehörschützer Tag für Tag tragen – und ertragen –, sondern der Lärmarbeiter; und wer nicht selbst mindestens einen Arbeitstag mit getragenem Gehörschutz in einem Lärmbetrieb verbracht hat, tut gut daran, sich mit dezidierten, den Wünschen des künftigen Benutzers zuwiderlaufenden Anordnungen zurückzuhalten.

Die Frage, ob Gehörschutzstöpsel oder Kapselgehörschützer, hängt viel weniger vom Lärmpegel ab als von den persönlichen arbeitstechnischen und -physiologischen Umständen; jeder Schematismus (schwächerer Lärm: Stöpsel, stärkerer Lärm: Kapseln), wie man ihn mitunter sogar in Empfehlungen von Sicherheitsingenieuren und technischen Aufsichtsbeamten noch lesen kann, wäre verfehlt.

- **Gehörschutzstöpsel:**

   Sie sind quasi die Regelversorgung und haben den *Vorteil*, daß
   - Schutzhelme und -brillen unabhängig vom Gehörschutz getragen werden können und
   - der Benutzer bei schwerer körperlicher Arbeit oder Lärm-Hitze-Arbeit nicht am Ohr schwitzt wie unter Kapselgehörschützern.

   Nachteilig sind unhygienischer Gebrauch z.B. beim Einsetzen mit verschmutzten oder mit Schleifpartikeln kontaminierten Fingern und
   - die größere Gefahr pathologischer Reaktionen des Gehörgangsepithels, auch ohne Ekzemanamnese.
   - Die Anbringung an schmalen Kopfbügeln (Bügelstöpsel) erleichtert das Einsetzen und Herausnehmen, mindert aber u. U. die Dämmwirkung.

- **Kapselgehörschützer:**
  - Sie lassen sich bequemer auf- und absetzen.
  - Das der Haut perikulär aufliegende Dichtungskissen braucht nicht mit verschmutzten Fingern angefaßt zu werden.
  - Eine individuelle Anpassung erübrigt sich oft.
  - Sie eignen sich deshalb auch besonders für Führungskräfte, die sich nur vorübergehend in gehörschädigendem Lärm aufhalten; ein erwünschter Nebeneffekt dabei ist die ins Auge fallende Vorbildfunktion z.B. des Meisters.
  - Die Gefahr von Gehörgangsaffektionen ist geringer als hinter Gehörschutzstöpseln.

  Andererseits sind Kapseln schwerer als Stöpsel;
  - sie beeinträchtigen die Schallquellenlokalisation infolge Wegfalls der Ohrmuschelrichtwirkung (d.h. der vom Einfallswinkel abhängigen Filterfunktion mit Schallbildmodifikation) bekanntlich mehr als Gehörgangsstöpsel (z.B. Noble u. Russell 1972), was beim Benutzer ein diffuses Gefühl der Gefährdung und Unsicherheit im Raum hervorrufen kann.
  - Sie eignen sich wenig für körperlich anstrengende Tätigkeiten und für Arbeiten unter Lärm- und Hitzeeinwirkung.
  - Sie geben bei längerem Tragen gelegentlich Anlaß zu Klagen über Kopfschmerzen.

Über Gehörschutzarten, Bewertung, Auswahl, Benutzung, Unterweisung und Überprüfung des ordnungsgemäßen Zustandes informieren die „Regeln für den Einsatz von Gehörschützern" des HVBG (ZH 1/705); für Personen mit Hörverlust ist eine spezielle „Gehörschützer-Kurzinformation" (ZH 1/567) verfaßt worden.

13.2
Sekundäre Prävention

13.2.1
Arbeitsmedizinische Gehörvorsorgeuntersuchungen

Nach § 3 (1) der VBG 100 „Arbeitsmedizinische Vorsorge" (HVBG 1993) darf der Unternehmer Versicherte in Lärmbereichen nur beschäftigen, wenn sie fristgerecht den vorgeschriebenen Vorsorgeuntersuchungen durch einen ermächtigten Arzt unterzogen worden sind.

Die Ausbildungsmappe für die „Arbeitsmedizinische Gehörvorsorge" nach dem G 20 (HVBG 1996) umfaßt über 300 Druckseiten. Mehr als eine knappe Übersicht kann hier nicht gebracht werden. Sie soll dem Otologen einen Eindruck von diesem Arbeitsgebiet geben, das originär in sein Metier gehört, in den neuen Bundesländern auch bis zur Wiedervereinigung wesentlich von unseren dortigen Fachkollegen versorgt wurde und heute das größte Interesse und Engagement vor allem des niedergelassenen, nicht vorwiegend operativ orientierten HNO-Arztes verdient; nicht wegen des gegenüber der GKV fast doppelt so hohen Punktwertes für die vorsorgemedizinischen GUV-Leistungen, sondern aus gehörärztlicher Verantwortung für eine Minorität, die in der heutigen Arbeitsmarktsituation mehr denn je qualifizierter Beratung und Hilfe bedarf.

Die *Gehörvorsorgeuntersuchungen nach dem G 20* weisen gegenüber anderen
speziellen arbeitsmedizinischen Vorsorgeuntersuchungen 4 Besonderheiten auf:

- Nachgehende Untersuchungen entfallen, weil die LS nach Abschluß der
  gefährdenden Einwirkung nicht mehr fortschreitet.
- Auch die allgemeine Untersuchung entfällt.
- Der sog. *audiometrische Siebtest*, der den Großteil aller G-20-Untersuchun-
  gen ausmacht, kann gemäß Anlage 1 der UVV „Arbeitsmedizinische Vorsorge" (VBG 100; HVBG 1993) an hierfür besonders ausgebildete Hilfskräfte
  delegiert und von diesen „unter Leitung und Aufsicht des ermächtigten
  Arztes" vorgenommen werden. Ärztliche Leitung und Aufsicht werden in
  praxi recht unterschiedlich gehandhabt; nicht selten mit einer Großzügigkeit,
  die in der GKV die Zulassung gefährden würde.
- Die Hörtests dürfen frühestens 30 min nach Verlassen des Lärmbereichs
  durchgeführt werden.

Denn eine noch nicht ausreichend zurückgebildete zeitweilige Hörschwellenverschiebung darf die bleibenden Lärmhörverluste, auf deren Ermittlung und
Dokumentation es allein ankommt, nicht so sehr überlagern, daß die Validität
der Längsschnittbeurteilung in Frage gestellt wird. Wünschenswert ist sogar ein
Zeitintervall von mindestens 14 h ohne Schalleinwirkung mit einem Mittelungspegel L_{Aeq} von unter 80 dB. Das 30-min-Minimum bedingt wesentlich die mit
der Gehörvorsorge verbundenen organisatorischen Probleme im Betrieb und
die Ausfallzeiten der zu untersuchenden Lärmarbeiter, die für den Unternehmer
das Kostspieligste an der ganzen arbeitsmedizinischen Gehörvorsorge sind.

Die Maßnahmen der sekundären Prävention sind nach Untersuchungsarten
und Untersuchungsstufen gegliedert. Die Unterscheidung beider Begriffe bereitet manchmal Schwierigkeiten.

Untersuchungs*arten* sind

- die *Erstuntersuchung* vor der erstmaligen Einstellung an einem Lärmarbeitsplatz und
- *Nachuntersuchungen* in vorgeschriebenen, jedoch mit medizinischer Begründung variablen Zeitabständen.

Die Erstuntersuchung hieß früher „Eignungsuntersuchung" und die Nachuntersuchung „Überwachungsuntersuchung"; aus sozialpsychologischen Gründen sind
diese zweckmäßigen und einleuchtenden Bezeichnungen aufgegeben worden.

Die Untersuchungsart *Erstuntersuchung* (früher Eignungsuntersuchung) umfaßt an Untersuchungs*stufen*

1. den Siebtest gemäß Untersuchungsbogen „Lärm" I und, wenn Anamnese und/oder Befund
   nach definierten Kriterien auffällig sind,
2. die Ergänzungsuntersuchung gemäß Untersuchungsbogen „Lärm" II.

Der *Siebtest* besteht aus der Erhebung einer gezielten Kurzanamnese, der Beratung zum Gehörschutz, der Besichtigung des Außenohres und der Ermittlung der Luftleitungshörschwellen für
1, 2, 3, 4 und 6 kHz („Hörtest in Luftleitung").
Die an nichtärztliche Hilfskräfte delegierbaren Leistungen gehen mithin wesentlich über
hördiagnostische Verrichtungen hinaus; (nur) die arbeitsmedizinische Beurteilung trifft und
verantwortet der ermächtigte Arzt.

Wenn die Hörschwellen innerhalb bestimmter tabellarischer Grenzwerte liegen und kein Anhalt besteht für

- Operationen am Mittel- und/oder Innenohr,
- Hörsturz in der Vorgeschichte,
- Hörstörungen oder Ohrgeräusche in Verbindung mit Schwindelanfällen,
- Entzündungen im Gehörgang oder in der Ohrmuschel,

wenn also weder Verdacht auf eine relevante Vorschädigung des Gehörs besteht noch Probleme beim Tragen von Gehörschützern zu erwarten sind, so ist die Erstuntersuchung abgeschlossen, und es bestehen keine gesundheitlichen Bedenken gegen die Einstellung und Beschäftigung des Untersuchten in Lärmbereichen.

Ist eine dieser Voraussetzungen nicht erfüllt, muß als 2. Untersuchungsstufe die *Ergänzungsuntersuchung* nach „Lärm" II angeschlossen werden. Diese besteht aus

- eingehender Anamnese,
- individueller Beratung zum Gehörschutz,
- otoskopischer Untersuchung,
- Weber-Test,
- Hörtest in Luft- und Knochenleitung (Testfrequenzen 0,5, 1, 2, 3, 4, 6 und 8 kHz),
- SISI-Test (sofern indiziert).

Vom Lärm-II-Programm sind nur die Verrichtungen am Audiometer delegierbar; Erhebung der Anamnese, Beratung und Otoskopie muß der Arzt unbedingt persönlich ausführen.

Wenn die auffälligen Lärm-I-Befunde und anamnestischen Angaben bei der Ergänzungsuntersuchung nicht bestätigt werden, bestehen keine gesundheitlichen Bedenken gegen eine Beschäftigung in Lärmbereichen. Ergibt die Ergänzungsuntersuchung eine tabellarisch unzulässige Schallempfindungsstörung und/oder ist aufgrund der Anamnese mit erhöhter Lärmempfindlichkeit des Innenohres zu rechnen, z. B. nach M. Menière, Hörsturz, Schädeltraumen oder Otoskleroseoperation, oder müssen seitens des Außen- oder Mittelohres therapeutisch unbeeinflußbare Unverträglichkeiten gegen Gehörschützer angenommen werden, so ist ein Anlaß für gesundheitliche Bedenken gegen die Beschäftigung in Lärmbereichen gegeben.

Diese können befristet oder unter bestimmten Voraussetzungen zurückgestellt werden; grundsätzlich wird man die präventivmedizinischen Kriterien jedoch bei der Erstuntersuchung stringenter anwenden als bei Nachuntersuchungen. Denn die Versagung eines Lärmarbeitsplatzes bei der Einstellung ist sozial weniger schwerwiegend als eine spätere, im Interesse der Gehörerhaltung womöglich unumgänglich gewordene Umsetzung an einen lärmarmen Arbeitsplatz, erfahrungsgemäß oft mit dem Risiko des Arbeitsplatzverlustes.

Die erste *Nachuntersuchung* muß vor Ablauf von 12 Monaten erfolgen, weitere jeweils vor Ablauf von 36 Monaten, wenn der Beurteilungspegel $\geq$ 90 dB$_A$, und von 60 Monaten, wenn er 85 – 90 dB$_A$ beträgt.

Die Nachuntersuchung umfaßt an Untersuchungsstufen zunächst ebenfalls den *Siebtest* gemäß Untersuchungsbogen „Lärm" I. Das Programm ist das gleiche wie bei der Erstuntersuchung. Die Auswertung erfolgt aber aufgrund der nunmehr festgestellten Hörverluste oberhalb 1 kHz, ihrer Zunahme seit der letzten Untersuchung und der Zwischenanamnese.

Wenn die Summe der Hörverluste (Addition der dB-Werte) für 2, 3 und 4 kHz unterhalb bestimmter Tabellenwerte, die Zunahme der Hörverlustsumme innerhalb von höchstens 3 Jahren unter 30 dB und der Hörverlust für 2 kHz unter 40 dB bleibt und wenn die Anamnese keine Hinweise auf zwischenzeitliche Ohrerkrankungen bietet, kann der Proband ohne gesundheitliche Bedenken an seinem Lärmarbeitsplatz weiterbeschäftigt werden (was wieder der ermächtigte Arzt und nicht das ihm zuarbeitende Assistenzpersonal entscheidet), und die Nachuntersuchung ist abgeschlossen.

Andernfalls wird als nächste Untersuchungsstufe wieder die *Ergänzungsuntersuchung* gemäß Untersuchungsbogen „Lärm" II mit dem gleichen Programm wie bei der Erstuntersuchung angeschlossen. Bestätigen sich dabei die kritischen anamnestischen Angaben und auffälligen Befunde des Siebtests nicht, so kann der Proband ohne gesundheitliche Bedenken im Lärm weiterbeschäftigt werden. Sprechen Zwischenanamnese und Befunde jetzt aber für M. Menière, Hörsturz, schädeltraumatische Schwerhörigkeit, sonstige Innenohrerkrankung, Zustand nach Otoskleroseoperation oder sind an Außen- und Mittelohr Befundänderungen festzustellen, welche die Benutzung von Gehörschützern in Frage stellen, so ist ein – noch nicht stringenter – Anlaß für gesundheitliche Bedenken gegeben.

Wenn der sensorineurale Hörverlust für 2 kHz 40 dB erreicht oder überschreitet, also unmittelbare Gefahr für das soziale Gehör besteht, hat der ermächtigte Arzt als weitere Stufe der Untersuchungsart „Nachuntersuchung" – nur dieser, nicht der Erstuntersuchung – die *erweiterte Ergänzungsuntersuchung* gemäß Untersuchungsbogen „Lärm" III zu veranlassen. Sie wird meist einem HNO-Facharzt als Auftragsleistung übertragen. Auszuführen sind

- otoskopische Untersuchung,
- tonschwellenaudiometrische Untersuchung,
- Sprachaudiogramm für beide Ohren (Hörverlust für Zahlen, Einsilberverständlichkeit mindestens bei den Sprachschallpegeln 50, 65, 80 und 95 dB, Testmaterial nach DIN 45621 und DIN 45626),
- Impedanzmessungen am Trommelfell auf Veranlassung des ermächtigten Arztes (sofern HNO-ärztlich dagegen keine Bedenken bestehen) bei begründeter Indikation wie
  - allgemein unklarem audiometrischem Befund,
  - objektiver Ausschluß einer Schalleitungsstörung,
  - Differenzierung zwischen Hörsinneszellen- und Hörnervenschaden (Metz-Recruitment, perstimulatorischer Reflexschwund).

Dem ermächtigten Arzt ist in einer Befundzusammenfassung zu erläutern,

- ob eine Schalleitungsstörung (insbesondere als Mitursache des bedenklichen Hörverlustes für 2 kHz) ausgeschlossen werden kann,
- ob die sensorineuralen Hörverluste haarzell- oder hörnervenbedingt sind,
- ob der sprachaudiometrische Hörverlust für Zahlwörter die tonaudiometrischen Angaben im unteren und mittleren Frequenzbereich bestätigt oder fragwürdig erscheinen läßt,
- ob das Einsilberverstehen die Gefährdung des sozialen Gehörs bestätigt (als Kriterium ist in den Sprachaudiogramm-Koordinaten ein schraffierter Bereich eingedruckt) und
- ob trotz der Anordnung von Gehörschützern eine Zunahme der LS zu erwarten ist.

Für *Ausländer*, deren Deutschkenntnisse für den Einsilbertest nicht ausreichen – oft ältere Gastarbeiter, die sich nur den für ihre Arbeit nötigen Wortschatz angeeignet haben –, soll sich die Beurteilung auf den *Hörverlust für Zahlwörter* und das *Tonaudiogramm* stützen; eine Gefährdung des sozialen Gehörs ist bei Hörverlusten für Zahlwörter von über 25 dB und Ausdehnung der tonaudiometrischen Hörverluste in den mittleren Sprachfrequenzbereich zu unterstellen.

Aufgrund der Auswertung von Anamnese und Befunden erfolgt die Beurteilung.

13.2.2
Arbeitsmedizinische Beurteilung

Sie ist strikt nach arbeitsmedizinischen Kriterien systematisiert; anders wäre eine Übersicht über die pro Jahr insgesamt mehr als 4,5 Mio. speziellen arbeitsmedizinischen Vorsorgeuntersuchungen und 850 000 G-20-Untersuchungen gar nicht möglich. Die Beurteilungen gliedern sich in

- *keine gesundheitlichen Bedenken* (diese Beurteilung wird weitaus am häufigsten getroffen und ist zugleich die einzige, die allein aufgrund des Siebtests ausgesprochen werden kann),
- keine gesundheitlichen Bedenken unter bestimmten Voraussetzungen wie besondere Kontrolle der Gehörschützerbenutzung und verkürzte Nachuntersuchungsfristen und

● *gesundheitliche Bedenken.*
Die gesundheitlichen Bedenken – bei der Erstuntersuchung gegen die Beschäftigung an einem Lärmarbeitsplatz, bei der Nachuntersuchung gegen die Fortsetzung der Lärmarbeit – sind wiederum unterteilt in
- befristete gesundheitliche Bedenken und
- dauernde gesundheitliche Bedenken.

Die arbeitsmedizinische Beurteilung obliegt allein dem ermächtigten, vom Unternehmer beauftragten Arzt. Ermächtigung und Beauftragung sind unteilbar.

„Dauernde gesundheitliche Bedenken" indizieren die Umsetzung an einen nicht lärmgefährdeten Arbeitsplatz; steht ein solcher nicht zur Verfügung, so kann Entlassung die Folge sein.

Das Aussprechen dauernder gesundheitlicher Bedenken – also die Wahl zwischen drohender (zeitlich aber bis zum Rentenalter begrenzter) Arbeitslosigkeit und der Gefahr lebenslanger, mit schallverstärkenden Hörhilfen nach wie vor nur schwierig und oft unbefriedigend zu kompensierender Schwerhörigkeit – ist für alle Beteiligten die Crux der arbeitsmedizinischen Gehörvorsorge.

In solchen Grenzfällen sollten vor allem zwei Gesichtspunkte Berücksichtigung finden:

● Bei *älteren Lärmarbeitern* mit jahrzehntelanger Lärmanamnese und nur noch weniger Arbeitsjahren bis zum Rentenalter braucht in der Regel nicht mehr mit einer gravierenden Zunahme der lärmkausalen Hörverluste gerechnet zu werden, insbesondere wenn man ihnen das Tragen der Gehörschützer mit der gebotenen Eindringlichkeit nahelegt. Die Belassung am angestammten Lärmarbeitsplatz läßt sich unter der Auflage jährlicher Nachuntersuchungen verantworten: „keine gesundheitlichen Bedenken unter bestimmten Voraussetzungen".

● Bei *jüngeren Lärmarbeitern* und zu befürchtender Progression der lärmbedingten Hörverluste verdient dagegen die *Gehörerhaltung unbedingten Vorrang*, wenn die arbeitsmedizinische Gehörvorsorge nicht zur – eminent kostspieligen – Farce mit bloßer Alibifunktion werden soll: „dauernde gesundheitliche Bedenken".

Die *Kriterien für dauernde gesundheitliche Bedenken* sind ein in jahrelangen Beratungen mühsam erreichter Kompromiß zwischen Arbeitsplatz- und Gehörerhaltung (mehr zu Lasten des Gehörs als des Arbeitsplatzes). Der G 20 läßt Hörverluste zu, die dem Erkrankten bereits viele Berufe verschließen (Pfeiffer 1996) – auch Aufstiegschancen in qualifiziertere Berufe, für die der Besuch von Fortbildungsvorträgen und deren einigermaßen müheloses auditives Verstehen notwendig ist (Meisterkurse u. ä.) – oder ihn praktisch von allen Tätigkeiten ausschließen, bei denen eine annähernd normale Perzeption höherfrequenter Schallbilder oder vor allem eine nicht auffällig beeinträchtigte lautsprachliche Kommunikationsfähigkeit, etwa im Kundenverkehr, gefordert wird.

Wenn der Versicherte oder der Unternehmer die arbeitsmedizinische Beurteilung für unzutreffend hält, kann er die Entscheidung der zuständigen BG beantragen. Diese wird dann in aller Regel ein **HNO-fachärztliches Gutachten** zu der Frage einholen, ob die Weiterbeschäftigung im Lärm medizinisch verantwortet werden kann.

Es dürfte auf der Hand liegen, daß der beauftragte Otologe für die Erstattung eines solchen Gutachtens in der Systematik und in den Hauptkriterien der arbeitsmedizinischen Gehörvorsorge firm sein muß; sonst desavouiert er sich selbst und sein Fach beim GUV-Träger und den arbeitsmedizinischen Kollegen, die oft über große einschlägige Erfahrung verfügen. Schon dies ist ein Grund für die Absolvierung eines speziellen G-20-Kurses für HNO-Fachärzte (womit als Nebeneffekt die Ermächtigungsvoraussetzungen für die arbeitsmedizinische Gehörvorsorge erworben werden). Der HVBG bietet solche auf die Belange und Vorkenntnisse des HNO-Arztes ausgerichteten Kurse in Zusammenarbeit mit unserem Berufsverband an.

Zudem ist der Otologe auch in anderer Hinsicht in die arbeitsmedizinische Gehörvorsorge eingebunden oder kann seine Kenntnisse als Organspezialist einbringen,

- indem er im Rahmen der erweiterten Ergänzungsuntersuchungen nach „Lärm" III HNO-ärztliche Fremdleistungen im Auftrag des ermächtigten Arbeitsmediziners erbringt und diesem erläutert;
- wenn er als Konsiliarius des ermächtigten Arbeitsmediziners in Zweifels-, Grenz- und Problemfällen in Anspruch genommen wird, ggf. auch schon im Rahmen von Erstuntersuchungen;
- wenn er im Auftrag des ermächtigten Nicht-HNO-Arztes extrem schwerhörige Bewerber um einen Lärmarbeitsplatz darauf zu begutachten hat, ob nutzbare Hörreste vorhanden sind und durch die beabsichtige Lärmarbeit gefährdet werden können.
  Bei Personen ohne nutzbare Hörreste ist der G 20 nämlich nicht anzuwenden; dies spielt u. a. für die Beschäftigung in Behindertenwerkstätten eine Rolle. (Für diese Tätigkeiten ist eine Ermächtigung nach G 20 zwar nicht erforderlich, der Erwerb der im HNO-Kurs vermittelten Kenntnisse aber unerläßlich.)
- Schließlich kann sich der HNO-Arzt selbst ermächtigen und von einem oder mehreren Unternehmern mit der Durchführung der arbeitsmedizinischen Gehörvorsorgeuntersuchungen beauftragen lassen (G-20-Kurs ist Voraussetzung).

Nur unter diesen beiden Vorbedingungen – *Ermächtigung* sowie *Beauftragung* durch den Unternehmer, der ja in der Regel die Kosten für die arbeitsmedizinische Vorsorge aufbringen muß – ist der Otologe befugt, selbst eine arbeitsmedizinische Beurteilung abzugeben.

Sonst fungiert er als Gutachter und als Berater und Auftragnehmer des ermächtigten Nicht-HNO-Arztes, meist eines Arbeitsmediziners.

Seit 1986 hat nach Kentnis des Verfassers ungefähr die Hälfte der niedergelasssenen Fachkollegen die Voraussetzungen für die G-20-Vorsorge erworben. Die andere Hälfte hat sich hier also nicht oder noch nicht engagiert. Ob das im Interesse der LS-gefährdeten potentiellen Patienten – und unseres Faches – liegt, mag der Leser oder die Leserin selbst befinden.

14
Begutachtungsfragen

Wenn weder die primäre Prävention vermocht hat, potentiell gehörschädigenden Lärm zu vermeiden oder vom Innenohr fernzuhalten, noch die Maßnahmen der sekundären Prävention den konkret LS-Gefährdeten zum vorschriftsmäßigen Schutz seines Gehörs oder zur Ablösung von seinem Lärmarbeitsplatz motivieren konnten, wird bei LS-Verdacht das **BK-Feststellungsverfahren** eingeleitet. Der HNO-Facharzt ist dabei als sachverständiger Gutachter die medizinische Hauptperson.

Dazu müssen ihm die versicherungsrechtlichen Grundbegriffe wie haftungsbegründende und haftungsausfüllende Kausalität, Möglichkeit und Wahrscheinlichkeit, Vor- und Nachschaden, Versicherungsfall und Leistungsfall usw. ebenso geläufig sein wie vor der Niederlassung die Grundlagen seiner vertragsärztlichen Tätigkeit, die er sich im Einführungslehrgang aneignen mußte. Hinzu kommen selbstverständlich die Kenntnis der geltenden Auflage des K.M. und die essentiellen Kenntnisse von der LS-Begutachtung, wie sie in mehreren ausgezeichneten Monographien vermittelt und nachzulesen sind.

Das K.M. ist durch häufige schematische Anwendung der Tabellen in kontroverse Diskussion geraten. Verständlicherweise sind HNO-Gutachter verärgert und Sozialrichter verwundert, wenn etwa ein Arbeitsmediziner, der den Lärmkranken nie gesehen hat, in einem sog. „fachwissenschaftlichen Gutachten" (auf Vordruck) dem Organspezialisten anhand der K.M.-Tabellen vorrechnet, wie schwerhörig sein Proband ist, oder ein BG-Angestellter das gleiche versucht. Das Wichtigste am ganzen K.M. ist das Verbot einer schematischen Anwendung der Tabellen; früher im Vorwort gesperrt gedruckt, dann ohne Sperrung, dann in der 4. Auflage leider leicht überlesbar heißt es auf S. 11 im Text:

> „Die in den Empfehlungen enthaltenen Tabellen und Übersichten zur Einschätzung der MdE sind allgemeine Anhaltspunkte … Sie **dürfen deshalb nicht** schematisch für die Ermittlung der individuellen MdE angewandt werden. Für den Vorschlag zur Höhe der MdE ist entscheidend, in welchem Umfang dem Versicherten der allgemeine Arbeitsmarkt mit seinen vielfältigen Erwerbsmöglichkeiten verschlossen ist." (Hervorhebung vom Verf.)

Zum Beurteilungsspielraum des Gutachters soll ein bewußt kritischer Beitrag in Band 19/1999 erscheinen.

15
Fazit

Die Lärmschwerhörigkeit ist mit ca. 3000 kommunikationsbehindernden Neuerkrankungen pro Jahr nach wie vor die häufigste aller Berufskrankheiten, ihre Inzidenz im Millionenkollektiv der Lärmarbeiter allerdings gering: Mit an Sicherheit grenzender Wahrscheinlichkeit sind weniger als 2 % der Exponierten in Gefahr, durch Berufslärm eine kommunikationsbehindernde Hörminderung davonzutragen. Mehr als 70 % der Erkrankungsfälle werden erst nach mindestens 20 Lärmarbeitsjahren festgestellt. Andererseits wird die lebenslange Behinderung durch eine manifeste Lärmschwerhörigkeit mit ihren beruflichen und psychosozialen Folgen allgemein unterschätzt.

Therapeutische Möglichkeiten sind nicht in Sicht. Daher besteht weiterhin dringender Bedarf, die Effektivität der Prävention zu erhöhen. Das gilt prinzipiell auch für den Freizeitlärm, dessen Bedeutung immer mehr zunimmt. Der HNO-Arzt ist aufgefordert, sich hier stärker als bisher zu engagieren.

Literatur

Avinash GB, Nuttal AL, Raphael Y (1993) 3-D analysis of F-actin in stereocilia of cochlear hair cells after loud noise exposure. Hear Res 67:139–146
Balle V, Linthicum FH Jr (1984) Cochlear otosclerosis. Ann Otol Laryngol 93:105–111
Beck C (1984) Pathologie der Innenohrschwerhörigkeiten. Arch Oto Rhino Laryngol [Suppl 1984/1]:1–57
Békésy G v (1960) Experiments in hearing. McGraw-Hill, New York, pp 112–115
Bel J, Causse J, Michaux P, Cézard R, Canut Y, Vernières J (1986) Mechanical explanation of the on-off-effect (diphasic impedance change) in otospongiosis. Audiology 15:128–140
Bentzen O (1981) Otosklerose – eine Allgemeinerkrankung. HNO-Praxis 6:4–11
Bienvenue GR, Bennett TA, Anthony A, Michael PL (1977) The effects of prolonged noise exposure on a battery of tests. Paper presented Ann Meeting Am Audiol Soc (Dec 12, 1977):1–14
Bredberg G (1968) Cellular pattern and nerve supply for the human organ of Corti. Acta Otolaryngol, Suppl 236
Bredberg G (1973) Experimental pathology of noise-induced hearing loss. Adv ORL 20:102–114
Bründel KH, Hartung G (1978) Über die Hörkurvenverläufe von Bergleuten der Grube Anna. HNO 26:174–179
Brusis T, Heimig A (1984) Der Einfluß von persönlichen Gehörschutzmitteln auf das Ton- und Sprachgehör von Lärmschwerhörigen. Z Laryngol Rhinol 63:237–243
Carter NL, Keen K, Waugh RL, Murray N, Bulteau VG (1981) The relations of eye colour and smoking to noise-induced permanent threshold shift. Audiology 20:336–346
Chung DJ (1982) Temporal integration: its relationship with noise-induced hearing loss. Scand Audiol 11:153–157
Chung DY, Willson GN, Gannon RP (1983) Lateral differences in susceptibility to noise damage. Audiology 22:189–205
Demus HG (1992) Zur Bewertung des Frequenzselektionsvermögens aus psychoakustischen Tuningkurven. HNO 40:484–488
Dieroff HG (1975) Lärmschwerhörigkeit. Urban & Schwarzenberg, München
Dishoek HAE van (1966) Akustisches Trauma. In: Berendes J, Link R, Zöllner F (Hrsg) Hals-Nasen-Ohrenheilkunde, Bd 3/3. Thieme, Stuttgart, S 1764–1799
Feldmann H (1987) Etiology of tinnitus as reflected in the history of medicine. In: Feldmann H (ed) IIIrd International Tinnitus Seminar, Münster 1987. Harsch, Karlsruhe
Florian HJ, Franz J, Zerlett G (1997) Handbuch Betriebsärztlicher Dienst, 50. Ergänzungslieferung. ecomed, Landsberg

Gerber SR, Turner CW, Creel D, Witkop CJ Jr (1982) Auditory system abnormalities in human albinos. Ear Hear 3:207–210

Gierke HE von, Parker DE (1976) Infrasound. In: Autrum H, Jung R, Loewenstein WR et al. (eds) Handbook of Sensory Physiology, vol 5/3. Springer, Berlin Heidelberg New York 1976, pp 587–624

Giesen T, Wagner R, Zerlett G (1997) Berufskrankheiten und medizinischer Arbeitsschutz. Kohlhammer, Stuttgart

Habermann J (1890) Über die Schwerhörigkeit der Kesselschmiede. Arch Ohrenheilk 30:1–25

Hamernik RP, Henderson P, Salvi RJ (1981) Contribution of animal studies to our understanding of impulse noise-induced hearing loss. Scand Audiol [Suppl 12]:128–146

Harrison RV (1986) The physiology of sensorineural loss. Hear Inst 37:20–28

Hassmann W, Filipowski M, Krochmalska E, Pietruski J, Korn-Rydzewska H, Oldak W (1970) Berufshörschädigung bei Arbeitern der Textilindustrie. Zit n Zbl HNO (1972) 106:73

Hétu R, Getty L, Waridel S (1994) Attitudes towards Co-workers affected by occupational hearing loss II: focus groups interviews. Brit J Autiol 28:313–325

Holt JJ, Broste SK, Hansen DA (1993) Noise exposure in the rural setting. Laryngoscope 103:258–262

Hoth DF (1941) Room noise spectra at subscribers' telephone locations. JASA 12:499–504

Hülse M, Partsch CJ (1975) Der Unterschied zwischen der Lärmschwerhörigkeit im Bergbau und der „klassischen" Lärmschwerhörigkeit in der metallverarbeitenden Industrie. Z Laryngol Rhinol 54:398–403

HVBG: Hauptverband der gewerblichen Berufsgenossenschaften (1977–1996) Empfehlungen des Hauptverbandes der gewerblichen Berufsgenossenschaften zur Begutachtung der beruflichen Lärmschwerhörigkeit 1. Aufl 1977, 2. Aufl 1986, 3. Aufl. Ausg 1988 u. 1991, 4. Aufl 1996). 53754 Sankt Augustin

HVBG (1980–1995) BK-DOK. Dokumentation des Berufskrankheiten-Geschehens in der Bundesrepublik Deutschland '78, '81, '84, '87, '90, '93. 53754 Sankt Augustin

HVBG (Hrsg) (1989) Berufsgenossenschaftliche Grundsätze für arbeitsmedizinische Vorsorgeuntersuchungen „Lärm", Nr. 20. 53754 Sankt Augustin

HVBG (1990) Unfallverhütungsvorschrift „Lärm" (VBG 121). 53754 Sankt Augustin

HVBG (1993) Unfallverhütungsvorschrift „Arbeitsmedizinische Vorsorge" (VBG 100). 53754 Sankt Augustin

HVBG (1996) Arbeitsmedizinische Gehörvorsorge – Lehrgangs- u. Ausbildungsmappe für Ärzte und Fachpersonal. Hrsg: Arbeitskreise 2 „Lärm" des Ausschusses Arbeitsmedizin. 53754 Sankt Augustin

HVBG (1997) Geschäfts- und Rechnungsergebnisse der gewerblichen Berufsgenossenschaften '96. 53754 Sankt Augustin

ISO: International Organization of Standardization (1990) ISO 1999-Acoustics: determination of occupational noise exposure and estimation of noise-induced hearing impairment. Geneva

Ising H, Babisch W, Hanel J, Kruppa B (1997) Loud music and hearing risk. J Audiol Med 6:123–133

Ising H, Hanel J, Pilgramm M, Lindthammer A (1994) Gehörschadensrisiko durch Musikhören mit Kopfhörern. HNO 42:764–768

Jatho K (1957) Die Beziehungen zwischen dem Lautstärkeausgleich und dem Energiespektrum der Sprachlaute. Ein Beitrag zur Frage der Fehlhörigkeit. Arch Ohr Nas Kehlk Heilk 170:487–497

Jatho K, Heilmann H (1972) Zur Frage des Lärm- und Klangtraumas des Orchestermusikers. HNO 20:21–29

Jerger J, Oliver TA, Stach B (1986) Problems in the clinical measurement of acoustic reflex latency. Scand Audiol 15:31–40

Johnson DW, Sherman RE, Aldridge J, Lorraine A (1985) Effects of instrument type and orchestral position on hearing sensitivity for 0.25 to 20 kHz in the orchestral musician. Scand Audiol 14:215–221

Karjalainen S, Härma R, Kärjä J (1983) Results of stapes operations with preservation of the stapedius muscle tendon. Acta Otolaryngol 96:113–117

Koeppel FW (1993) Lärmschwerhörigkeit durch Phonodiktat-Aufnahme. HNO-Mitteil 43:121–124

Kollár A (1994) Bemerkungen zur Schutzfunktion der Mittelohrmuskeln. Otorhinolaryngol Nova 4:261–263

Kublanova PS (1970) Klinika vibracyjnych uszkodzeń narzadu sluchu. Pamietnik XXVII Zjazdu Otolaryngologów Polskich, PZWL, Warszawa, 84–86 (zit. n. Sulkowsky 1980)

Lang HPA (1970) Das Verhalten der chronischen Lärmschwerhörigkeit nach beendeter Lärmexpositon. Med Dissertation, Universität Frankfurt

Lehnhardt E (1978) Zur Fragwärdigkeit des Begriffs „Altersschwerhörigkeit". HNO 26:406–413

Lehnhardt E (1984) Klinik der Innenohrschwerhörigkeiten. Arch Oto Rhino Laryngol [Suppl 1984/I]:58–218

Lüpke A von (1975) Ein Langzeit-Dosismaß für die Bewertung des Gehörschadensrisikos. Berufsgenossenschaft 1975:445–447

Matschke RG (1993) Gehörschäden durch nicht beruflichen Lärm. Dtsch Ärztebl 90:C-1518

Meier D (1972) Die berufliche Lärmschwerhörigkeit in der Metallindustrie. ORL 34:54–58

Michael PL, Bienvenue GR (1976) A procedure for the early detection of noise-susceptible individuals. Am Industr Hyg Ass J 37:52–55

Mills JH (1982) Effects of noise on auditory sensitivity, psychophysical tuning curves, and suppression. In: Hamernik RP, Henderson D, Salvi R (eds) New perspectives on noise-induced hearing loss. Raven, New York

Niemeyer W (1970) Mikrotraumen des Gehörs durch Dentalturbinen. Arch Klin Exper Ohr Nas Kehlk Heilk 196:227–231

Niemeyer W (1981) Entstehung der Lärmschwerhörigkeit – Neuere Schädigungsmodelle. In: BIA-Report 1, Arbeitsmedizinische Gehörvorsorge I. Sankt Augustin, S 25–40

Niemeyer W (1994) Hearing conservation. Curr Opin Otolaryngol Head Neck Surg 2:195–200

Niemeyer W (1996) Wie hört ein Lärmschwerhöriger? In: HVBG (1996), S 123–133

Nilsson R, Borg E (1983) Noise-induced hearing loss in shipyard workers with unilateral conductive hearing loss. Scand Audiol 12:135–140

Noble WG, Russell G (1972) Theoretical and practical implications of the effects of hearing protection devices on localization ability. Acta Otolaryngol 74:29–36

Pfeiffer BH (1996) Vorbemerkungen zum Grundsatz 20 „Lärm". In: HVBG (1996) S 137–138

Pfeiffer BH (1997) Lärm am Arbeitsplatz. In: Florian et al. (1997)

Pfeiffer BH, Martin R, Niemeyer W (1985) Neufassung der ISO 1999 (1984) Zur Anwendung im System der Prävention und Begutachtung der Lärmschwerhörigkeit in der Bundesrepublik Deutschland. Z Lärmbekämpfung 32:31–43

Pfeiffer BH, Niemeyer W (1992) Ärztliche Beratung zum Gehörschutz. In: Arbeitsmedizinische Gehörvorsorge, Lehrgangs- und Ausbildungsmappe. 53757 Sankt Augustin

Plath P (1993) Lärmschwerhörigkeit – auch bei Sekretärinnen und durch Freizeitlärm. HNO 41(H.10):A21–A22

Plath P (1994) Schwerhörigkeit durch Freizeitlärm. HNO 42:483–487

Plinkert PK, Zenner HP (1992) Sprachverständnis und otoakustische Emissionen durch Vorverarbeitung des Schalls im Innenohr. HNO 40:111–122

Preobrazhensky NA, Goldman II, Riman IV, Vasilieva VP, Kuryazov KB (1977) Surgical tactics in respect to stapedius muscle in stapedoplasty in patients with otosclerosis (russ). Vestn ORL 4:3–7 (zit. n. Zbl HNO (1978) 118:403)

Schätzle W, Haubrich J (1975) Pathologie des Ohres. In: Doerr W, Seifert G, Uehlinger E (Hrsg) Spezielle pathologische Anatomie, Bd 9. Springer, Berlin Heidelberg New York

Schorn K, Zwicker E (1989) Zusammenhänge zwischen gestörtem Frequenz- und gestörtem Zeitauflösungsvermögen bei Innenohrschwerhörigkeiten. Arch Oto Rhino Laryng [Suppl 1989/I]:116–118

Schorn K, Zwicker E (1990) Frequency selectivity and temporal resolution in patients with various inner ear disorders. Audiology 29:8–20

Schuknecht HF (1974) Pathology of the ear. Harvard University Press, Cambridge/MA, pp 302–308

Smoorenburg GF (1993) Risk of noise-induced hearing loss following exposure to chinese firecrackers. Audiology 32:333–343

Snow JB Jr (1994) Prevention of noise-induced hearing loss. Hear Int 3:13–14

SGB: Sozialgesetzbuch (1996)

Spoendlin H (1980) Akustisches Trauma. In: Berendes J, Link R, Zöllner F (Hrsg) Hals-Nasen-Ohren-Heilkunde in Praxis und Klinik, 2. Aufl, Bd 6. Thieme, Stuttgart, S 42.1–88

Sulkowski WJ (1980) Industrial noise pollution and hearing impairment, problems of prevention, diagnosis and certification criteria. U.S. Department of Commerce, National Technical Information Service, Springfield/VA 22161

Szanto CS, Ionescu M (1983) Influence of age and sex on hearing threshold levels in workers exposed to different intensity levels of occupational noise. Audiology 22:339–356

Toynbee J (1860) The disease of the ear. Churchill, London

VDI: Verein Deutscher Ingenieure (1988) VDI 2058 Blatt 2: Beurteilung von Lärm hinsichtlich Gehörgefährdung. Beuth, Berlin

Ward WD (1973) Susceptibility to TTS and PTS: In: Proceedings of the International Congress on Noise as a Public Health Problem, Dubrovnik, Yugoslavia, May 13–18, 1973. In: Ward WD (ed) U.S. Environmental Protection Agency Report 550/9-73-008

Yassi A, Gaborieau D, Gillespie I (1991) The noise hazard in a large health care facility. J Occup Med 33:1067–1070

Zenner HP (1995) Lärmvermeidung vor Lärmschutz. HNO Highlights 5:18

Zito F, Roberto MM (1980) The acoustic reflex pattern studied by the averaging technique. Audiology 19:395–403

Zwicker E (1986) Das Zeitauflösungsvermögen des Gehörs – Eine zweckmäßige Meßmethode im Hinblick auf die Sprachverständlichkeit. Audiol Akustik 25:156–169

KAPITEL 2

Cochlear Implant – heutiger Stand

2

R. Laszig und N. Marangos

HNO Praxis Heute 18
H. Ganz, H. Iro (Hrsg.)
© Springer-Verlag Berlin Heidelberg 1998

1
Einleitung

Als Burian in dieser Reihe 1983 über den aktuellen Stand der Cochlear-Implant-Forschung berichtete, standen noch andere Fragen im Mittelpunkt des Interesses (Burian 1983). Damals war die Forschung gerade soweit, erste Therapieversuche zuzulassen. Dies war ein enormer Fortschritt. Zwar wurde noch heftig gestritten, ob extra- oder intrakochleären Elektrodenimplantationen der Vorzug zu geben sei und ob analoge oder digitale Sprachverarbeitungsstrategien günstiger seien, jedoch waren sich alle Forscher darüber einig, daß die elektrische Stimulation des funktionstoten Innenohres möglich und somit auch die Entwicklung einer alltagstauglichen Hörprothese in greifbarer Nähe sei. Der Optimismus hat sich bestätigt.

Die Diskussion über den Ort der Plazierung von Elektroden ist zugunsten der *intrakochleären Lokalisation* derzeit entschieden, ebenso wie überwiegend die pulsatile Stimulation bei digitaler Signalverarbeitung eingesetzt wird.

Heute sind weltweit wenigstens 20 000 Menschen mit Cochlear Implants versorgt, und der Anteil der Klein- und Kleinstkinder liegt momentan bei 60 – 80 %. Inzwischen sind Zentren entstanden, die ausschließlich Kinder versorgen.

> Kongenital taube Kinder mit früher Implantversorgung haben die Chance, Regelschulen zu besuchen.

Für uns heute ist die Indikationserweiterung auf an Taubheit grenzende Schwerhörigkeit Gegenstand der klinischen Auseinandersetzung. Mit dem Erfolg der Cochlear Implants gibt es zunehmend Widerspruch aus den Reihen der erwachsenen Gehörlosen. Emotional geführte Diskussionen und Informationsdefizite führen zu Mißverständnissen. Gesundheitspolitische Entscheidungen stellen ebenfalls Hindernisse in der Entwicklung dar (Protokoll der Ministerkonferenz der Länder 1997).

Auf der anderen Seite ist der Informationsgrad der Eltern erfreulich gestiegen, und kritische Fragen, welches Implantat ausgewählt werden sollte, führen zu konstruktiven Gesprächen. So ist die zumeist begründete Vorliebe eines HNO-Arztes für ein spezielles Implantat nicht mehr alleine ausschlaggebend.

Ein globaler Vergleich der wichtigsten derzeit auf dem Markt befindlichen Systeme zeigt, daß zwar unterschiedliche Hard- und Software verwendet werden, die unterschiedlichen Ergebnisse jedoch nicht signifikant sind. Um einen tendenziell erkennbaren Ergebnisunterschied statistisch signifikant abzusichern, werden noch weitere Jahre benötigt. Insofern soll dieser Aufsatz dazu beitragen, den praktizierenden HNO-Arzt zu informieren. Dies ist auch auf dem Hintergrund der von Richter et al. (1997) publizierten Querschnittserhebung bei 103 Eltern von Cochlear-Implant-Kindern wichtig. Danach haben nur etwa $1/3$ der HNO-Ärzte und Phoniater zur Erstinformation über ein Cochlear Implant beigetragen, hingegen kein Allgemein- oder Kinderarzt.

2
Geschichtlicher Rückblick

Dieses Kapitel kann insofern kurz gehalten werden, als bis in die jüngste Vergangenheit hierüber berichtet wurde (Maranzos u. Laszig 1998). Bahnbrechende Arbeiten wurden von Djourno u. Eyries (1957) sowie von House u. Urban (1973) publiziert. Doyle et al. (1964) haben 1964 durch praktische Arbeiten ebenso wie Zöllner u. Keidel (1963) auf deduktivem Weg wesentliche Beiträge geleistet. Erstaunlich ist dabei, daß Zöllner und Keidel bereits Vorstellungen über Implantateigenschaften entwickelten, wie sie Ende der 70er Jahre erst durch Clark in Melbourne größtenteils realisiert wurden. Im Archiv der Universitäts-HNO-Klinik Freiburg befindet sich eine Handskizze von Zöllner, in der er bereits die Kochleostomie für die Elektrodeninsertion favorisierte (Abb. 1). Aus den Forschungen der Melbourner Gruppe um Clark ist das NUCLEUS-System hervorgegangen. Dieses System hat mit etwa 70 % die weltweit größte Verbreitung gefunden. Schindler et al. (1977) aus San Francisco haben die Grundlagen für die Entwicklung des CLARION-Systems gelegt, und durch die Arbeiten von Burian (1983) und Hochmair-Desoyer et al. (1993) entstand das jetzt aus Innsbruck kommende COMBI-40+. Die beiden weiteren europäischen Hersteller haben eine deutlich geringere Bedeutung. Chouard (1995 a, b), der heute wohl auch zu den Pionieren der Cochlear-Implant-Technologie zählt, gab die wesentlichen Impulse für die MXM-Prothese und Marquet für die heute von der Firma ABS aus Antwerpen hergestellte LAURA-Prothese.

Entscheidend für den Durchbruch der Cochlear-Implant-Therapie in Europa war Lehnhardt (Lehnhardt et al. 1986; Lehnhardt u. Bertram 1991), als er 1984 aktiv mit der Cochlear-Implant-Versorgung begann. Wesentliche Verdienste sind die Standardisierung der Operationstechnik sowie die Entwicklung einer Konzeption der Rehabilitation und damit der konsequente Beginn, auch Kinder mit Cochlear Implants zu versorgen. Durch seine Initiative haben er und seine

Abb. 1.
Handskizze F. Zöllners zur Lokalisation der Kochleostomie. (Archiv der Universitäts-HNO-Klinik, Freiburg i. Br.)

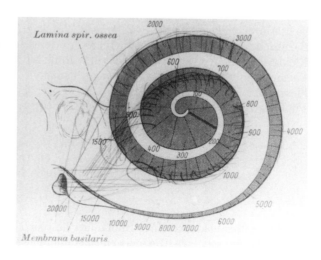

Mitarbeiter zwischen 1985 und 1993 in mehr als 60 europäischen Kliniken dazu beigetragen, Zentren zu gründen, die heute in Forschung und Therapie z. T. sehr aktiv sind.

In Europa und weltweit hat sich inzwischen ein Netzwerk mit kompetitiver Kooperation entwickelt, was dazu geführt hat, mit Hilfe der Cochlear Implants eine symptomatische Therapie der Taubheit in unserem Behandlungsspektrum zu etablieren.

3
Sicherheit, Verträglichkeit und Biokompatibilität

Die entscheidenden Materialien, die heute bei den Implantaten benutzt werden, sind Silikon, Platin und Titan sowie Keramik. Alle Materialien sind seit vielen Jahren in der Implantologie bekannt. Sie gelten als weitgehend biostabil und nebenwirkungsarm. Ernsthafte Komplikationen, die auf einer *Materialunverträglichkeit* beruhen, sind nicht beschrieben worden. Dennoch werden von den Herstellern von jeder Charge eines Materials Proben asserviert, um im Falle einer unvorhergesehenen Reaktion Ursachenforschung betreiben zu können. Die ausgezeichnete Biokompatibilität der verwendeten Werkstoffe ist auch ein Grund, diese im Implantat bei Kindern zu verwenden.

Ein weiterer Aspekt ist die *Bruchsicherheit* des Implantatkörpers. Das Implantat sollte externer Gewalteinwirkung widerstehen. Dies gelingt offenbar besser bei Titangehäusen mit Silikonummantelung als bei Keramikkapseln, jedoch haben auch Keramikgehäuse eine hinreichend hohe Widerstandsfähigkeit. Grundsätzlich ist die hermetische Abschirmung zum Schutz der Elektronik im Implantat gelöst. Dennoch gibt es *Undichtigkeiten*, die zum Systemausfall und zur Reimplantation führen. Sie sind offenbar bei Keramikimplantaten häufiger. In den 80er Jahren gab es noch Implantate, die in den ersten 2 Jahren zu zweistellig prozentualen Ausfällen führten. Bezogen auf die Gesamtzahl der Implantate liegt die Größenordnung heute im Promillebereich. Neben der Traumatisierung des Implantats hat sich in den letzten Jahren eine andere Form der Schädigung als relevant dargestellt. Durch *elektrostatische Entladungen*, wie sie z.B. auf Plastikrutschen, beim Berühren von Bildschirmen oder beim An- und Ausziehen von kunstfaserhaltigen Kleidungsstücken auftreten, wird die Elektronik bis zum Totalausfall geschädigt. Entsprechende Warnhinweise erhalten die Patienten. Zwar werden nach Erkennen dieser Gefahr Schutzvorrichtungen seitens der Hersteller in die modernen Implantate eingebaut, dennoch sollten die Vorsichtsmaßnahmen beachtet werden.

> Funktionsstörungen der Implantate, die eine Reimplantation erfordern, sind bei den Systemen der letzten Generation selten. Die kumulative Überlebensrate der Implantate liegen nach bis zu 12 Jahren zwischen etwa 95 und 99 % (Wallenberg et al. 1997).

Die Gesamtlebensdauer eines Implantats läßt sich nur spekulativ mit mindestens 25 Jahren schätzen. Die meisten Hersteller gewähren für das Implantat eine

Garantie von 10 Jahren. Man darf davon ausgehen, daß diese Zeiten bei größeren Erfahrungen noch verlängert werden.

Trotz der geringen Anzahl von Fehlfunktionen muß die nicht zusätzlich schädigende *Reimplantationsmöglichkeit* gefordert werden. Wir können nicht ausschließen, auch in Zukunft noch einwandfrei funktionierende Implantate gegen weit leistungsfähigere Geräte auszutauschen. Diese Prognose basiert auf der Beobachtung der Entwicklung der letzten Jahre. Dies würde neben den allgemeinen medizinischen Risiken erhebliche Kosten bedeuten. Nicht zuletzt aus diesem Grunde wurde in der zweiten Hälfte der 90er Jahre die Entwicklung insbesondere der Mikrochips, die sich im Implantat befinden, vorangetrieben. Diese weisen eine erhebliche Flexibilität auf. Damit wird es möglich sein, auch in absehbarer Zukunft verschiedene Sprachverarbeitungsstrategien zu implementieren, die z. T. größere Kapazitäten verlangen. Außerdem werden aus dem implantierten Innenohr, dem Ganglion spirale und dem Hirnstamm über das Implantat evozierte Reizantworten gemessen. Resümierend berücksichtigen wir heute nicht nur die mögliche Reimplantation, sondern wir planen sie vielmehr ein (Abb. 2).

Tierexperimente (Jackler et al. 1989; Shepherd et al. 1995) haben eindringlich nachgewiesen, daß eine Reimplantation ohne zusätzliche Schädigung möglich ist. Nicht nur unsere eigene, sondern auch andere Gruppen haben anhand klinischer Erfahrungen zeigen können, daß die Ergebnisse nach Reimplantation mit denen der Erstimplantation übereinstimmen. Mit Hilfe der röntgenologischen

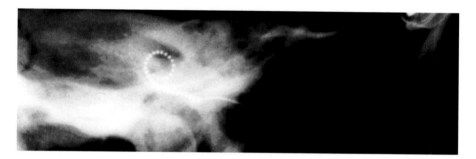

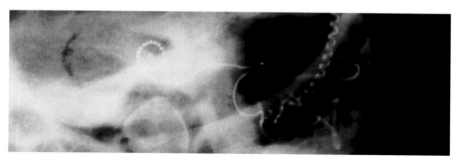

Abb. 2. Die Röntgenaufnahmen zeigen die Elektrodenlage nach Erstimplantation (*oben*) und nach Reimplantation 5 Jahre später (*unten*)

und funktionellen Untersuchungen ließ sich bestätigen, daß die Elektroden mindestens ebenso tief in die Cochlea eingeführt werden konnten. Diese Angaben beziehen sich allerdings auf nicht vorgeformte Elektrodenträger, wie sie die meisten Hersteller verwenden. Das möglichst atraumatische Vorgehen bei der Elektrodeninsertion und Reinsertion verhindert einen zusätzlichen Verlust an Ganglienzellen. In Tierexperimenten (Schindler et al. 1977; Simmons 1967) und am Felsenbein von Implantatträgern (Clark et al. 1988; Clifford u. Gibson 1987; Kennedy 1987; Linthicum et al. 1991; Marsh et al. 1992; Shepherd et al. 1985; Zappia 1991) wurde bestätigt, daß das weitgehend atraumatische Einführen von geeigneten Elektrodenträgern bei geeigneter Operationstechnik möglich ist. Lehnhardt (1993) hat eine Operationstechnik beschrieben („soft surgery"), die diesen Anforderungen nahekommt, so daß bei vorsichtiger Vorgehensweise auch das mögliche Restgehör erhalten werden kann (Hodges et al. 1997).

Vorgeformte Elektrodenträger haben den Vorteil, dicht am Modiolus zu liegen. Dadurch ergeben sich bessere Bedingungen für die Stimulation in bezug auf Frequenzselektivität, Stromverbrauch und andere Stimulationsparameter. Bei Reimplantationen steht allerdings zu befürchten, daß die Elektrodenentfernung durch Traumatisierung einen zumindest begrenzten Ganglienzellverlust nach sich ziehen kann.

Die chronische elektrische Stimulation hat offenbar keinen negativen Einfluß auf die Neuronenpopulation. Klinische Erfahrungen an Cochlear-Implant-Trägern haben dies bestätigt. Die Stimulationsparameter bleiben über Jahre konstant, abgesehen von Schwankungen in den ersten Monaten. Aber auch während dieser Anfangszeit vergrößert sich nahezu immer der Dynamikbereich zwischen den C- und T-Levels. Das Sprachverstehen bessert sich ebenfalls. Experimentelle Untersuchungen haben gezeigt, daß Stimulationen über 2000 h mit 18–32 $\mu C/cm^2$ und mit 500 Stimuli/s (Shepherd et al. 1983) sowie 2000 Stimuli/s (Xu et al. 1997) keine signifikanten Effekte an den Ganglienzellen bewirken. Ebenfalls lassen sich elektronenmikroskopisch bei Stromdichten bis 32 $\mu C/cm^2$ keine Veränderungen der Elektrodenoberfläche erkennen (Shepherd u. Clark 1991).

Neurale Degenerationen sind tierexperimentell jedoch nach 800 h und einer deutlich höheren Stromdichte von bis zu 200 $\mu C/cm^2$ gesehen worden. Die modernen Sprachverarbeitungsstrategien bedienen sich heute einer zumeist wesentlich höheren Stimulationsrate von theoretisch bis 1800 Hz. Studien werden belegen müssen, ob die Sicherheit gewährleistet ist. Auch ist die Frage noch nicht endgültig geklärt, ob diese extrem hohe Stimulationsrate sinnvoll ist und einen weiteren Schritt zur Verbesserung des Sprachverstehens darstellt.

4
Sprachverarbeitungsstrategien und Implantatsysteme

Der *Stimulationsmodus* kann bei den verschiedenen Systemen unterschiedlich gewählt werden. Dabei ist nicht geklärt, wann welcher Modus zu wählen ist. Wir sind dabei auf die Angaben des Patienten angewiesen, mit welcher Qualität er das Sprachsignal wahrnimmt. Eingesetzt werden heute Stimulationen im mono-, bi- und tripolaren sowie Common-ground-Modus.

- Beim monopolaren Modus wird eine intrakochleäre gegen eine extrakochleäre Elektrode gereizt.
- Bipolar bedeutet, 2 intrakochleäre werden gegeneinander stimuliert.
- Tripolar bedeutet, eine intrakochleäre wird gegen die beiden benachbarten Elektroden stimuliert.
- Im Common-ground-Modus wird eine Elektrode gegen alle übrigen intrakochleären stimuliert (Abb. 3).

Diese Stimulationsmodi führen zu unterschiedlicher Kanaltrennschärfe, Klangqualität und Stromverbrauch. Je größer die Stimulationsdauer ist, desto geringer wird die Stimulationsrate sein, oder die Anzahl der aktiven Elektroden muß gesenkt werden. Dies läßt sich insofern teilweise kompensieren, indem simultan oder quasi simultan überlappend stimuliert wird.

Nicht alle Systeme lassen all diese Möglichkeiten zu, jedoch ist allen gemeinsam, die Sprachsignale über den Ort und die Zeit zu kodieren.

Die elektrische Stimulation soll der Hörbahn ausreichend Informationen anbieten, die im auditorischen Kortex differenziert verarbeitet werden und mit Hilfe der kognitiven Funktionen Spracherkennung ermöglichen.

Viele Erkenntnisse über die Funktion der peripheren Hörbahn stehen zwar noch aus, jedoch scheinen einige Merkmale der Sprache für die Informationsübertragung erkannt zu sein. Deshalb analysieren die Sprachprozessoren

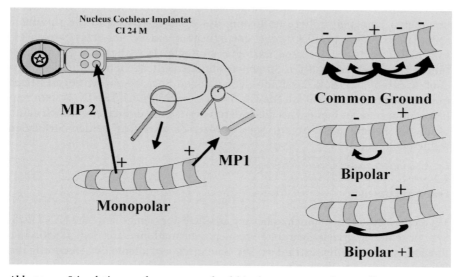

Abb. 3a–c. Stimulationsmodus. *a* monopolar, *b* bipolar, *c* „commond ground"

Eingangssignale z. B. nach Intensität, Frequenz und anderem. In den Kodie-
rungsstrategien ist festgelegt, wie diese analysierten Eingangssignale über die
intrakochleären Elektroden auf das Ganglion spirale übertragen werden, d. h.,
welche Elektrode, wann und wo, mit welcher Stromphase und -intensität im
zeitlichen Zusammenhang mit dem vorherigen und nachfolgenden Stimula-
tionszyklus gereizt wird. *Somit lassen sich subjektive Wahrnehmungen wie Laut-
heit und Tonhöhe erzeugen, die denen von Hörenden vergleichbar sind.* Diese
Angaben dienen dann der Optimierung der individuellen Einstellung für den
Patienten.

Alle Systeme verfügen über *mehrere Elektroden* (bis zu 22) entlang der Basilarmembran. Damit wird der auch physiologische Vorgang der Ortskodierung realisiert. Änderungen der Stimulationsrate hingegen sollen die Zeitmustererkennung
kodieren. Sowohl die Orts- als auch die Zeitkodierung sind offenbar wesentlich in
der Spracherkennung. Nach den bisherigen Erkenntnissen scheint somit eine hohe
Elektrodenzahl auf dem intrakochleären Elektrodenträger nahezu ebenso vorteilhaft zu sein wie ein Mikrochip, der eine schnelle Signalverarbeitung zuläßt.

4.1
Analoge Sprachverarbeitung

Die analoge Sprachverarbeitungsstrategie wurde früher bei einkanaligen Systemen verwendet (Burian 1983). Innerhalb eines vorgegebenen Dynamikbereichs
diente der Schalldruckpegel proportional zur Bestimmung der Stromintensi-
tät. Durch die Einkanaligkeit war allein eine Zeitkodierung des Sprachsignals
möglich. Einige wenige Cochlear-Implant-Träger waren in der Lage, Sprache
zu verstehen, ohne gleichzeitig von den Lippen abzulesen. Somit deuteten diese
Ergebnisse darauf hin, daß die *Zeitkodierung wichtig ist.* Das Grundprinzip
dieser Stimulation wurde dann folgerichtig bei mehrkanaligen Implantaten
umgesetzt. Eine weit höhere Auflösung des Analogsignals und die simultane
Stimulation mehrerer Elektroden ermöglichten ein verbessertes Sprachverstehen. Diese als „compressed analogue strategie" (CA) bezeichnete Technik
führte zu einer verbesserten Sprachverständlichkeit. Weitere Verbesserungen
deuten darauf hin, daß das Ende der analogen Sprachverarbeitungsstrategie
noch längst nicht erreicht ist. Die CA-Strategie wird im CLARION-System realisiert, aber seltener benutzt als die anderen digitalen Möglichkeiten, auch dann,
wenn die Patienten selbst am Sprachprozessor zwischen beiden Strategien
wählen können.

4.2
Feature Extraction

Mit dieser Methode der Sprachkodierung arbeitete über einige Jahre das NUCLEUS-
System sehr erfolgreich. Relevante Frequenzinformationen aus dem akustischen
Eingangssignal wurden extrahiert. Die *Grundfrequenz* diente der Steuerung der
Reizfolge, und die *2. Oberwelle* steuerte die Elektrodenwahl und Gesamtamplitude.
Zusätzliche Informationen der 2. Oberwelle steuerten ebenfalls die Elektrode

(Clark et al. 1978; Dowell et al. 1987). Eine Weiterentwicklung bestand in der **Multipeak-Strategie**. Aus drei Frequenzbereichen ab 2000 kHz wurden spektrale Informationen für 3 Elektroden zusätzlich für die Ortskodierung eingesetzt. Heute werden diese Strategien nur noch von wenigen Patienten genutzt, besonders von denen, die eine **akustische Hirnstammprothese** benutzen.

4.3
Spektrale Maxima (SPEAK)

Dieses Verfahren ist heute noch das am meisten genutzte. Es wurde seit etwa Anfang der 90er Jahre entwickelt. Das Eingangssignal wird dabei in 16 Schmalbandbereiche zerlegt, und die 6 Bereiche mit maximaler Energie bestimmen, welche Elektrode zu stimulieren ist. Die Pulsrate beträgt konstant 250 Hz (McKay et al. 1992). Gegenüber den bisherigen Strategien zeigte sich ein besseres Sprachverstehen auch im Störgeräusch (Dillier et al. 1995; Skinner et al. 1994). Diese **SPEAK-Strategie** stellte eine modifizierte M-PEAK-Version dar, wurde modifiziert und wird nunmehr im CI24M von NUCLEUS verwendet. Dabei können bis zu 8 Spektrale Maxima aus 20 Bandpaßfiltern selektiert werden, und die Stimulationsrate ist zwischen 180 und 230 Hz variabel. Auch in der SPEAK-Strategie wird die spektrale Information im wesentlichen für die Ortskodierung verwendet. Pro Kanal kann die Stimulationsrate bis zu 2 kHz erhöht werden.

4.4
Continuous Interlieved Sampling (CIS)

Diese Strategie stellte eine Innovation dar. Genutzt wird diese Technik der Sprachverarbeitung in den Implantaten der Firmen Advanced Bionics (Clarion), MED-EL (Combi 40+) und ABS (LAURA). Mit dem NUCLEUS 24M laufen derzeit Erprobungen für die Anwendung dieser Strategie. Inzwischen haben sich seit der Entwicklung dieser Methode durch Wilson et al. (1991) einige Modifikationen ergeben. Bei der CIS-Strategie wird das *Eingangssignal* entsprechend der Anzahl der aktivierbaren Elektroden (Kanäle) *in Frequenzbänder zerlegt*. Dabei moduliert die Schallenergie jedes einzelnen Kanals die Stromamplitude. In Zyklen von basal nach apikal wird jeweils mit aktualisierten Stimulationsparametern gereizt. Die sequentielle Stimulation schließt Kanalinteraktionen aus. Bis 18 kHz sind Stimulationsfrequenzen möglich. Um tiefe Töne besser wahrzunehmen, ist die Phase-locked-CIS entwickelt worden, die in die LAURA-Prothese implementiert wurde (Peeters et al. 1993a). Dabei werden die beiden apikalen Elektroden (Kanäle) phasensynchron zur Frequenz des Eingangssignals stimuliert.

4.5
Fast Fourier Transformation

Diese Strategie wird derzeit nur von der Firma MXM verwendet (Chouard et al. 1995a). In dieser Technik wird das Eingangssignal in 64 Frequenzbändern à

122 Hz zerlegt. Dabei wird ein Spektrum von etwa 7800 Hz abgedeckt. Wie bei der CIS-Strategie erfolgt eine sequentielle Stimulation von basal nach apikal. Die Stimulationsrate wird durch die Grundfrequenz F_0 bestimmt. Stellt sich dies als ungünstig dar, ist auch die Fixierung über die Programmierung zwischen 125 und 400 Hz möglich. Welcher der Wege sinnvoll ist, hängt von den individuellen Patientendaten und Angaben ab.

4.6
Weiterentwicklungen von Verarbeitungsstrategien für Cochlear-Implant-Systeme

Beim MXM-System finden 2 weitere Strategien Anwendung. Bei beiden Methoden erfolgt eine Analyse des Eingangsspektrums durch digitale Filter 2. Ordnung in 5 Frequenzbänder. Von den 15 Elektroden werden 5 angesteuert. Die erste der beiden Möglichkeiten wird als „fast rate stimulation" (FRS) bezeichnet. Die Energie jedes einzelnen Frequenzbandes moduliert das Signal der jeweils 5 zugeordneten Elektroden. Die Abtastrate jedes einzelnen Kanals ist fixiert.

Bei der **„multirate stimulation"** (MRS) ist die Stimulationsrate jeder Elektrode variabel. Die Pulsbreite ist wie bei der FRS-Strategie von der Schallenergie des entsprechenden Frequenzbandes abhängig. Die **Advanced-combination-encoders-(ACE-)Strategie** ist für das CI24M entwickelt worden. Mit ihr werden die Vorteile der SPEAK mit denen der CIS-Strategie kombiniert. Damit dürfte zu erwarten sein, bei Patienten mit teilweise reduzierter Neuronenzahl entlang der Basilarmembran eine flexible Anpassung vornehmen zu können. Patientenspezifisch werden spektrale Merkmale zur Ortskodierung und zeitliche Merkmale über die Stimulationsrate erfaßt. Diese Strategie wird sich allerdings erst dann als voll wirksam zeigen, wenn wir objektivere Angaben über die Ganglienzelldichte an bestimmten Stellen entlang der Basilarmembran erhalten.

Die CIS-Strategie ist mit einem intelligentem Konzept ebenfalls weiterentwickelt worden. Sie wird als **„paired pulsatil stimulation"** (PPS) bezeichnet. Kennzeichnend ist der überlappende Beginn der folgenden sequentiellen Stimulation, bevor die vorhergehende abgeschlossen ist. Ohne Interaktionen lassen sich so 2 nicht benachbarte Elektroden monopolar stimulieren. Dies führt zu einer insgesamt erhöhten Stimulationsrate, da das Intervall zwischen 2 Stimulationszyklen verkürzt ist.

5
Telemetrische Meßmöglichkeiten

In den letzten Jahren haben sich die Systeme durchgesetzt, die mit einer *transkutanen Signalübertragung* arbeiten. Im Gegensatz zur perkutanen Steckerverbindung hatte dies auch Nachteile. Eine direkte galvanische Ankopplung an die Steckerverbindung erlaubt sowohl eine direkte Stimulation als auch eine direkte Ableitung von Signalen, wie z. B. evozierten Potentialen aus der Cochlea und der weiteren Hörbahn. An einem Elektrodenträger ließen sich verschiedene Sprachprozessoren anschließen. Inzwischen sind diese Nachteile aus wissenschaftlicher Sicht nicht mehr so gravierend, wenngleich ein Problem nach wie vor besteht: Die modernen Implantate haben eine extrem hohe Flexibilität durch die inkorporierte Elektronik und sind zumindest theoretisch so ausgelegt, auch mit anderen Sprachprozessoren zu kommunizieren. Im Falle eines signifikanten Technologiesprungs müssen wir allerdings damit rechnen, bei einem Upgrading auch das Implantat zu wechseln.

Anfang der 90er Jahre war im CLARION-Implantat die Möglichkeit gegeben, die Elektrodenimpedanz intrakochleär telemetrisch zu messen (Zilberman u. Santogrossi 1995). Damit war erstmals eine direkte objektive Meßmöglichkeit gegeben, die korrekte Lage und Funktion der Elektroden sogar intraoperativ zu bestimmen.

Eine Weiterentwicklung auf anderer technischer Basis findet sich im CI24M von NUCLEUS mit der „compliance telemetry". Sie ermöglicht neben der *Impedanzmessung* an den Elektroden auch die *Messung des tatsächlichen Stromflusses* am Stimulationsort. Damit ist zu überprüfen, ob die gewünschte Stromstärke auch tatsächlich dort ankommt, wo sie wirken soll.

Mit Hilfe der „neural response telemetry" (NRT) lassen sich über das Implantat evozierte Potentiale (Aktionspotentiale) ableiten (Gantz et al. 1994). Somit wird es möglich, über die Überprüfung der Systemfunktionen hinaus auch ausgelöste Aktivitäten aus den Ganglienzellen zu erkennen. Als Ableitelektrode dienen dabei die der stimulierenden Elektrode benachbarter Elektroden. Über das Implantat und die Sende- und (nun auch) Empfangsspule wird das digitalisierte Signal nach außen gesendet. Dieses Meßverfahren befindet sich noch in einer Phase der Validierung. Es verspricht aber für die Anpassung des Sprachprozessors, insbesondere bei Kindern, mehr objektive Daten zu liefern. Auch steht zu erwarten, Daten über die Qualität und vielleicht auch Quantität der Neuronenpopulation im Ganglion spirale zu erhalten.

6
Cochlear-Implant-Systeme

Abgesehen von einigen Variationen von Systemen mit z. B. 2 intrakochleären Elektrodenträgern oder verkürztem intrakochleären Elektrodenträger, die bei ganz bestimmten Indikationen oder aus wissenschaftlichem Interesse verwendet werden, sind 5 verschiedene Systeme verfügbar.

In ihrem prinzipiellen Aufbau sind sie alle ähnlich. Sie bestehen aus einem implantierbaren Empfänger/Stimulator mit integriertem Magneten zur Befestigung der Induktionsspule auf der Kopfhaut, der teilweise auch entfernbar ist, sowie aus einem extern zu tragenden Sprachprozessor. Bei allen Systemen werden mehrkanalige intrakochleäre Elektrodenträger verwendet, die operativ in die Scala tympani zu plazieren sind. Die Signal- und Energieübertragung erfolgt über eine Sende- und Induktionsspule sowie über eine Empfangsantenne auf transkutanem Weg.

In ihrer Konzeption unterscheiden sich die Geräte wie im folgenden kurz dargestellt (Tabelle 1).

● Das NUCLEUS Mini 22 und 24M (Cochlear)
Mit dem NUCLEUS Mini 22 sind bis Anfang 1997 etwa 15 000 Menschen versorgt worden. Das seit 1997 auf dem Markt befindliche CI24M stellt eine Weiterentwicklung dar. Intrakochleär sind wiederum 22 Platinelektroden für die Stimulation vorgesehen, wobei das System zusätzlich über 2 weitere extrakochleäre Referenz-

Tabelle 1. Die fünf wichtigsten Implantatsysteme im Überblick

HERSTELLER	COCHLEAR	ADVANCED BIONICS	MED-EL	MXM	ANTWERP BIONIC SYSTEMS
IMPLANTAT	NUCLEUS	CLARION			LAURA
Herkunft	Australien	USA	Österreich	Frankreich	Belgien
Abmessungen (mm)	27 × 18 × 6,4	31 × 25 × 6	33,5 × 23,4 × 4	28 Ø × 6,8	26,5 × 25,5 × 4,5
Gewicht	9,5 g	8 g	9 g	15 g	12,5 g
Material des Gehäuses	Silikon/Titan	Keramik	Keramik	Keramik	Titan
Elektrodenträger	Silikon	Silikon	Silikon	Silikon	Silikon
Maximale Stimulationsrate	15000 Hz	6500 Hz[a]	18000 Hz	7800 Hz	12500 Hz
Kanäle	22	8	12	15	8
Stimulationsmodus	Bipolar Monopolar „common ground"	Bipolar Monopolar	Monopolar	„common ground"	Bipolar
SPRACHPROZESSOR					
Abmessungen	88 × 67 × 23	98 × 64 × 20 mm	110 × 60 × 22 mm²	78 × 56 × 18 mm	96 × 78 × 35 mm
Gewicht	114 g	180 g	175 g	130 g	210 g
Speicherplätze	4	3	3	2	2
Strategie	SPEAK CIS ACE	CIS CA[a]	CIS	FFT	CIS PLCIS

a 13000 Hz bei CA.

elektroden verfügt. Davon befindet sich eine auf der Rückseite des Implantats und eine als separate Kugelelektrode zur Plazierung retromastoidal oder in den M. temporalis. Durch die extrakochleären Elektroden ist die monopolare Stimulation möglich. Gegenüber dem Vorgängermodell Mini 22 ist dieses System mit einem in seiner Leistungsfähigkeit erweiterten Mikrochip ausgestattet. Somit ist auch die Verwendung schnellerer Sprachverarbeitungsstrategien, wie z.B. der CIS-Strategie, grundsätzlich möglich. Darüber hinaus besteht ein Telemetriesystem, mit dem Informationen über die Impedanz der einzelnen Elektroden, über den tatsächlichen Stromfluß und über die neuronale Antwort auf die Stimulation gewonnen werden können. Die elektronischen Bausteine des Implantats sind in einem Titangehäuse hermetisch eingeschlossen, und zusammen mit dem auswechselbaren Magneten und der Empfangs- und Sendeantenne ist das flexible Implantat von Silikon umhüllt. Grundsätzlich ist eine *kernspintomographische Untersuchung mit liegendem Magneten möglich,* jedoch ist die Auswechslung vorteilhaft, um die Artefaktbildung bei der Errechnung der kernspintomographischen Bilder zu verringern. Als Hauptvorteil mag dabei gelten, daß bei Entfernung des Magneten das System nicht explantiert werden muß (Abb. 4).

Der zum CI24M gehörende Sprachprozessor ist digital programmierbar und verfügt über 4 Speicherplätze, somit theoretisch über die Kapazität, 4 unterschiedliche Programme individuell für den Patienten abrufbar zu haben.

Gleichzeitig mit der Entwicklung des CI24M wurde die Möglichkeit geschaffen, dem Patienten auch einen HdO-Sprachprozessor zur Verfügung zu stellen. Er besitzt nahezu die gleiche Leistungsfähigkeit und hat die Größe eines großen HdO-Gerätes. Seit 1997 wurde zunächst nur die SPEAK-Strategie verwendet. Der Einsatz der CIS- und der ACE-Strategie befindet sich allerdings in der Validierung. Künftig veränderte Sprachverarbeitungsstrategien lassen sich, da der Prozessor digital programmierbar ist, entsprechend implementieren.

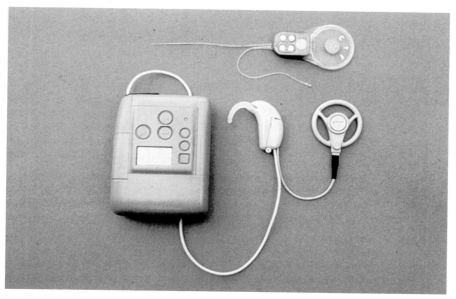

Abb. 4. Cochlear-Implant-24M-System mit Implantat und extrakorporal zu tragenden Teilen

● Clarion (Advanced Bionics)

Die aktuelle Modellbezeichnung lautet CLARION 1.2. Das Auffällige und die wesentliche Unterscheidung zu den anderen Modellen besteht vor allen Dingen in einem vorgeformten Elektrodenträger mit 8 Elektrodenpaaren für die bipolare Stimulation bei der CA-Strategie und einer extrakochleären Referenzelektrode zur monopolaren Stimulation für die CIS- und PPS-Strategie. Als erstes der modernen Implantatsysteme war das CLARION-System mit der *Impedanztelemetrie* ausgestattet (Zilberman u. Santogrossi 1995). Die Elektronik ist zusammen mit Magnet und Antenne in einem hermetisch abgeschlossenen *Keramikgehäuse* eingebettet und über eine Silikonbrücke mit dem Elektrodenträger verbunden. Auf Wunsch wird das Implantat seitens des Herstellers auch ohne Magnet angeboten. Neben der CA-Strategie sowie der CIS- und PPS-Strategie (Tyler et al. 1996) erfolgt eine Weiterentwicklung in der analogen Stimulationsstrategie, die als SAS (simultaneous analogous stimulation) bezeichnet wird. Der Sprachprozessor selbst verfügt über 3 Speicherplätze, so daß es dem Patienten individuell *möglich ist, zwischen diesen Programmen auszuwählen*. In absehbarer Zeit ist mit einem HdO-Sprachprozessor zu rechnen.

● COMBI 40+ (MedEl)

Das aktuelle COMBI 40+ ist eine Modifikation des COMBI 40. Der Elektrodenträger besteht aus 12 Elektrodenpaaren und einer separaten Referenzelektrode zur monopolaren Stimulation (Hochmair-Desoyer et al. 1993). Wie beim CLARION-System ist das gesamte System in einem *Keramikgehäuse* eingebettet. Ebenfalls sind telemetrische Messungen mit dem COMBI 40+ in Form der Elektrodenimpedanz und Feldverteilungstelemetrie möglich. Der Sprachprozessor ist mit 3 Programmen ausgestattet, und im wesentlichen wird die CIS-Strategie oder die High-rate-spectral-peak-extraction-Strategie (Kiefer et al. 1996) verwendet. Auch bei diesem System wird in absehbarer Zeit ein HdO-Sprachprozessor verfügbar sein.

● DIGISONIC DX10 (MXM)

Dieses System ist eine Weiterentwicklung des von Chouard et al. (1995 a) vorgestellten Cochlear Implants. Im *Common-ground-Modus* wird von den 15 Elektroden jeweils eine gegen alle anderen angesteuert. Elektronik, Antenne und Magnet befinden sich in einem Keramikgehäuse. Der Sprachprozessor ist ebenfalls digital programmierbar, und als Sprachverarbeitungsstrategie wird die *Fourier-Transformation* (FFT) verwendet (Chouard et al. 1995 b). Als Besonderheit ist es dem Benutzer möglich, zwischen 6 oder 15 aktiven Kanälen pro Stimulationsdurchgang zu wählen. Hier können sich ggf. *Vorteile beim Sprachverstehen oder auch beim Hören von Musik* ergeben.

● Laura (Antwerp Bionic Systems)

Das LAURA-System ist in der jetzigen Version *das älteste* auf dem Markt befindliche *System*. Seit 1989 haben nur sehr geringfügige Modifikationen stattgefunden. Es besteht aus einem zweiteiligen Empfänger/Stimulator, wobei die Elektronik in einem Titangehäuse eingebettet ist und die Antenne und der

Magnet separat in einer Silikonhülle untergebracht sind (Peeters et al. 1993 a). Der Elektrodenträger ist mit 8 Elektrodenpaaren für die bipolare Stimulation ausgestattet. Die Elektronik des Gerätes ist allerdings so flexibel, daß sehr schnell arbeitende Strategien wie die CIS (Peeters et al. 1993 b) oder „phase-locked" eingesetzt werden können, aber auch andere Strategien durch digitale Programmierung zu implementieren sind.

7
Indikation, Kontraindikation und Patientenselektion

Der Einsatz objektiver audiologischer Testverfahren, die verbesserte bildgebende Diagnostik sowie die Erfahrung betroffener Patienten an großen Zentren geben uns eine hinreichende Sicherheit bei der Patientenauswahl.

Als Voraussetzung ist immer noch die beidseitige sensorische Taubheit zu sehen. Wie später noch darzustellen ist, erweitern wie die Indikation unter bestimmten Voraussetzungen auf Resthörige. Ertaubte werden möglichst schnell nach Sicherung der Diagnose versorgt. Dabei ist bei Kindern, die als Folge einer bakteriellen Meningitis ertaubt sind, besondere Eile geboten.

Bei ihnen kann es innerhalb von wenigen Wochen zu einer narbig-bindegewebigen oder ossären *Obliteration der Schneckenhohlräume* kommen (Abb. 5). **!**

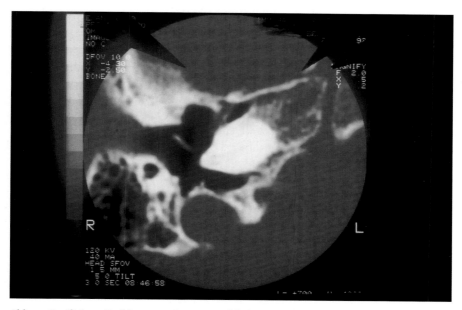

Abb. 5. Ossifizierte Cochlea etwa 3 Monate nach bakterieller Meningitis (wahrscheinlich Pneumokokkenmeningitis)

Zwar sollte in allen Ertaubungsfällen der Versuch mit konventionellen Hörgeräten und einem speziellen Hörtrainigung von etwa 6–12 Monaten unternommen werden, bei drohender Obliteration muß bei evtl. geplanter Implantation dieser Therapieversuch jedoch gekürzt werden. Transkochleäre Frakturen bedürfen ebenfalls einer sorgsamen bildgebenden Kontrolle und einer raschen Entscheidungsfindung.

Akut oder progredient ertaubte Patienten erhalten heute zumeist 1–2 Jahre nach dem Ereignis ein Implantat und nehmen innerhalb der ersten Monate mit Cochlear-Implant-Zentren Kontakt auf. Die Entscheidung über ein Cochlear Implant wird allgemein schnell gefällt. Langzeitertaubte sehen wir heute kaum noch.

Bei Kindern ist der Prozeß bis zur Entscheidung länger. Dies hängt mit der nachvollziehbaren Furcht vieler Eltern vor der Operation zusammen. Außerdem werden Schwerhörigkeiten oder gar Taubheiten relativ spät erkannt.

Wichtige Aufgabe der Zentren ist, irrationale Ängste abzubauen und realistische Erwartungen herzustellen. Oftmals sind die Erwartungen genauso realitätsfern überhöht wie die Furcht vor einer Operation.

Neben den noch ausführlicher zu besprechenden Untersuchungen sind Beratungen der Eltern im Zentrum von entscheidender Bedeutung. Egal, welches Implantat verwendet wird, ist es wichtig, darauf hinzuweisen, daß die *lautsprachige Erziehung* schon vor der Operation zu beginnen hat und danach fortzuführen ist. Außerdem ist die Chance, gute Ergebnisse zu erzielen, dann größer, wenn möglichst früh operiert wird. Knapp 30 % der Kinder, die mit einem Cochlear Implant versorgt wurden, sind unter 2 Jahre und nochmals etwa 25 % zwischen 2 und 4 Jahre alt (Angaben beziehen sich auf das CI24M). Zweifel an der Indikation resultieren oft auch aus der Unsicherheit heraus, die Taubheit zu diagnostizieren und die Ergebnisse der Hörgeräteversorgung zu interpretieren. Zwar gibt es inzwischen Tabellen mit Aussagen über das gemessene Hörvermögen und die zu erwartenden Ergebnisse mit konventionellen Hörgeräten, dennoch muß im Einzelfall eine konkrete individuelle Beurteilung erfolgen. Bei uns hat sich die von Löhle (1991) entwickelte Freiburger Klassifikation sehr bewährt. Diese soll hier in der Übersicht vollständig dargestellt werden.

Freiburger Klassifikation nach Löhle (1991) zur Einschätzung der Indikation und Prognose von an Taubheit grenzend schwerhörigen Kindern

- Gruppe A
  - Hörverlust 90–100 dBHL (500–3000 Hz)
  - Resthörvermögen mit Hörgeräten zwischen 500 und 4000 Hz mind. 40–50 dBHL (Aufblähkurve)
  - Diskrimination prosodischer und sprachlicher Merkmale
  - Spracherwerb durch Hören möglich

- Gruppe B
  - Hörverlust 110 dBHL (500–3000 Hz)
  - Resthörvermögen mit Hörgeräten zwischen 500 und 3000 Hz mind. 50–60 dBHL (Aufblähkurve)
  - Diskrimination von prosodischen Merkmalen, Vokalen und einigen Konsonanten
  - Spracherwerb durch Hören unterstützt von Lippenlesen und vibrotaktilen Hilfen möglich

- Gruppe C
  - Hörverlust > 110 dBHL (< 1000 Hz)
  - Resthörvermögen mit Hörgeräten zwischen 500 und 1500 Hz mind. 70–90 dBHL (Aufblähkurve)
  - Diskrimination von rhythmischen Merkmalen
  - Spracherwerb visuell/oral (Lippenlesen, vibrotaktil)

- Gruppe D
  - Hörverlust > 110 dBHL (500 Hz)
  - Kein Resthörvermögen mit Hörgeräten
  - Keine Diskrimination von rhythmischen Merkmalen
  - Spracherwerb wie Gruppe C

Um realistische Erwartungshaltungen bei den Eltern zu erreichen, ist es zweckmäßig, *Kontakte* zwischen ihnen und Familien mit bereits versorgten Kindern herzustellen. Hilfreich sind dabei Selbsthilfegruppen, wie z. B. in Deutschland die Deutsche Cochlear Implant Gesellschaft e.V.; Bestandteil der Beratung ist auch die Erläuterung und Erklärung der unterschiedlichen Systeme ebenso wie an die Möglichkeit zu denken, keine Cochlear-Implant-Operation vorzunehmen.

Entscheidend scheint mir allerdings zu sein, sobald aus medizinischer und pädagogischer Sicht die Indikation gegeben ist, dies deutlich zu machen und eine frühe Entscheidung herbeizuführen.

> Gehörlos Geborene oder früh Ertaubte, die zu einem späteren Zeitpunkt versorgt werden, verringern ihre Chance, Sprache zu verstehen und zu produzieren. Sind diese Patienten 5 Jahre oder älter, stellen wir die Indikation nur in wenigen Ausnahmen.

Grundsätzlich bleibt festzuhalten, daß Ertaubte unabhängig vom Alter ebenso Kandidaten sind wie Kinder, die taub geboren und möglichst nicht älter als 4–5 Jahre sind.

Medizinische Kontraindikationen sind selten geworden. Körperlich mehrfach Behinderte sind mit Ausnahme schwerer Innenohrdysplasien und Hörnervenaplasien durchaus für ein Cochlear Implant geeignet. Als Grundsatz gilt ebenso wie bei der Hörgeräteversorgung, daß diejenigen Patienten von der Versorgung einen Nutzen erwarten dürfen, die das System, soweit erforderlich, bedienen können. Außerdem muß die lautsprachliche Erziehung gewährleistet und ein entsprechender Lebensraum geschaffen sein. Gehörlose Erwachsene stellen nicht nur für uns eine Kontraindikation dar.

Patienten mit einer Hörnervenertaubung, z. B. Neurofibromatose Typ 2, oder bei Otobasisfraktur können mit einer auditorischen Hirnstammprothese versorgt werden.

Um die **Indikation** mit hinreichender Sicherheit feststellen zu können, bedarf es einiger gezielter Untersuchungen. Dabei sind die konventionellen audiometrischen Testverfahren besonders wichtig. Insbesondere die *Sprachaudiometrie mit optimal angepaßten Hörgeräten* ist von Interesse. In Studien konnte gezeigt werden, daß Patienten mit einem Resthörvermögen von maximal 30 % Einsilberverstehen im Freiburger Sprachtest bei 70 dB SPL mit Hörgeräten bei Versorgung mit einem Cochlear Implant ein signifikant besseres Sprachverstehen erreichen (Fraysse et al. 1997; Klenzner et al. 1997).

Die *objektiven Untersuchungen* wie Elektrokochleographie, BERA und CERA dienen darüber hinaus zur weiteren Abklärung der Ursache und auch zur Aufdeckung z. B. einer psychogenen Hörstörung. Unverzichtbar erscheint zumindest bei Erwachsenen der subjektive *Promontoriumstest* zu sein. Er ist um so wichtiger, je länger der Zeitpunkt der Ertaubung zurückliegt. Ein Differenzieren der durch Intensität und Frequenz unterschiedlichen elektrischen Stimuli sollte dem Cochlear-Implant-Kandidaten möglich sein.

Bei *Kindern* sind in Abhängigkeit vom Alter diese Tests mit Ausnahme des subjektiven Promontoriumstests ebenfalls möglich und notwendig. Die Beobachtungszeit nach einer Hörgeräteversorgung soll jedoch 6 – 12 Monate betragen. Aus diesem Grund ist die möglichst frühe Hörgeräteversorgung wichtig, um die Effektivität möglichst bald einzuschätzen. Elektrophysiologische Untersuchungen wie die Hirnstammaudiometrie mit akustisch evozierten Potentialen sowie die transtympanale Elektrokochleographie lassen objektive Aussagen über das Hörvermögen zu. Gleichzeitig werden Hinweise gefunden, wo die Hörstörung lokalisiert ist. Können wir mit der BERA die Schwelle Jewett V oder in der Elektrokochleographie das Aktionspotential reproduzierbar nachweisen, sind noch mit Hörgeräten verwertbare Hörreste anzunehmen, oder aber es ist ein zentral-neuraler Schaden als Kontraindikation festzustellen.

Hat sich der subjektive Promontoriumstest bei Erwachsenen als ein zuverlässiges Verfahren etabliert, so ist er bei Kindern kaum anwendbar. Der objektive Promontoriumstest mit Ableitung evozierter Potentiale früher und mittlerer Latenz hat sich nicht als hinreichend zuverlässig gezeigt (Marangos et al. 1995). Stimulusartefakte sowie die Narkoseart und -tiefe beeinflussen die registrierten Potentiale.

7.1
Bildgebende Diagnostik

Die hochauflösende *Computertomographie* und *Kernspintomographie* sind heute ein unverzichtbarer Bestandteil der präoperativen Diagnostik (Frau et al. 1994; Marangos u. Aschendorff 1997). Zum einen dienen diese Verfahren zur Ursachenforschung und zum anderen der Operationsplanung. Knöcherne oder narbige Obliterationen der Innenohren nach bakterieller Meningitis oder transkochleärer Fraktur lassen sich ebensogut wie Fehlbildungen der Cochlea und des inneren Gehörgangs nachweisen. Somit beeinflussen die Ergebnisse dieser Untersuchungen die Indikationsstellung und Seitenwahl. Sie beeinflussen aber genauso die präoperative Beratung, denn bei kochleären Fehlbildungen oder Obliterationen ist neben einem erhöhten Operationsrisiko auch die Prognose bezüglich der Rehabilitationsergebnisse zurückhaltender zu stellen. Mit Hilfe der CT und geeigneter Algorithmen werden bevorzugt die knöchernen Strukturen dargestellt. Obliterationen der Cochlea lassen sich ebenfalls erkennen. Insbesondere bei Fehlbildungen und bei Zustand nach Meningitis mit Zeichen der Obliteration der Schnecke in der Computertomographie kann die Kernspintomographie angefordert werden. Außerdem sind Beurteilungen des Inhalts des inneren Gehörgangs besser möglich, genauso wie die Beurteilung der Struktur des Hirnstamms. Zumindest über das Volumen des *Nucleus cochlearis* lassen sich Aussagen machen. Dies ist bei komplexen Fehlbildungen des Hörorgans von Bedeutung.

Nimmt die Bedeutung der **meningitisch-bedingten kindlichen Ertaubungen** ab, so sind **Mißbildungen** weiterhin ein wichtiges Problem bei der Indikationsstellung zu einer Cochlear-Implant-Operation. Im Zuge der verbesserten bildgebenden Diagnostik und der Möglichkeit der Cochlear-Implant-Versorgung stellt sich die Frage nach einer neuen Klassifikation. In Anlehnung an Jackler et al. (1987) haben wir eine Freiburger Klassifikation (Marangos u. Aschendorff 1997) vorgeschlagen, die die Belange der Cochlear-Implant-Versorgung berücksichtigt.

Dabei ist die frühe Unterbrechung der Entwicklung in der Embryogenese bis zur 5. Schwangerschaftswoche praktisch eine *absolute Kontraindikation* für ein Cochlear Implant. Die Ganglienzellpopulation ist verringert und eine Tonotopie kaum zu erkennen. Der N. facialis verläuft zumeist atypisch. Dadurch ist er trotz intraoperativem Monitoring gefährdet, und als unerwünschte Nebenerscheinungen sind bei elektrischer Stimulaton Fazialisstimulationen zu erwarten.

Die *Aplasie des Bogengangsystems* hingegen ist nicht unbedingt eine Kontraindikation, jedoch ist auch in diesen Fällen mit einer Rarefizierung der neuralen Elemente zu rechnen (Monsell et al. 1987; Schmidt 1985).

Bei allen **Mißbildungen**, unabhängig vom Ausmaß, ist jedoch intraoperativ mit einem unterschiedlich ausgeprägten Gusher*) zu rechnen (Zappia et al. 1991). Diese Gefahr ist insbesondere dann groß, wenn die knöcherne Separation der basalen Windung zum inneren Gehörgang fehlt (Abb. 6). Außerdem kann in diesen Fällen der Elektrodenträger in den inneren Gehörgang ungehindert vorgeschoben werden. Die Gefahr einer postoperativen Meningitis, selbst bei korrekter Elektrodenlage, darf nicht unterschätzt werden. Ob eine Implantation erfolgreich verlaufen kann, muß insbesondere bei Mißbildungen völlig individuell in Zentren mit Erfahrung entschieden werden.

*) Schwallartiger Liquorfluß

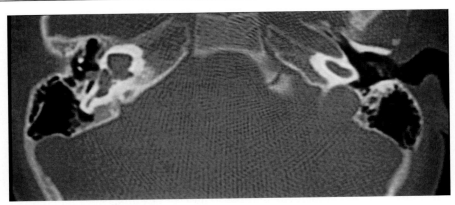

Abb. 6. Komplexe Fehlbildung des Innenohrs mit fehlender knöcherner Separation zum inneren Gehörgang

7.2
Mehrfachbehinderungen

Erfahrene Zentren sind in die Entscheidung über eine Cochlear-Implant-Versorgung einzuschalten, wenn Mehrfachbehinderungen vorliegen. Kinder mit einer Mehrfachbehinderung waren bis vor kurzer Zeit von Implantationen ausgeschlossen.

Die **Meningoenzephalitis** kann Defizite kognitiver Funktionen hinterlassen. Bei diesen Patienten diese Defizite zu quantifizieren und qualifizieren bedeutet einen über Wochen und Monate dauernden Prozeß. Wie bereits oben erwähnt, stellt die *drohende Obliteration der Cochlea* im Zusammenhang mit diesem Krankheitsbild eine dringende Indikation dar.

Mehrfachbehinderungen bedürfen einer sehr individuellen Beurteilung und einer auf die Verhältnisse besonders zugeschnittenen Rehabilitation. Diese Rehabilitation hat sich am Cochlear Implant und an den sonstigen Behinderungen zu orientieren. Daher ist die individuelle Entscheidung zum Cochlear Implant den erfahrenen Zentren vorbehalten, die über die Möglichkeit der Früherkennung und Beratung sowie über die notwendige Flexibilität für erforderliche Sondermaßnahmen verfügen. Die ausführliche Beratung und Aufklärung der Betroffenen ist deshalb essentiell, da der Vergleich mit der Cochlear-Implant-Leistung ansonsten nicht zusätzlich behinderter Patienten unzulässig ist und falsche Erwartungen weckt.

8
Operation

Die Operation erfolgt fast ausschließlich in *Allgemeinnarkose* unter Vermeidung von Muskelrelaxanzien und volatilen Anästhetika. Die intravenöse Steuerung der Narkose erlaubt ein intraoperatives Monitoring mit reproduzierbaren Meßergebnissen.

Zumindest in Europa hat sich die *erweiterte endaurale Inzision* (Lehnhardt et al. 1986) weitgehend durchgesetzt. Mit Bildung eines Hautmuskelperiostlappens und anhängender Ohrmuschel werden das Planum mastoideum sowie die davon dorsal und kranial gelegenen Anteile der Kalotte freigelegt. Der Zugang zum Mittelohr erfolgt über eine *Mastoidektomie* und *posteriore Tympanotomie*. Bei Kindern hat die Mastoidektomie so vollständig zu erfolgen wie bei der Sanierung eines entzündlichen Prozesses. Bei Erwachsenen ist dies nicht unbedingt notwendig. In jedem Fall sollten überhängende Kortikalisanteile dorsal und kranial der Mastoidhöhle belassen werden, um hier ggf. den Elektrodenträger zu fixieren.

Verletzungen der Gehörgangswand sind vermeidbar. Geschieht dies nicht, führen Epithelretraktionen auch noch nach Jahren zur Ausbildung von **Cholesteatomen**. Bei der posterioren Tympanotomie ist es nicht notwendig, die Chorda tympani zu resezieren und den N. facialis freizulegen. Ein intraoperatives Fazialismonitoring erscheint dann angebracht, wenn z. B. aus der Felsenbein-CT Fehlbildungen oder anatomische Varianten erkennbar sind, eine gehemmte Pneumatisation des Mastoids vorliegt und der Operateur nur selten den Eingriff vornimmt. Die Strukturen des Mittelohrs sind zu erhalten, und auch beim tauben Innenohr ist zu fordern, mit der gleichen Behutsamkeit vorzugehen wie bei mikrochirurgischen Mittelohreingriffen aus anderer Indikation. Ein mögliches Restgehör kann durch unsachgemäße Manipulation an der Gehörknöchelchenkette vernichtet werden. Lehnhardt (1993) hat auch aus diesem Grund den Begriff der „soft surgery" geprägt. Dabei handelt es sich um ein möglichst atraumatisches Vorgehen zum Öffnen der Scala tympani über die Kochleostomie. Mit dieser Vorgehensweise werden die Innenohrstrukturen und Ganglienzellpopulationen am wenigsten tangiert (Hodges et al. 1997).

Die ausgereifte Operationstechnik erlaubt die Implantation bei Kindern unter 2 Jahren und gestattet eine später möglicherweise notwendige Reimplantation ohne Funktionseinschränkung.

Nach Einführen des Elektrodenträgers in die Scala tympani ist die *Cochleostomie sofort zu versiegeln*. Kleine Bindegewebsstückchen aus dem M. temporalis sind dafür gut geeignet, und es bedarf nicht der zusätzlichen Abdichtung durch Fibrinkleber. Hinter der Mastoidhöhle ist eine *Mulde in den Knochen* zu fräsen, die über einen kleinen knöchernen Graben mit der Mastoidhöhle verbunden ist. Die Größe dieser Mulde wird durch das Implantat und die Dicke der Kalotte bestimmt und der Abstand zum Gehörgangseingang durch den vorgesehenen Sprachprozessor. So sollte beim CI24M mit HdO-Sprachprozessor der Abstand mindestens 4 cm betragen. Das Implantat selbst wird durch im Schädelknochen verankertes Nahtmaterial fixiert. Der Wundverschluß ist mehrschichtig vorzunehmen, wobei wir bei Kindern eine intrakutane Hautnaht mit resorbierbarem Nahtmaterial bevorzugen. Außerdem sind bei der Rückverlagerung der Ohrmuschel die ästhetisch-kosmetischen Belange zu berücksichtigen. Zwischen dem Hautschnitt und dem Implantatkörper empfiehlt es sich, entsprechend den Regeln der plastisch-rekonstruktiven Chirurgie, einen minimalen Abstand von 1–2 cm einzuhalten.

Chronisch entzündliche Prozesse im Mittelohr, wie z. B. Cholesteatome, stellen eine **Kontraindikation für das Cochlear Implant** dar. Vor beabsichtigter Implantatversorgung muß das Ohr saniert werden. Bei stabiler Radikalhöhle ist unbedingt darauf zu achten, die epitheliale Auskleidung der Höhle nicht zu verletzen, den Elektrodenträger spannungsfrei durch die Radikalhöhle zu führen und mit Knorpel, Knochenmehl und Bindegewebe abzudecken.

9
Komplikationen

Die **Funktionsausfälle** von Implantaten, die eine Reimplantation erforderlich machen, sind gering. Sie werden im internationalen Schrifttum mit 1–2 % angegeben (Hoffman u. Cohen 1995). Komplikationen wie schwere Infektionen, Meningitis, Fazialisparesen usw. liegen ebenfalls insgesamt bei etwa 3 %. Die Komplikationsraten sinken mit zunehmender Erfahrung der Operateure.

Akute Mittelohrentzündungen, auch noch Monate oder Jahre nach einer Implantation, treten äußerst selten auf und dann nahezu ausschließlich bei Kindern. Um die Gefahr einer Otitis media zu verringern, führen wir bereits zur Voruntersuchung die *Adenotomie* durch und legen Paukenbelüftungsröhrchen ein. Intraoperativ zur Implantation wird vollständig mastoidektomiert (Aschendorff et al. 1997) Eine konsequente antibiotische Therapie im Falle der Entzündung, einhergehend mit großzügig gestellter Indikation zur Parazentese, führt nahezu immer zur Ausheilung. *Im Falle einer notwendigen Mastoidrevision kann das Implantat in situ verbleiben.*

10
Intraoperatives Monitoring

Wie bereits ausgeführt, kann ein *Fazialismonitoring* indiziert sein. Im Hinblick auf die postoperative Rehabilitation, und hier besonders zur Erstanpassung des Sprachprozessors, ist die intraoperative *Stapediusreflexmessung* sinnvoll. Das Implantat wird dabei angesteuert, und die Kontraktion des M. stapedius und seiner Sehne läßt sich als Antwort auf den elektrischen Stimulus durch das Operationsmikroskop beobachten. Die so ermittelten Stapediusreflexschwellen korrelieren mit den C-Levels. Eine spätere Überstimulation ist so vermeidbar.

Die Implantate der letzten Generation verfügen über telemetrische Meßvorrichtungen, mit denen über die Funktion der Elektroden und deren Impedanz Angaben zu erhalten sind. Ebenfalls werden elektrisch evozierte Hirnstammpotentiale registriert. Meßmethoden zur Ableitung eines Aktionspotentials sind noch zu validieren.

11
Habilitation und Rehabilitation

Die *Erstanpassung des Sprachprozessors* beginnt nach abgeschlossener Wundheilung und Einheilung des Implantats. Dieser Zeitraum liegt etwa zwischen 4 und 8 Wochen nach der Operation. Bei der Erstanpassung werden die Stimulationseckwerte, der Modus und die optimalen Stimulationsparameter bestimmt und im Prozessor gespeichert. Die Ermittlung dieser Werte ist bei Erwachsenen relativ unkompliziert. Zunächst werden die minimalen Stromstärken bestimmt, die eben gerade Höreindrücke auslösen, und dann die maximalen Stromstärken, die noch angenehm laut empfunden werden.

Bei Klein- und Kleinstkindern müssen wir auf deren Angaben verzichten. Erfahrene und eingespielte Teams sind in der Lage, auch mit Kindern unter 2 Jahren zu arbeiten. Verhaltens- und spielaudiometrische Verfahren, unterstützt durch die bereits intraoperativ ermittelte Stapediusreflexschwelle, werden genutzt, um sich an die entsprechenden Werte heranzutasten (Gattaz et al. 1992). Eine behutsame Vorgehensweise ist unbedingt notwendig, um Ablehnungsreaktionen, aber auch schmerzhafte Reaktionen durch eventuelle Überstimulationen zu vermeiden. Um in diesen Anpaßsitzungen die Kooperation der Kinder zu erhalten, müssen diese häufig unterbrochen werden und können sich in mehreren Sitzungen über Wochen und Monate erstrecken (Lehnhardt u. Bertram 1991; Waltzman et al. 1994).

Noch während der Phase der Erstanpassung, die mit der Aktivierung aller Elektroden abgeschlossen ist, wird die *Habilitation* oder *Rehabilitation* eingeleitet. Bei *erwachsenen ertaubten Patienten* gestaltet sich die Erstanpassungsphase zumeist unproblematisch. Dies um so mehr, je kürzer die Ertaubung zurückliegt und je weniger andere konkurrierende Behinderungen vorliegen. Dies bedeutet aber nicht, daß keine weitere Betreuung und Rehabilitation zu erfolgen hat. Pädagogische und logopädische Anleitung sind ebenso wichtig wie eine eingehende Beratung zur Technik und Einweisung in den Gebrauch der externen Teile des Implantatsystems.

Zur Beratung gehört, erneut die bereits präoperativ eindringlich dargestellten Möglichkeiten und insbesondere die Grenzen des Cochlear Implants aufzuzeigen. Im Implant-Zentrum kann dies in ambulanter Behandlungsform geschehen. Nur bei außergewöhnlichen Problemen ist eine stationäre Betreuung notwendig. Die individuell der Leistungsentwicklung adaptierten Aufenthalte dienen auch dazu, eine Anpassung der Stimulationsparameter an die aktuelle Entwicklung vorzunehmen. Ebenfalls werden die Hard- und Softwareveränderungen eingebracht.

Wesentlich ist auch eine *Dokumentation der Entwicklung* durch Hör- und Sprachtests. Daraus ergeben sich Hinweise zur Optimierung des Cochlear-Implant-Systems für den Patienten, z. B. durch gezielte Förderungsmaßnahmen in hörpädagogischer und logopädischer Sicht. Durch das Sammeln dieser Angaben in einer Datenbank erhalten wir zusätzlich wichtige Hinweise, die von wissenschaftlichem Interesse sind.

Die *Habilitation kongenital tauber Kinder* hingegen ist weitaus aufwendiger. Schon vor der Implantation nehmen wir Kontakt mit den Frühförderstellen am Wohnort auf, beurteilen die Effizienz der Hörgeräte und beraten die Eltern. Wir stellen Kontakte her zu Familien mit Kindern, die ein Cochlear Implant erhalten haben. Dies trägt nicht nur zur Entwicklung einer realistischeren Erwartungshaltung bei, sondern schafft auch Vertrauen für die mögliche medizinische Behandlung. Damit wird eine Grundlage für die postoperative Phase geschaffen. Diese basiert auf einem ungestörten Vertrauensverhältnis zwischen Patienten, Familie, Pädagogen, Logopäden, Ingenieuren und Technikern. Gleichzeitig muß sichergestellt werden, daß eine *kompetente Beratung auch postoperativ über Jahre hinweg* durch die die Implantation vornehmende HNO-Klinik gewährleistet ist.

Die Aufenthalte der Kinder sollten im Zentrum unter stationären Bedingungen erfolgen und zwar in einer kindgerechten und von der Klinik räumlich getrennten Situation. Damit wird ein ungestörter Informationsaustausch zwischen den Eltern geschaffen und gleichzeitig eine enge Verbindung zu den Mitarbeitern des Implant-Zentrums hergestellt. Unter diesen stationären Bedingungen gelingt es auch weitaus besser und effektiver, Verhaltensbeobachtungen durchzuführen, die dann in individuelle Rehabilitationsprogramme einmünden. Die Betreuung der Kinder kann sich nur dann effektiv entwickeln, wenn zwischen den Fachpädagogen am *Implant-Zentrum*, den Fachpädagogen am Wohnort und den Eltern eine Kooperation besteht. Wie dies im einzelnen zu gestalten ist, ob über den Austausch von Berichtsheften, durch Telefonate und gegenseitige Besuche, hängt von den lokalen und individuellen Bedingungen ab. Nur ein Implant-Zentrum mit ausreichend ausgestatteten Mitarbeitern ist in der Lage, die notwendige Flexibilität aufzubringen. Ein Implant-Zentrum begleitet das Kind und seine Eltern über Jahre. Die Effektivität des Cochlear-Implant-Systems wird schließlich entscheiden, ob das Kind eine geeignete Sonderbeschulung erfährt oder ob es die Regelschule besuchen kann.

12
Ergebnisse

Bei Ertaubten ist sehr früh erkannt worden, daß die Ergebnisse eng mit der Dauer der Taubheit bis zum Zeitpunkt der Implantation zusammenhängen (Marangos 1987). Erwachsene, die bis zu 10 Jahren taub sind, können zumeist schon bald nach der Erstanpassung Sprache verstehen, ohne von den Lippen ablesen zu müssen (Abb. 7). *Bei Erwachsenen ist es dabei unerheblich, in welchem Alter sie ertaubten.* Diese Leistung gelingt sehr oft sogar schon in den ersten Tagen nach der Erstanpassung. Bei 22 Patienten ist die Leistungsfähigkeit am Beispiel der SPEAK-Sprachstrategie abzulesen (Abb. 8). Vergleichbare Ergebnisse sind zumindest mit der CIS-Strategie erreichbar. Viele Ertaubte (über 80 %) sind in der Lage zu telefonieren.

Frühertaubte können nur in Ausnahmefällen diese beeindruckenden Leistungen erzielen. Sind die Patienten früh- oder prälingual ertaubt und nach Jahrzehnten implantiert worden, so haben sie praktisch keine Chance, „offene Sprache" zu verstehen.

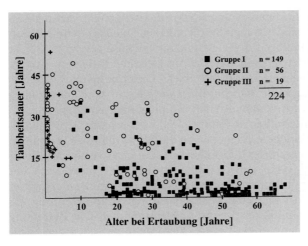

Abb. 7.
Ergebnisse von n = 224 erwachsenen Patienten nach der Versorgung mit dem CI-System CI24M unter Verwendung der Sprachprozessoren MSP und SPECTRA. Erreicht werden in der Gruppe I offenes Sprachverstehen, in der Gruppe II Konsonantenverstehen und in der Gruppe III Vokalverstehen (Marangos u. Laszig 1998)

Abb. 8.
Ergebnisse von n = 22
erwachsenen Patienten einen
Tag nach Anpassung des
Sprachprozessors. Getestet
wurde das offene Sprachverstehen im „speech tracking"
in Wörtern pro Minute
(Marangos u. Laszig 1998)

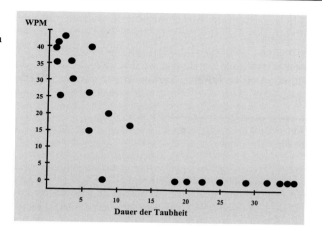

Sie können dann einen Nutzen aus dem Implantat ziehen, wenn ihnen dies bereits vor der Implantation in ausführlichen Vorgesprächen verständlich gemacht wurde. Diese Patienten hören Umweltgeräusche und ihre eigene Stimme. Sie erhalten durch die akustische Information eine Hilfe beim Ablesen von den Lippen des Gesprächspartners. Diesen Nutzen haben sie aber nur dann, wenn sie auch lautsprachlich erzogen aufgewachsen sind.

Bei *Kindern* haben wir eine ähnliche Situation. Der *Zeitpunkt der Implantation*, nämlich möglichst früh nach Diagnosestellung, ist *entscheidend*. Je früher gehörlos geborene Kinder implantiert werden, desto schneller lernen sie hören, verstehen und entwickeln eine Sprachproduktion (Lehnhardt u. Bertram 1991; Waltzman et al. 1992, 1994). Diese Entwicklung kann dann dazu führen, diese Kinder in Regelschulen zu integrieren. Dennoch wird es auch weiterhin unumgänglich sein, insbesondere für die Mehrheit der später implantierten Kinder, diese in Sonderschulen für Schwerhörige einzugliedern. Die Erfassung statistischer Daten ist insofern problematisch, als Kinder mit Resthörigkeit und lautsprachlicher Erziehung nach Implantation sich anders entwickeln als jene ohne jegliches Restgehör und visueller Erziehung. Inzwischen gibt es eine Vielzahl von individuellen Möglichkeiten.

Nicht ausreichend erfaßbar ist die individuelle Sprachbegabung, ein Faktor, der oft genug bei publizierten Ergebnissen nicht berücksichtigt wird. Ein mögliches Restgehör mit optimierter Hörgeräteversorgung verhindert eine Deprivation des auditiven Systems und ist somit eine ideale Voraussetzung für ein Cochlear Implant. Diese kleinen Patienten können auch bei späterer Implantation noch einen erheblichen Nutzen aus der technischen Versorgung ziehen.

Wesentlicher Faktor, der die meßbaren Ergebnisse beeinflußt, ist die lautsprachliche Frühförderung bei optimierter Hörgeräteanpassung.

Unter diesen Voraussetzungen können Kinder durch die auditorische Kontrolle ihrer Stimme und Sprache die Artikulation und Sprachkompetenz entwickeln.

Suprasegmentale Sprachmerkmale werden immer deutlicher und natürlicher (Cummings et al. 1995), und die Patienten können sogar eine Fremdsprache erlernen. Das tägliche Training durch ständiges Nutzen und Tragen des Implantatsystems zu Hause, in der Freizeit, dem Kindergarten und der Schule führt zu einer stetigen Verbesserung von Spracherkennung, -verarbeitung und -produktion.

13
Fazit

Die Cochlear-Implant-Versorgung stellt heute eine etablierte Behandlungsmethode dar, um dem Symptom der Taubheit zu begegnen. Die Phase des Experiments ist inzwischen verlassen. Gesicherte Erkenntnisse gestatten es uns heute, sogar Kleinstkinder zu versorgen. Die überaus guten Ergebnisse haben auch dazu geführt, die Früherkennung von Hörschäden intensiver zu betreiben. Dies ist deshalb wichtig und notwendig, da der Zusammenhang zwischen der Dauer der Taubheit und dem Nutzen für den Patienten geklärt ist. Je früher die Implantation erfolgt und je früher die Förderung einsetzt, um so effektiver ist die Therapie.

Wenn wir auch das Stadium des Experiments verlassen haben, so ist es heute noch nicht klar, welche der verschiedenen Sprachverarbeitungsstrategien in der individuellen Situation am erfolgversprechendsten sind. Hier besteht weiterhin Forschungsbedarf, und die aktuellen Entwicklungen deuten auf eine Optimierung hin.

Die Ausweitung der Indikation auch auf Patienten mit Restgehör führt zu einer Bewegung in Richtung implantierbarer Hörgeräte. Diese Entwicklung hat jedoch erst begonnen.

Aus der Cochlear-Implant-Forschung ist auch die Versorgung mit mehrkanaligen auditorischen **Hirnstammprothesen** entstanden. Schon mehr als 28 Patienten haben bei neuraler Ertaubung im Rahmen einer europäischen Studie unter Federführung der Universitäts-HNO-Klinik Freiburg i. Br. eine derartige „Hörprothese" erhalten. Die Ergebnisse der direkten zentralen elektrischen Stimulation der Hörbahn sind ermutigend. Zu dieser Versorgung sind nur wenige Kliniken in der Lage, und die Patienten helfen uns aktiv und ganz bewußt, unsere Erkenntnisse zu erweitern.

Mit der elektrischen Stimulation der Hörbahn haben wir viel über den Bau und die Funktion des Zentralnervensystems erfahren. Das Cochlear Implant gilt als Beispiel für andere Bemühungen, verlorengegangene Körperfunktionen durch Elektrostimulation mittels alltagstauglicher Prothesen zu ersetzen.

Literatur

Aschendorff A, Marangos N, Laszig R (1997) Complications and reimplantation. Adv Otorhinolaryngol 52:167–170

Burian K (1983) Aktueller Stand der Cochlear Implant Forschung. In: Ganz H, Schätzle W (eds) HNO-Praxis Heute Bd 3. Springer, Berlin Heidelberg New York Tokyo

Chouard CH, Meyer B, Fugain C, Koca O (1995a) Clinical results for the DIGISONIC multichannel cochlear implant. Laryngoscope 105:505–509

Chouard CH, Ouayoun M, Meyer B, Fugain C (1995b) Speech coding strategies of the digisonic fully digitized cochlear implant. Acta Otolaryngol 115/2:264–268

Clark GM, Tong YC, Bailey OR et al. (1978) A multiple electrode cochlear implant. J Otolaryngol Soc Austral 4:208–212

Clark GM, Shepherd RK, Franz BKHG et al. (1988) The histopathology of the human temporal bone and auditory central nervous system following cochlear implantation in a patient. Correlation of psychophysics and speech perception results. Acta Otolaryngol (Stockh) [Suppl 448]:1–65

Clifford A, Gibson W (1987) The anatomy of the round window with respect to cochlear implant insertion. Ann Otol Rhinol Laryngol 96 [Suppl 128]:17–19

Cummings S, Groenewald E, Coetzee L, Hugo R, Van Derlinde M (1995) Speech production changes with the Nucleus 22-channel cochlear implant. Ann Otol Rhinol Laryngol [Suppl] 166:394–397

Dillier N, Battmer RD, Döring WH, Müller-Deile J (1995) Multicentric field evaluation of a new speech coding strategy for cochlear implants. Audiology 24:145–159

Djourno A, Eyries C (1957) Prothèse auditive par excitation électrique à distance du nerf sensoriel à l'aide d'un bobinage inclus à demeure. Presse Méd 35:1417–1423

Dowell RC, Seligman PM, Blamey PJ, Clark GM (1987) Speech perception using a two-formant 22-electrode cochlear prosthesis in quiet and in noise. Acta Otolaryngol (Stockh) 104:439–446

Doyle HJ, Doyle BJ, Turnbull FM (1964) Electrical stimulation of the eight cranial nerve. Arch Otolaryngol 80:388–391

Frau GN, Luxford WM, Lo WW, Berliner KI, Telischi FF (1994) High-resolution computed tomography in evaluation of cochlear patency in implant candidates: a comparison with surgical findings. J Laryngol Otol 108/9:743–748

Fraysse B, Dillier N, Klenzner T et al. (1998) Cochlear implants for adults obtaining marginal benefit from acoustic amplification: a european study. Am J Otol 18 (in press)

Gantz BJ, Brown CJ, Abbas PJ (1994) Intraoperative measures of electrically evoked auditory nerve compound action potential. Am J Otol 15/2:137–144

Gattaz G, Battmer RD, Lehnhardt E, Gnadeberg D (1992) Beziehung zwischen dem elektrisch ausgelösten Stapediusreflex und der Unbehaglichkeitsschwelle bei Cochlear-Implant-Patienten. HNO 40:480–483

Hochmair-Desoyer IJ, Zierhofer C, Hochmair ES (1993) New hardware for analog and combined analog and pulsatile sound-encoding strategies. Progr Brain Res 97:291–300

Hodges AV, Schloffmann J, Balkany T (1997) Conservation of residual hearing with cochlear implantation. Am J Otol 18:179–183

Hoffman RA, Cohen NL (1995) Complications of cochlear implant surgery. Ann Otol Rhinol Laryngol [Suppl] 166:420–422

House WF, Urban J (1973) Long term results of electrode implantation and electronic stimulation of the cochlea in man. Ann Otorhinolaryngol 82:504–517

Jackler RK, Luxford WM, House WF (1987) Congenital malformations of the inner ear: a classification based on embryogenesis. Laryngoscope 97 [Suppl 40]:1–14

Jackler RK, Leake PA, McKerrow WS (1989) Cochlear implant revision: effects of reimplantation on the cochlea. Ann Otol Rhinol Laryngol 98/10:813–820

Kennedy DW (1987) Multichannel intracochlear electrodes: mechanism of insertion trauma. Laryngoscope 97:42–49

Kiefer J, Muller J, Pfennigdorff T et al. (1996) Speech understanding in quiet and in noise with the CIS speech coding strategy (MED-EL Combi-40) compared to the multipeak and spectral peak strategies (Nucleus). ORL 58/3:127–135

Klenzner T, Stecker M, Marangos N, Laszig R (1997) Indikationserweiterung des Cochlear Implant? Freiburger Ergebnisse bei Patienten mit Resthörigkeit. HNO 45:262

Lehnhardt E (1993) Intrakochleare Plazierung der Cochlear Implant Elektroden in soft surgery technique. HNO 41:356–359

Lehnhardt E, Battmer RD, Nakahodo K, Laszig R (1986) Cochlear Implants. HNO 34:271–279

Lehnhardt E, Bertram B (1991) Rehabilitation von CI-Kindern. Springer, Berlin Heidelberg New York Tokyo

Linthicum FH, Fayad J, Otto SR, Galey FR, House WF (1991) Cochlear implant histopathology. Am J Otol 12:245–311

Löhle E (1991) Phoniatrische und pädaudiologische Ziele in der Erkennung, Diagnostik und Therapie resthöriger Kinder. Int. Symposium Hohenems 1990. Stiftung zur Förderung körperbehinderter Hochbegabter (Hrgs). Lichtenstein

Marangos N (1987) Ergebnisse der Cochlea Implantation und ihre Bewertung. Dissertation, Medizinische Hochschule Hannover

Marangos N, Aschendorff A (1997) Congenital deformities of the inner ear: classification and aspects regarding cochlear implant surgery. Adv Oto Rhino Laryngol 52:52–56

Marangos N, Laszig R (1998) Cochlear Implant: Die prothetische Versorgung bei Taubheit um die Jahrtausendwende. HNO 46:12–26

Marangos N, Lüllwitz E, Laszig R (1995) Myogene Potentiale nach elektrischer Stimulation des Promontoriums. Otorhinolaryngol Nova 5:76–81

Marsh MA, Coker NJ, Jenkins HA (1992) Temporal bone histopathology of a patient with a nucleus 22-channel cochlear implant. Am J Otol 13:241–248

McKay CM, McDermott HJ, Vandali AE, Clark GM (1992) A comparison of speech perception of cochlear implantees using the Spectral Maxima Sound Processor (SMSP) and the MSP (MULTIPEAK) Processor. Acta Otolaryngol (Stockh) 112:752–761

Monsell EM, Jackler RK, Notta G, Linthicum FH (1987) Congenital malformations of the inner ear: histologic findings in five temporal bones. Laryngoscope 97 [Suppl 40]:18–24

Peeters S, Offeciers FE, Joris P, Moeneclaey L (1993a) The Laura cochlear implant programmed with the continuous interleaved and phase-locked continuous interleaved strategies. Adv Oto Rhino Laryngol 48:261–268

Peeters S, Offeciers FE, Kinsbergen J, van Durme M, van Enis P, Dijkmans P, Bouchataoui I (1993b) A digital speech processor and various speech encoding strategies for cochlear implants. Progr Brain Res 97:283–289

Protokoll Ministerpräsidentenkonferenz der Länder vom 20.03.1997 – TOP 9

Richter B, Spahn C, Zschocke I, Leuchter M, Löhle E, Laszig R (1997) Psychosoziale Belastungen in Familien eines mit einem CI versorgten Kindes. Jahrestag Deutschen Gesellschaft für Phoniatrie und Pädaudiologie, Hannover 26.09.–28.09.1997

Schindler RA, Merzenich MM, White MW (1977) Multielectrode intracochlear implants – nerve survival and stimulation patterns. Arch Otolaryngol 103:691–699

Schmidt JM (1985) Cochlear neuronal populations in developmental defects of the inner ear: implications for cochlear implantation. Acta Otolaryngol 99:14–20

Shepherd RK, Clark GM (1991) Scanning electron microscopy of platinum scala tympani electrodes following chronic stimulation in patients. Biomaterials 12:417–425

Shepherd RK, Clark GM, Black RC (1983) Chronic electrical stimulation of the auditory nerve in cats. Physiological and histopathological results. Acta Otolaryngol (Stockh) [Suppl 399]: 19–31

Shepherd RK, Clark GM, Pyman BC, Webb RL (1985) Banded intracochlear electrode array: Evaluation of insertion trauma in human temporal bones. Ann Otol Rhinol Laryngol 94: 55–59

Shepherd RK, Clark GM, Xu SA, Pyman BC (1995) Cochlear pathology following reimplantation of a multichannel scala tympani electrode array in the macaque. Am J Otol 16/2:186–199

Simmons FB (1967) Permanent intracochlear electrodes in cats. Tissue tolerance and cochlear microphonics. Laryngoscope 77:171–186

Skinner MW, Clark GM, Whitford LA et al. (1994) Evaluation of a new spectral peak coding strategy for the Nucleus 22 Channel Cochlear Implant System. Am J Otol 15 [Suppl 2]:15–27

Tyler RS, Gantz BJ, Woodworth GG, Parkinson AJ, Lowder MW, Schum LK (1996) Initial independent results with the Clarion cochlear implant. Ear Hearing 17/6:528–538

Wallenberg E v, Brinch J, Kinsbergen J (1997) Ten years warranty. The benefit of proven reliability. In: Clark G (ed) Monduzzi, Bologna, pp 63–67

Waltzman S, Cohen NL, William H, Shapiro MA (1992) Use of a multichannel cochlear implant in the congenitally and prelingually deaf population. Laryngoscope 102:395–399

Waltzman SB, Cohen NL, Gomolin RH, Shapiro WH, Ozdamar SR, Hoffman RA (1994) Long-term results of early cochlear implantation in congenitally and prelingually deafened children. Am J Otol 15 [Suppl 2]:9–13

Wilson BS, Finley CC, Lawson DT, Wolford RD, Eddington DK, Rabinowitz WM (1991) Better speech recognition with cochlear implants. Nature 352:236–238

Xu J, Shepherd RK, Millard RE, Clark GM (1997) Chronic electrical stimulation of the auditory nerve at high stimulus rates: a physiological and histopathological study. Hearing Res 105:1–29

Zappia JJ, Niparko JK, Kemink JL, Oviatt DL, Altschuler RA (1991) Evaluation of the temporal bones of a multichannel cochlear implant patient. Ann Otol Rhinol Laryngol 100:914–921

Zilberman Y, Santogrossi T (1995) Back-telemetry and the Clarion cochlear prosthesis. Ann Otol Rhinol Laryngol [Suppl] 166:146–147

Zöllner F, Keidel W (1963) Gehörvermittlung durch elektrische Erregung des Nervus acusticus. Arch Oh Nas Kehlk Heilkd 181:216–223

Phonochirurgie

3

U. EYSHOLDT

HNO Praxis Heute 18
H. Ganz, H. Iro (Hrsg.)
© Springer-Verlag Berlin Heidelberg 1998

1
Einführung

Von den drei *Grundfunktionen* des Kehlkopfs (Schlucken, Atmung, Stimme) ist die Stimmgebung phylogenetisch die jüngste. Sie ist darum in sehr viel höherem Maße von Störungen und Erkrankungen betroffen als die beiden anderen. Stimmstörungen können als Frühsymptome maligner Erkrankungen auftreten, viel häufiger sind sie Begleiterscheinungen von Banalerkrankungen oder sogar nur Funktionsstörungen, die keinen Krankheitswert haben. Da aber die menschliche Stimme von essentieller Bedeutung für die Kommunikation ist und damit die höchste Ausprägung der menschlichen Kultur, werden Stimmstörungen von den Betroffenen als besonders unangenehm erlebt und führen zum Wunsch der raschen Wiederherstellung; ein Wunsch, der an den Arzt oft in fordernder Weise herangetragen wird und eine Reparaturmentalität demonstriert, die dem Problem nicht gerecht wird.

Das gesamte Spektrum der medizinischen und nichtmedizinischen Behandlungsweisen wird eingesetzt, um die gestörte Stimmfunktion zu verbessern. Medikamentöse Behandlungsmaßnahmen sind ebenso im Einsatz wie einübende Rehabilitation; psychotherapeutische stehen neben chirurgischen Verfahren. Die amerikanischen Stimmexperten Hans von Leden und George Jackson haben für letztere das Etikett „Phonochirurgie" geprägt.

Eine genauere Abgrenzung, was alles zur *Phonochirurgie* gehört und was nicht, existiert zur Zeit nicht. Per definitionem werden darunter primär sämtliche operativ-interventionellen Maßnahmen zusammengefaßt, die ausschließlich mit dem Ziel und der Indikation der Verbesserung der Stimmfunktion durchgeführt werden. Sicherlich gehören alle Maßnahmen am Kehlkopf mit stimmverbessernder Indikation dazu. Die Rekonstruktionsplastiken zur laryngealen Reinnervation werden hier nur der Vollständigkeit halber aufgeführt. Andere Maßnahmen beeinflussen das System „Stimme" nicht nur am Kehlkopf und sollen deswegen hier nicht besprochen werden.

Im weiteren Sinne gehören auch solche Eingriffe zur Phonochirurgie, die z. B. bei Kehlkopfstenose infolge bilateraler Recurrensparese die Atmung verbessern, aber gleichzeitig die Stimme nicht zu sehr verschlechtern sollen. Solche Eingriffe verfolgen somit zwei diametral entgegengesetzte Ziele im Sinne einer ausgewogenen Optimierung, die für jeden Patienten individuell gefunden werden muß. Aufgrund der andersartigen Indikationsstellung, präoperativen

Diagnostik und Aufklärung erfordert die Darstellung solcher Maßnahmen mehr Platz, als hier zur Verfügung steht.

Der Streit ist müßig, ob Phonochirurgie ein Teil der Laryngologie ist oder nicht: Tatsache ist, daß sehr viele gemeinsame Zugänge und gemeinsame Methoden bestehen, daß aber viele Laryngologen nur Teile der Phonochirurgie wahrnehmen und viele Phonochirurgen die onkologische Laryngologie nicht betreiben. Im vorliegenden Aufsatz soll aus Sicht eines Phoniaters der für die Stimmfunktionen wichtige Teil der Phonochirurgie dargestellt werden.

2
Klinische Stimmphysiologie

Das primäre Stimmsignal entsteht im Kehlkopf durch die Schwingung der Stimmlippen. Nach einer sehr vereinfachten Modellvorstellung („Quelle-Filter-Modell") wird es durch die Resonanzräume des Vokaltraktes verformt und von den Lippen abgestrahlt. Für die *ungeschulte Sprechstimme,* d.h. den „Durchschnittspatienten", gibt es keine relevante Rückwirkung des Vokaltrakts auf die Stimmentstehung. Infolgedessen führen Eingriffe am Vokaltrakt (etwa Tonsillektomien, Nebenhöhlensanierungen etc.) in der Regel nicht zu Veränderungen des Stimmklanges, die vom Patienten selbst oder von Außenstehenden bemerkt werden.

Anders verhält sich die Situation bei einer *geschulten Stimme,* vor allen Dingen einer *Singstimme,* weniger beim Berufssprecher. Solche Patienten haben eine professionelle Stimmausbildung absolviert, bei der sie gelernt haben, das Zusammenspiel zwischen Vokaltrakt und Stimmgeneratororgan so zu optimieren, daß durch die nichtlineare Rückkopplung des Vokaltraktes die Stimme verbessert wird. Ein Patient mit einer derartigen Stimmausbildung reagiert viel sensibler auf operative Eingriffe in der gesamten Region als der genannte Durchschnittspatient und benötigt dazu eine besonders sorgfältige zurückhaltende Indikationsstellung, auch zu Eingriffen am Vokaltrakt.

Die Stimmlippenschwingung wird durch das dynamische Gleichgewicht zwischen Ausatemdruck (subglottischem Druck) und muskulärem Gegentonus im Kehlkopf unterhalten. Man bezeichnet den Vorgang als „selbsterregte Schwingung", weil nur diese beiden Größen auf den ersten Blick zur Regelung der Schwingung beitragen. Auf den zweiten Blick bilden die Stimmlippen jedoch ein hochkompliziertes System gekoppelter Schwingungen mit verschiedenen Nichtlinearitäten, die sich mit einfachen Modellvorstellungen, wie etwa einem Federpendel, nicht mehr ohne weiteres beschreiben lassen.

Ein wichtiges Phänomen der Stimmlippenschwingung ist die *lockere Kopplung zwischen oberflächlicher Mukosa und M. vocalis* durch die Bindegewebsschicht, die der Kliniker „Reinke-Raum" nennt. Hirano (1981) beschreibt diese Eigenschaft als „Body-cover-Modell" und unterscheidet in funktioneller Hinsicht 3 wesentliche anatomische Komponenten der Stimmlippen:

- die oberflächliche Schleimhaut (cover),
- die Lamina propria des Bindegewebes, der sog. Reinke-Raum,
- den M. vocalis (body).

Das Bindegewebe des Reinke-Raumes ist derart elastisch, daß sich die oberflächliche Schleimhaut gegenüber dem M. vocalis verschieben kann. Während der Phonation werden die Transversalschwingungen des M. vocalis somit von einer Oberflächenwelle überlagert, die man als *Randkantenverschiebung* bei der Stroboskopie gut beobachten kann.

Die Verschieblichkeit der Mukosa ist eine wesentliche notwendige, aber nicht hinreichende Voraussetzung für eine subjektiv als „gut" empfundene Stimmqualität. Störungen der Elastizität des Bindegewebes, Störungen des Tonus der Vokalismuskulatur und Änderungen der Eigenschaften des Epithels führen zu einer drastischen Störung dieser Oberflächenwelle, die sofort als Stimmstörung hörbar wird.

Als **phonochirurgisches Prinzip Nr. 1** gilt:

Vermeide Störungen des Reinke-Raumes und des freien Stimmlippenrandes ganz oder halte sie so klein wie möglich. Erhalte so viel Stimmlippenmukosa wie möglich.

Im Querschnitt haben die schwingenden Stimmlippen die Form eines Dreiecks, dessen eine Spitze eingeklappt ist, so daß man am freien Stimmlippenrand eine *obere* und eine *untere Lippe* unterscheiden kann. Beide Lippen zeigen im Verlauf eines Schwingungszyklus gegenläufige Bewegungen. Während sich die untere Lippe schließt, öffnet sich die obere noch (Ablösung der Randkantenverschiebung). Wenn dann die obere Lippe geschlossen wird, beginnt der Öffnungsvorgang bereits an der unteren Lippe. Stroboskopisch beobachtet man nur den Öffnungs- und Schließungsvorgang der oberen Lippe.

Gelegentlich kommt es vor, daß auch in Respirationsstellung eine Furche zwischen oberer und unterer Stimmlippe sichtbar ist, der **Sulcus glottidis**. Ein solcher Sulcus kann verschiedene Ursachen haben, meist angeborene Verwachsung der Schleimhaut mit der Muskelfaszie oder sogar mit dem Ligament, aber auch Vernarbung nach Laryngitis.

Sehr eindrucksvoll ist die *Spiegelsymmetrie der Stimmlippenschwingung* rechts und links. Kein Mensch ist so symmetrisch gebaut, daß die Schwingungen so exakt identisch ablaufen könnten. Selbst bei eindeutigen organischen Veränderungen (Polypen, Zysten, Entzündungen, Blutungen, Verletzungen), die deutlich seitendifferent sind, schwingen beide Stimmlippen meist mit identischer Frequenz.

Die *Synchronisation* entsteht durch die Kopplung der Stimmlippenschwingungen. Im wesentlichen sind 2 Kopplungskräfte wirksam:

- der Bernoulli-Unterdruck durch den glottalen Luftstrom; aber wesentlicher ist,
- die Berührung der rechten und linken Stimmlippe während des Glottisschlusses.

Die Berührung der Stimmlippen während des Schwingungszyklus kann graduell unterschiedlich sein. Während es experimentell gelungen ist, in Einzelfällen den Kontaktdruck mit einem Berührungssensor zu messen (Verdolini, Hess), gibt es klinisch dafür nur eine subjektive Abschätzung aus stroboskopischer Beobachtung und auditiver Bewertung. Prallen die Stimmlippen zu stark aufeinander (z. B. bei hyperfunktioneller Dysphonie, aber auch bei ungünstiger Überkorrektur einer Kehlkopflähmung), wird der Schwingungsablauf „eckig" und irregulär, die Stimme klingt knarrend und rauh. Ist die Berührung zu schwach oder fehlt sie völlig, klingt die Stimme behaucht und ist nicht steigerungsfähig.

Daraus folgt als **phonochirurgisches Prinzip Nr. 2:**

Stelle die richtige Berührung her.

Dieses richtige Maß zu finden, erfordert viel Erfahrung und ein gutes Gehör.

Das System der Stimmentstehung arbeitet dann besonders effektiv, wenn möglichst *wenig Kraft* aufgewandt werden muß. Andererseits ist eine Stimmlippenschwingung erst möglich, wenn ein gewisser *Mindestdruck* subglottisch aufgebaut wurde.

Es ergibt sich das **phonochirurgische Prinzip Nr. 3:**

Finde innerhalb dieser Grenzen einen günstigen Arbeitspunkt.

Das ist keine rein chirurgische Aufgabe. Eine effektive Stimmgebung ist in weiten Grenzen trainierbar und in engen Grenzen durch Operation zu verändern.

3
Präoperative Befunddokumentation

3.1
Endo- und Stroboskopie des Kehlkopfs

Vor jedem phonochirurgischen Eingriff ist die Endoskopie des Kehlkopfs notwendig. Die in Deutschland flächendeckend verbreitete Lupenendoskopie mit einer starren 90°-Optik mit variabler Vergrößerung eignet sich hierzu besser als die transnasal-flexible Endoskopie. Allerdings reicht die Untersuchung mit einer Kaltlichtquelle nicht aus, weil die Stimmlippenschwingung nicht beurteilt werden kann: Man benötigt hierzu eine Stroboskopie.

Die **Stroboskopie** wird seit der grundlegenden Monographie von Schönhärl (1960) als die Stimmuntersuchung schlechthin angesehen, kann jedoch im Zusammenhang mit der Stimmfunktion nur einen – allerdings sehr wesentlichen – Teilaspekt abdecken. Das Verfahren wurde aus der Technik übernommen und ist spezialisiert auf Untersuchungen schneller periodischer Vorgänge.

Die Stimmlippenschwingung wird unter Beleuchtung einer Blitzlichtlampe untersucht. Die Folgerate der Einzelblitze ist entweder genau gleich der Stimmgrundfrequenz („stehendes Bild") oder um 1 Hz gegen die Stimmgrundfrequenz verstimmt („bewegtes Bild", „slow motion").

Es gelten 2 wesentliche Einschränkungen:

- Die Stroboskopie ist festgelegt für Untersuchungen periodischer, d. h. praktisch nicht gestörter Stimmen. Eine stroboskopische Untersuchung eines Kehlkopfs mit stark heiserer Stimme ist darum nicht möglich.
- Die Interpretation stroboskopischer Untersuchungen hängt sehr stark von der Erfahrung des Untersuchers ab. Er darf dazu nicht nur beobachten, sondern muß die Stimme gleichzeitig hören, möglichst in unterschiedlichen Spannungslagen.

Versuche, stroboskopische Befunde quantitativ auszuwerten, mußten wegen der genannten Einschränkungen der Methode aus theoretischen Gründen fehlschlagen. Diese prinzipielle Einschränkung läßt sich auch durch gesetzliche Vorgabe (GSG) nicht ändern. Ein erfahrener Untersucher ist in der Lage, aus einer stroboskopischen Untersuchung den endolaryngealen Muskeltonus während der Phonation zu schätzen und damit den Arbeitspunkt des dynamischen Gleichgewichts der Stimmlippenschwingung zu beurteilen.

Seit über 15 Jahren ist es üblich, stroboskopische Untersuchungen auf Videoband mitzuschneiden („Videoendostroboskopie"). Man braucht dafür nicht unbedingt teuere, weil sterilisationsfähige „Endokameras" zu verwenden. Videokameras aus dem Überwachungbereich sind ebenso handlich und bieten z. T. bessere Auflösung und Farbkorrektur. Das Mitschneiden der Aufnahmen auf handelsüblichen Heimvideorekordern ist zwar völlig ausreichend (VHS oder besser S-VHS), allerdings existiert zur Zeit kein kommerzielles Videoverwaltungsprogramm, das gleichzeitig den Rekorder steuert und Einträge in die entsprechenden Datenbanken und das Arztpraxisprogramm erledigt. Programme dieser Art gibt es nur im Zusammenhang mit sehr kostspieliger professioneller Videotechnik.

Unverzichtbar wird die **Videostroboskopie** für die präoperative *Aufklärung* und *Befunddokumentation*. Die Grundzüge von normaler und im Einzelfall gestörter Stimmgebung, das geplante operative Vorgehen, das angestrebte Operationsziel und der Plan, in die gestörte Stimmphysiologie interventionell einzugreifen, lassen sich einem Patienten kaum besser als an einem Videofilm demonstrieren, der kurz zuvor bei ihm aufgenommen wurde.

3.2
Aufnahme und Untersuchung des Stimmschalls

Ähnlich wie bei einer plastischen Nasenkorrektur der Ausgangsbefund präoperativ fotografisch dokumentiert wird, muß der Stimmschall vor einer phonochirurgischen Operation aufgezeichnet werden. Technisch benötigt man dazu ein hochwertiges Mikrophon und ein „digital audio tape" (DAT-Rekorder).

Das Aufnahmebandgerät bringt erneut die Problematik mit sich, daß eine Aufnahme angefertigt und archiviert werden muß und an den entsprechenden Stellen in den Datenbanken Einträge über die Aufnahmen angelegt werden müssen.

Im eigenen Labor haben wir deswegen auf die DAT-Aufnahme verzichtet und machen statt dessen eine semiprofessionelle Videoaufnahme der Patienten, wobei wir den Stimmschall mit hochwertigen externen Mikrophonen aufnehmen. Das selbstentwickelte Videoverwaltungsprogramm nimmt uns dann die Arbeit der Archivierung ab.

Als Mikrophone für diese Anwendung eignen sich dynamische *Mikrophone mit Richtcharakteristik* („Superniere", z. B. Sennheiser MD 421 N oder MD 441 N). Die noch hochwertigeren Kondensatormikrophone haben meist Kugelcharakteristik und zeichnen dadurch auch Störschall (Bedienung des Rekorders) mit auf. Sie benötigen ferner eine Vorspannung und einen eigenen Vorverstärker, ein unangemessen hoher Aufwand.

Der Patient soll aus 20 cm Abstand (zwischen Mund und Mikrophon) in das Mikrophon hineinsprechen. Er soll dabei folgende Aufgaben erfüllen, die für eine spätere Auswertung nötig sind:

- *Spontansprache*: Man läßt den Patienten das Datum und seinen Namen sagen und fragt vielleicht noch nach dem Grund der Arztkonsultation.
- *Gehaltene Töne singen*: Der Patient soll 3mal hintereinander in einer für ihn bequemen Tonhöhe – mittlere Sprechstimmlage – auf „hä" (wie in Händel) für mindestens 5 s einen Ton aushalten. Diese Aufgabe bereitet Patienten mit einer Parese gelegentlich Schwierigkeiten. Sie werden aufgefordert, den Ton so lange wie möglich zu halten. Vor der eigentlichen Aufnahme muß das Vorgehen in der Regel mit dem Patienten eingeübt werden.
- *Standardtext vorlesen*.

Die internationale phonetische Gesellschaft (IPA) hat auf ihrer Konvention 1948 einen Standardtext verabredet (Fabel von Nordwind und Sonne), der inzwischen in mehr als 60 Sprachen der Welt phonetisch ausbalanciert vorliegt. Zum Vorlesen der deutschen Version benötigt ein normaler Sprecher etwa 45 s. Für die klinische Befunddokumentation vor einer stimmverbessernden Operation ist es in der Regel nicht erforderlich, den vollständigen Text lesen zu lassen. Wir beschränken uns daher auf den ersten Satz.

3.2.1
Subjektive Klassifikation der Stimmqualität

Seit etwa 10 Jahren hat Wendler (mit seinen Mitarbeitern Nawka und Anders) im deutschen Sprachraum die RBH-Klassifikation als Standard der subjektiven Stimmbeurteilung etabliert. Aus gesprochener Sprache beurteilt der Untersucher die Eigenschaften des Stimmklangs:

- R – Rauhigkeit („roughness"),
- B – Behauchtheit („breathiness"),
- H – Heiserkeit („hoarseness").

Diese Merkmale werden auf einer 4stufigen Skala (0 – 3) vom Beurteiler gewertet. Hierbei bedeuten: 0 – keine Störung, 1 – gering gestört, 2 – mittelmäßig gestört und 3 – stark gestört.

Als Nebenbedingung gilt, daß Rauhigkeit und Behauchtheit völlig unabhängig voneinander beurteilt werden, während die *Heiserkeit ein Maß der „Stimmqualität über alles"* bildet. Das heißt: Der Wert von H ist immer größer als oder gleich dem größeren der Werte von B oder R.

Eine *typische Stimmqualitätsbeurteilung*, wie sie etwa bei einer Rekurrensparese auftritt, könnte somit lauten: R1B2H2. Damit wird eine mittelstark gestörte Stimme charakterisiert (H = 2), die deutlich auffällig ist und deren Störung vorwiegend in zuviel Luftverlust bei der Phonation besteht (daher B = 2), die außerdem noch einen rauhen Unterklang hat, der die Stimmstörung allerdings nicht dominiert (R = 1).

Der Vorteil der RBH-Klassifikation ist der geringe Grad an Übung (nach einer Einführung in die Regeln und etwa 10 Beispielen kann praktisch jeder Laie mit normal trainiertem Gehör mit 80 – 90 % Reproduzierbarkeit Stimmen richtig einordnen).

Die interindividuelle Reproduzierbarkeit der Beurteilung ist erstaunlich hoch, wie von Wendler und Anders in breiten internationalen Feldversuchen nachgewiesen wurde.

3.2.2
Objektive Stimmanalysen

Zahlreiche Versuche, die Stimmqualität mittels computergestützter Verfahren zu messen, haben bislang die subjektive Klassifikation weder ersetzen noch verdrängen können, sie dienen allenfalls als Ergänzung. Da aber gerade im Streitfall gutachter- und untersucherunabhängige Maße gefragt sind, muß man sich zur präoperativen Dokumentation auf entsprechende Auswertungen vorbereiten. Dazu dienen die *3 langgehaltenen Vokaltöne.*

Mittels eines technischen Signalanalysators können Maße für Unregelmäßigkeit aus diesen gehaltenen Vokaltönen herausgezogen werden, sog. Perturbationsparameter. Solche Maße sind die Schwankung der Momentanperiode (Jitter), die Schwankung der Momentanamplitude (Shimmer) sowie die Schwankung der Grundfrequenz. Der Jitter beschreibt (leider nur sehr grob) den subjektiven Rauhigkeitseindruck. Dazu kommen unterschiedliche Maße, die den Luftverlust während der Phonation berechnen sollen. Von diesen ist am wichtigsten die „normalized noise energy" (NNE), weil sie noch am besten mit dem subjektiven Urteil „Behauchtheit" korreliert. Aber auch andere verwandte Maße kommen vor: „harmonics-to-noise-ratio" (HNR), „signal-to-noise-ratio" (SNR) oder der moderne GNE („glottal noise excitation"). Es sprengt den Rahmen dieser Darstellung, die Methoden zu erläutern, die hinter diesen Maßen stecken, zumal sie bisher nicht standardisiert sind.

Die phonochirurgischen Zentren in Europa, den USA und Japan sind in aller Regel in der Lage, diese Stimmqualitätsmaße praktisch unmittelbar nach der Aufnahme zu berechnen und verfügen deswegen bereits präoperativ über eine umfassende numerisch-quantitative Dokumentation für die Stimmqualität. Da jede einzelne dieser Zahlen jedoch nur begrenzte Bedeutung und keinen Einfluß auf das operative Vorgehen hat, ist es aus praktischen Gründen nicht immer erforderlich, vor einem phonochirurgischen Eingriff eine objektive Stimmanalyse zu berechnen. Es empfiehlt sich aber dringend, präoperativ immer Aufzeichnungen des Stimmschalls anzufertigen (s. Abschnitt 3.2), die auch im nachhinein noch eine Auswertung erlauben. Theoretisch ließe sich eine solche Auswertung im Wege des „Outsourcing" in Fremdlabors vornehmen.

3.3
Fakultative Zusatzuntersuchungen

3.3.1
Aerodynamik

Aerodynamische Messungen (Lungenfunktionstest mit Bestimmung von Vitalkapazität, Tiffeneau-Test und glottischer Strömungsrate sowie Bodyplethysmographie) scheinen für die subjektiv wahrgenommene Stimmqualität weniger wichtig zu sein. Für Korrektureingriffe bei Paresen sind Werte wie *Tonhaltedauer* („maximum phonation time", MPT) und *mittlere Glottisströmungsrate* („glottis flow rate") wichtig. Peak Flow und Resistance dienen als Indikationshilfe bei Glottiserweiterungen.

3.3.2
Stimmbelastungstest

Ein Stimmbelastungstest wird nur ausnahmsweise vor einer phonochirurgischen Operation durchgeführt. Hierbei erhält der Patient die Aufgabe, einen Text von 15 min Dauer mit konstanter Lautstärke von 80 dB SPL vorzulesen. Die Einhaltung der Lautstärke kontrolliert der Patient selbst über einen Schallpegelmesser, der Stimmschallpegel wird darüber hinaus von einem Rechner protokolliert. Aus der Aufnahme der gehaltenen Vokale vor und nach dem Test kann eine Verschlechterung der Stimmqualität durch Stimmbelastung quantitativ gemessen werden. Bisher gibt es keine standardisierten Verfahren. Die Aussagekraft solcher Tests ist nicht gesichert.

3.3.3
Stimmfeldmessung

Umstritten ist die Frage, ob eine Stimmfeldmessung vor einer stimmverbessernden Operation nötig ist. Als Singstimmprofil bezeichnet man die frequenzabhängige Aufzeichnung möglichst leise und möglichst laut gesungener Töne über den gesamten Tonhöhenumfang. Die Verbindung dieser Meßpunkte (obere und untere Stimmgrenze) liefert die Fläche, innerhalb derer eine normale Stimmgebung möglich ist. Je größer somit diese Stimmfläche ist, um so leistungsfähiger ist die Stimme. Die Methode ist an manchen Zentren üblich, hat sich bei uns jedoch weniger bewährt, weil sie sehr eng an die Kooperation und die Musikalität des Patienten gekoppelt ist. Die dadurch bewirkte starke intraindividuelle Variationsbreite war für uns Anlaß, auf eine obligatorische

Stimmfeldmessung vor stimmverbesserndem Eingriff zu verzichten, zumal ein Stimmfeld kaum unter 20 min Untersuchungszeit zu erheben ist.

Eine einfachere Variante ist das *Sprechstimmprofil*, das aus vorgelesenem Text die spektrale und dynamische Streuung der normalen Sprechstimme berechnet. Es erfordert wenig Zeit-, aber doch apparativen Aufwand und ist bislang noch nicht so standardisiert, daß es obligatorisch vor einem phonochirurgischen Eingriff durchgeführt werden müßte.

3.3.4
Elektroglottographie

Für eine präoperative Befunddokumentation ist die Elektroglottographie nur in Ausnahmefällen notwendig.

Zwei Hautoberflächenelektroden werden an einem Halterungsband rings um den Hals nicht gar zu stramm befestigt. Über die Elektroden wird ein Hochfrequenzstrom geleitet, der von einer Elektrode zur anderen fließt. Es wird gleichzeitig die Impedanz zwischen beiden Elektroden gemessen. Werden die Elektroden günstig plaziert (möglichst über rechtem und linken Schildknorpelflügel), ändert sich die Impedanz periodisch mit der Stimmlippenschwingung und gibt ein Maß für die Stimmlippenkontaktfläche während der Phonation.

Die Methode ist bei japanischen und amerikanischen Phonochirurgen sehr beliebt in der präoperativen Befunddokumentation bei einseitigen Kehlkopflähmungen oder Eingriffen, die die Stimmlippenspannung erhöhen sollen. In Deutschland wird der Wert der Elektroglottographie nicht so hoch eingestuft, denn man kann

- die Stimmlippenschwingungen nicht seitengetrennt beurteilen und
- den Einfluß anderer Vibrationen im Vokaltrakt nicht separieren (das EGG funktioniert auch bei Laryngektomierten mit Stimmventilprothese).

Somit bleibt das EGG nur eine mögliche Zusatzuntersuchung.

4
Phonochirurgische Methoden

4.1
Präoperatives Aufklärungsgespräch

Phonochirurgische Eingriffe sind Elektivindikationen ohne objektiven Zeitdruck und dürfen infolgedessen nur unter optimalen äußeren Voraussetzungen stattfinden.

Optimale Voraussetzungen liegen vor, wenn

- der Patient infektfrei und operationsfähig ist,
- sämtliche inhalative Noxen ausgeschaltet sind und bleiben (Rauchen),

- für die postoperative Phase genügend Zeit vorhanden ist, um die Stimme zu schonen,
- der Patient bereit ist, selbst am Erzielen eines günstigen Operationserfolges mitzuarbeiten.

Die *Themen* des Aufklärungsgespräches betreffen somit nicht nur die unmittelbaren intra- oder postoperativen Komplikationen (Wundheilungsstörungen, Blutung, Schwellung, Zahnbeschädigung). Wichtiger ist es, dem Patienten ein Gespür für den Stimmentstehungsmechanismus und seine persönlichen Einflußmöglichkeiten darauf zu vermitteln, ihm die genannten Voraussetzungen zu erklären und sich seiner Bereitschaft zur Mitarbeit zu vergewissern.

Die phonochirurgische Intervention kann nur günstigere anatomische Voraussetzungen für den Phonationsmechanismus schaffen, also in die Mechanik eingreifen. Mit der geänderten Anatomie umzugehen, muß der Patient danach lernen. Das erfordert eine *Gewöhnungsphase,* die manchmal gar nicht auffallen mag, wenn die Störung nur kurz vorgelegen hat. Ignoriert man die Gewöhnung an die neue Anatomie und belastet die Stimme unkontrolliert, so können sich rasch Fehlfunktionen einschleifen, die dann eine längere Nachbehandlung nach sich ziehen.

Am besten läßt sich ein präoperatives Aufklärungsgespräch an die Demonstration des videostroboskopischen Befundes anschließen, wenn man dem Patienten, vom organischen Befund ausgehend, die Verhaltensaspekte der Stimmgenerierung erklärt.

Um dem Patienten genügend Zeit für eine Entscheidung für oder gegen einen Eingriff zu lassen, wird man das Aufklärungsgespräch bei der ambulanten Untersuchung und der Indikationsstellung zum Eingriff führen, nicht erst am präoperativen Tag, wie es vielfach gehandhabt wird.

4.2
Prämedikation vs. Narkose

Um die Stimmfunktion während des Eingriffs kontrollieren zu können, werden die meisten phonochirurgischen Eingriffe in Oberflächenanästhesie und Prämedikation vorgenommen. Bei uns erhält der Patient 1 h präoperativ 20 mg Morphin und 0,005 mg Atropin als i.m.-Injektion.

Von Anästhesisten wird diese Prämedikation mit einer gewissen Skepsis beobachtet, weil die Resorption aus der i.m.-Injektion nicht gut kalkulierbar ist und Wirkungen bis zu 8 oder 10 h Dauer nach sich ziehen kann. Für den Operateur hat die Morphingabe gegenüber allen anderen Opiaten jedoch den Vorteil, daß die zentrale Reflexdämpfung sehr gut ist, so daß Schluckreflex, Würgreiz und Abwehr ausgeschaltet sind, ohne daß der Patient sediert ist. Atropin wird vor allem zur Hemmung der Speichelsekretion hinzugegeben, aber auch aus kardioprotektiver Indikation.

Die *Oberflächenanästhesie der Schleimhaut* muß sorgfältig und in Ruhe vom Operateur selbst vorgenommen werden. Sie ist vor allen Dingen bei indirekt mikrolaryngoskopischen Eingriffen erforderlich.

Nach einem initialen Einsprühen der Rachenhinterwand wird mit abgebogenen Watteträgern die Schleimhaut des Meso- und Hypopharynx ausgepinselt: zuerst Gaumensegel, Rachenhinterwand und Zungengrund, in einem zweiten Anlauf laryngeale Epiglottisfläche und Kehlkopfeingang, beim dritten und letzten Einführen die Stimmlippenebene beidseits. Wir verwenden hierzu eine Mischung aus Pantocain und Suprarenin 1:1.000, die jedesmal individuell angemischt wird. Dem Patienten wird die Besonderheit der Situation erleichtert, indem der Operateur permanent mit ihm redet und ihn über die einzelnen Schritte informiert.

Für transkutane Eingriffe am Kehlkopfskelett, die „framework surgery", ist die Schleimhautanästhesie von Pharynx und Larynx nur notwendig, wenn intraoperativ über ein transnasal gelegtes flexibles Endoskop stroboskopiert werden soll. Bei diesen Eingriffen folgt der genannten Prämedikation eine Infiltrationsanästhesie im Operationsgebiet.

Grundsätzlich sind alle phonochirurgischen Eingriffe sog. *Minimaleingriffe*, die weder eine große Blutung noch andere vitale Komplikationen nach sich ziehen. Als solche werden sie in den USA in die Kategorie „one day surgery" eingeordnet. Auch in Deutschland lassen sich phonochirurgische Eingriffe ambulant vornehmen.

Allerdings ist dabei auf die gesetzliche Festlegung zu achten, die den Arzt dafür verantwortlich macht, daß sich der Patient an die Vorgaben für die Nachbehandlung hält. Auf eines muß jedoch im Zusammenhang mit der Prämedikation hingewiesen werden: Am OP-Tag ist der Patient nicht fahrtüchtig, auch wenn er sich so fühlt. Will man somit ambulant phonochirurgisch operieren, muß für einen sicheren Rücktransport des Patienten gesorgt werden.

4.3
Indirekte Mikrolaryngoskopie am wachen Patienten im Sitzen

Seit den Arbeiten von Brünings (1911) bis in die Mitte der 70er Jahre hinein war es üblich, benigne Veränderungen auf den Stimmlippen am wachen sitzenden Patienten unter Sicht mit dem Spiegel ohne Vergrößerung zu entfernen. Eingriffe dieser Art erforderten neben einer erhöhten Kooperationsbereitschaft des Patienten ein besonderes Geschick des Operateurs. Die Methode wurde dann in Westdeutschland praktisch vollständig verlassen, weil es in Intubationsnarkose mit dem von Kleinsasser und Storz (Kleinsasser 1991) entwickelten Instrumentarium möglich war, wesentlich präziser zu operieren. *Narkose bedeutet aber zugleich Verzicht auf funktionelle Kontrolle während des Eingriffs.*

In der DDR, wo diese Technik und auch ein umfassender anästhesiologischer Service zunächst nur wenigen Zentren zur Verfügung stand, wurde parallel dazu das Instrumentarium für die indirekten laryngoskopischen Eingriffe verfeinert und eine Methode entwickelt, die speziell für phonochirurgische Indikationen geeignet ist. Die Verfeinerung von Technik und Instrumentarium gleichzeitig mit der umfassenden klinischen Erfahrung ist untrennbar verbunden mit den Namen von Wendler und Seidner, die mehrere tausend Eingriffe auf diese Weise durchführten und benigne Veränderungen, auch bei zahlreichen Sängerstimmen, mit dieser Methode schonend sanieren konnten.

Der Patient hält selbst seine Zunge an einem Zungenläppchen. Nach Prämedikation und Oberflächenanästhesie erhält der Operateur den Einblick mit einem großen konventionellen Laryngoskopiespiegel (für Männer Durchmesser mindestens 35 mm, für Frauen mindestens 22 mm). Die Stimmlippen werden über den Larnygoskopiespiegel mit dem Binokularmikroskop beobachtet (geeignete Brennweite: ≥300 mm). Die Fiberoptik des Mikroskops wird von dessen eingebauter Lichtquelle getrennt und statt dessen an ein konventionelles Stroboskop angeschlossen. Auf diese Weise ist eine binokulare, somit räumliche mikrostroboskopische Untersuchung möglich. Das für die Triggerung des Stroboskops nötige Mikrophon wird mit einem Halsband am Patienten befestigt. Die Sitzposition des Patienten wird ähnlich wie beim alten Brünings-Stuhl eingestellt: Gesäß nach hinten, Oberkörper 10–20° nach vorn geneigt, Kopf leicht rekliniert. In dieser Position kann man mit den verfeinerten Instrumenten für indirekte laryngoskopische Eingriffe unter mikroskopischer Vergrößerung sehr gut im Kehlkopf arbeiten, vorausgesetzt, man hat sich erst einmal wieder an die Umkehrung des Bildes im Laryngoskopiespiegel gewöhnt. Erfahrungsgemäß ist die Gewöhnung gut zu trainieren.

Ein großer *Vorteil dieser Eingriffe* ist die Möglichkeit, die Stimmfunktion auch und gerade während des Eingriffs direkt stroboskopisch beobachten und auditiv kontrollieren zu können. Trotz der Prämedikation bleibt der Tonus der Muskulatur erhalten, so daß sich Schleimhaut, Schleimhautüberschüsse und andere Neubildungen besser abgrenzen als beim relaxierten Patienten. Man kann dadurch genauer sehen, welche Schleimhautanteile entfernt werden sollen und welche auf gar keinen Fall tangiert werden dürfen.

Ein *Nachteil der Methode* ist die auf eine Arbeitshand beschränkte Operationstechnik: Der Untersucher muß links den Laryngoskopiespiegel und rechts sein Instrument halten. Ist dieses falsch eingestellt (Winkel entsprechend dem Stimmlippenverlauf), muß er Instrument und Kehlkopfspiegel zurücknehmen, korrigieren und neu einführen. Mit einer gewissen Übung ist während der Operation unüberhörbar, wenn die Heiserkeit der Stimme verschwindet.

Unter den Vorzeichen der Kostendämpfung im Gesundheitswesen ist zu erwarten, daß diese sehr gut ambulant durchzuführende Chirurgie sich in Deutschland wieder verbreiten wird. Sie ist allerdings an eingeschränkte Indikationsgebiete gebunden: Randödeme der Stimmlippenschleimhaut und Stimmlippenpolypen.

4.4
Direkte Mikrolaryngoskopie in Intubation

Seit Anfang der 70er Jahre hat sich diese Technik mit dem Instrumentarium von Kleinsasser-Storz so verbreitet, daß sie vielfach mit „Phonochirurgie" identifiziert wird. Die Methodik über ein starres Laryngoskopierohr unter Intubations- oder Injektionsnarkose muß daher nicht im einzelnen beschrieben werden. Die Narkose bringt für den Operateur Zeit und Ruhe und ermöglicht ein sehr präzises Arbeiten. Die Vorteile werden durch die vergleichsweise aufwendige Vollnarkose und den Verzicht auf die intraoperative Stimmfunktionskontrolle erkauft.

Indikationen zur Mikrolaryngoskopie sind ausgedehntere organische Befunde im Kehlkopf, die entweder abgetragen, palpiert oder von denen Biopsien genommen werden sollen. Maligne und prämaligne Erkrankungen werden ebenfalls sehr gut mit der direkten Mikrolaryngoskopie diagnostiziert oder behandelt, gehören allerdings nicht in die Kategorie „Phonochirurgie".

Die Einfachheit der Methode und die relativ rasche Erlernbarkeit der direkten Mikrolaryngoskopie hat diesen Eingriff sehr weit verbreitet. Eine große Anzahl von Endoskopien ist im Weiterbildungskatalog zum HNO-Facharzt gefordert. Es kann praktisch keine vitalen Komplikationen geben, sieht man einmal von übermäßiger postoperativer Schwellung ab. All dieses hat dazu geführt, daß Mikrolaryngoskopien heute zu oft als Anfängereingriff angesehen und die Schwierigkeiten des Eingriffs, auch die Spätkomplikationen für die Stimme, unterschätzt werden.

Hauptkomplikationen bei nicht sorgfältigem Vorgehen sind flächige Narbenbildungen, die die Elastizitätsverhältnisse, besonders des Reinke-Raumes und des freien Stimmlippenrandes irreversibel verändern und somit nach Abheilung zu einem phonatorischen Stillstand führen, der eine dauerhafte Heiserkeit zur Folge hat.

Dann wird der Patient „gern" zum Phoniater überwiesen, der die Vernarbung nicht rückgängig machen kann. Die Überweisung wird vom Patienten so interpretiert, als entziehe sich der Operateur seiner Verantwortung. Eine zunehmende Anzahl sog. „Kunstfehlergutachten" beweist, daß die Patienten zwar gegen dieses Problem sensibel geworden sind, wohl aber noch nicht die Operateure. Insbesondere das sog. „Stripping", wie es gelegentlich noch zur Behandlung von Reinke-Ödemen empfohlen wird, ist die sichere Garantie dafür, daß sich eine Stimme nie wieder völlig wird erholen können.

4.5
Laserchirurgie bei phonochirurgischer Indikation

Das Wort LASER ist ein Akronym, das heute in der Medizin bald genauso gängig ist wie EKG oder EEG. Von den Besonderheiten des Laserlichtes nutzt der Chirurg nur die Eigenschaft, daß besonders viel Lichtenergie auf einen feinen Punkt konzentriert wird und leicht dirigiert werden kann („heißes Skalpell"). Alle anderen, für den Meßtechniker interessanten Eigenschaften des Laserlichtes (Kohärenz, Monochromasie) sind für den Chirurgen weitgehend ohne Belang.

In der Kehlkopfchirurgie hat sich vorwiegend der CO_2-Laser mit einer Wellenlänge von 1.060 nm durchgesetzt. Dieses Licht wird gut in Wasser absorbiert, folglich auch in Weichteilgeweben, die einen hohen Wassergehalt haben. Zum Schneiden von Knochen oder Knorpel ist es dagegen wegen der ungünstigen Absorption nicht geeignet.

Da die Wellenlänge des CO_2-Lasers im Infraroten liegt und der Laserstrahl nicht direkt sichtbar ist, ist ein *Zielstrahl* nötig, in der Regel ein Helium-Neon-Laser, der dem Operateur die Region markiert, in dem der CO_2-Laser auftreffen wird. CO_2-Laser müssen mit speziellen Applikatoren an den Kehlkopf geleitet werden, am gebräuchlichsten ist die Einspiegelung in ein Operationsmikroskop.

Voraussetzung für eine phonochirurgische, d.h. stimmverbessernde Laseroperation ist die Verwendung eines modernen sog. „Microspotlasers", der einen

Brennpunkt von nicht größer als 250 μm (∅) hat, und außerdem ein Mikro-manipulator, der ein genaues Arbeiten ermöglicht. Der Laser wird mit einer gepulsten Energie von maximal 6 W bei Pulsdauern von 100 ms verwendet. Selbstverständlich sind besondere Vorsichtsmaßnahmen für Patient und OP-Personal sowie Schutz des Tubus zu ergreifen.

Befürworter der Laserchirurgie weisen darauf hin, daß in dieser Anwendung

- keine wesentliche Blutung auftritt, der Laserschnitt somit präziser als mit kalten Instrumenten kontrolliert werden kann und
- die Gewebezerstörung nur oberflächlich stattfindet.

Sämtliche benignen organischen Veränderungen an den Stimmlippen sind bereits mit dem Laser behandelt worden. Hierzu zählen Stimmüberlastungs-knötchen, Polypen, Reinke-Ödeme, Zysten, Papillome. Bei allen Eingriffen am freien schwingungsfähigen Gewebe verbleibt jedoch selbst bei Verwendung des Microspotlasers das *Risiko einer lokalen Brandwunde,* deren Ausbreitung durch unbekannte Wärmeleiteigenschaften der Gewebsschichten nicht kontrolliert werden kann. Folge ist daher eine *verlängerte Erholungsphase* für die Stimme, auch wenn die Wundheilung oberflächlich betrachtet sehr gut fortschreitet. Immer wieder, und bisher nicht vorhersagbar, treten Fälle auf, in denen die Stimmqualität trotz guter Wundheilung schlecht bleibt.

Nach wie vor ist Laserchirurgie die Behandlung der ersten Wahl bei Stimm-lippenpapillomen und bei der Behandlung von Kehlkopfstenosen; insbesondere hat sich die **lasergestützte partielle Arytaenoidektomie** unter weitgehender Schonung der Stimmlippe als Methode der Wahl bei der Behandlung bilateraler Rekurrensparesen erwiesen. Diese Methode erlaubt die Erhaltung einer akzep-tablen Stimmqualität bei gleichzeitiger Verbesserung der Respiration ohne Tendenz der Aspiration wesentlich besser als die konkurrierenden Verfahren von Lateralfixation oder Chordektomie.

Die Frage der Durchtrennung eines **Diaphragma laryngis** ist meist keine phonochirurgische Indikation. Man darf nicht erwarten, durch die eine oder andere Methode der Durchtrennung in jedem Fall eine Verbesserung der Stimmqualität zu erreichen, wenn es nicht im dorsalen Anteil noch schwin-gungsfähige Anteile der Stimmlippen mit erhaltenem Reinke-Raum und Ver-schieblichkeit der Mukosa gibt. Die Vernarbung im Zuge der Diaphragma-bildung ist so gravierend, daß man auf eine Wiederherstellung der verschie-denen Gleitschichten mit ihrer Elastizität nicht hoffen kann.

4.6
Transkutane Eingriffe am Kehlkopfskelett („laryngeal framework surgery")

Stimmverbessernde Eingriffe am Kehlkopfskelett gehen auf den österreichi-schen Generalarzt Erwin Payr (1915) zurück, der Kriegsverletzungen mit Rekur-rensparesen dadurch behandelte, daß er einen Knorpellappen am Schildknorpel bildete, ihn nach medial verlagerte und dadurch die gelähmte Stimmlippe in Medianstellung schob. Später wurde die Methode von Isshiki (1989) verfeinert. Zugrunde liegt die Idee, durch indirekte Manipulation, nämlich ausschließlich durch Änderung des Stützknorpelskeletts, in das dynamische Gleichgewicht der Stimmlippenschwingung einzugreifen, ohne ein direktes Trauma an den Stimmlippen zu hinterlassen. So bleibt die postoperative Vernarbung an den Stimmlippen auf ein Minimum reduziert und die mehrschichtige, elastisch-schwingungsfähige Struktur erhalten. Infolgedessen ist das postoperative Ergebnis der Stimmfunktion besser, als wenn direkte Eingriffe an den Stimmlippen vorgenommen werden.

Während Isshiki in seiner Monographie 4 Typen der Thyreoplastik unterscheidet, sind nur 2 Methoden in breiterem Einsatz:

- die Thyreoplastik (nach Typ I) und
- die Arytänoidrotation.

Der operative Zugang ist anfangs bei beiden gleich. Nach Prämedikation und Lokalanästhesie wird von einer horizontalen Inzision etwa in der Mitte zwischen der Incisura thyreoidea und dem tastbaren Ringknorpel die Schildknorpelplatte der betroffenen Seite freigelegt. Je nach Ossifikation des Knorpels wird mittels Messer oder einer Fräse ein rechteckiges Stück Knorpel (Größe 5 × 12 mm bei Männern, 4 × 10 mm bei Frauen) herausgeschnitten, wobei das innere Perichondriumblatt erhalten bleibt (Abb. 1).

Das exzidierte Knorpelstück wird mittels eines entsprechend zurechtgeschnittenen Silikonblocks soweit nach medial imprimiert, daß die gelähmte Stimmlippe in eine günstige mediale Position kommt. Der Silikonblock wird mit Nähten fixiert und verbleibt in situ.

Den Effekt der Medialisierung auf die Stimmfunktion kontrolliert man durch

- intraoperative Stroboskopie mittels eines transnasalen flexiblen Endoskops,
- intraoperative auditive Stimmprüfung.

Es ist faszinierend zu erleben, wie geringe Positionsänderungen des medialisierten Knorpelstückes intraoperativ zu drastischen Änderungen der Stimme führen. (Hier beobachtet der Kliniker ein praktisches Beispiel der Chaostheorie mit einer Bifurkation im Phasenraum: Die Stimmlippen zeigen „chaotisches" Schwingungsverhalten.) Das Wundsekret wird über eine Drainage abgeleitet (möglich als Miniredon oder Lasche), die nach etwa 3 Tagen gezogen wird.

Abb. 1.

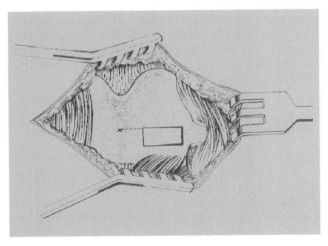

Wichtig ist eine penible *intraoperative Blutstillung*. Zwar kann ein endo-
laryngeales Hämatom oder Ödem in der Praxis kaum so stark werden, daß es
zu Atemproblemen kommt. Aber selbst geringe Schwellungszustände des
endolaryngealen Weichteilgewebes können intraoperativ die Stimmfunktion
so beeinflussen, daß Operateur und Patient sich damit zufriedengeben und
keine weitergehende Medialisierung anstreben. Klingt die Schwellung im
postoperativen Verlauf ab, kann die zunächst gute Stimmqualität deutlich
nachlassen.

Aufgrund der geringen Komplikationsrate und des sehr günstigen Langzeit-
erfolges ist die **Thyreoplastik** die Methode erster Wahl bei der operativen
Behandlung von Rekurrensparesen.

Besteht die Glottisschlußinsuffizienz vorwiegend im dorsalen Anteil, so läßt sich
mit „Thyreoplastik" der Luftverlust während der Phonation und damit eine
wesentliche Komponente von Heiserkeit nicht wesentlich beeinflussen. In
diesem Fall ist eine *„Arytaenoidrotation"* die Methode der Wahl, und dennoch
wird sie selten durchgeführt: Ihr Hauptnachteil ist die schwierige operative
Prozedur.

In der Praxis wird die Arytaenoidrotation an die Thyreoplastik angeschlossen, wenn letztere die Stimmqualität nicht ausreichend verbessert.

Nach Freilegung der Schildknorpelplatte wird der M. cricopharyngeus an seinem dorsalen
Ende vom Schildknorpel abgetrennt und das Krikothyreoidgelenk gelöst. Meist muß ein 1 cm
breiter Streifen an der Rückseite des Schildknorpels reseziert werden. Man sucht dann auf der
Ringknorpelplatte von kaudal kommend das Krikoarytaenoidgelenk auf und identifiziert dort
den Processus muscularis. Der Processus muscularis wird durch – in der Regel 2 – Haltenähte
an dem Silikonblock fixiert, der zum Zwecke der Thyreoplastik und Medialisierung im
ventralen Anteil implantiert wurde (Abb. 2).

Abb. 2.

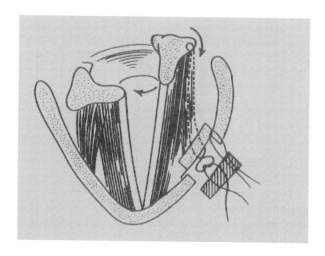

Durch Regulation der Spannung dieses Haltefadens läßt sich der Grad der dorsalen Medialisierung einstellen und damit die Stimmqualität intraoperativ kontrollieren. Als Haltefäden
müssen hierbei nichtresorbierbare Nylonfäden dienen, die die applizierte mechanische Spannung (in der Regel zwischen 20 und 40 g) auch über längere Zeit halten können.

Die „laryngeal framework surgery" hat die operative Behandlung, insbesondere
bei Paresen, auf eine völlig neue Basis gestellt. Das Konzept, die schwingungsfähigen Strukturen nicht zu tangieren und statt dessen fernab von ihnen zu
operieren, hat sich so gut bewährt, daß andere Techniken (Stimmlippenaugmentation) demgegenüber in den Hintergrund getreten sind.

4.7
Laryngeale Injektion – Stimmlippenaugmentation

Gegenüber den transkutanen Eingriffen bedeutet eine endoskopisch kontrollierte Stimmlippenaugmentation einen deutlich geringeren Aufwand und
besitzt außerdem den Vorteil, keine äußerlich sichtbaren Narben zu hinterlassen. Diese Technik geht auf Brünings zurück, der bereits vor dem 1. Weltkrieg
Paraffin einsetzte, um eine gelähmte und atrophische Stimmlippe zu ver-
größern, so daß wieder ein vollständiger Glottisschluß erreicht werden kann.
Seitdem wurden verschiedenste Substanzen ausprobiert, von denen sich eigentlich nur Teflon (Polytetrafluoroäthylen, PTFE), Silikon und Kollagen haben
etablieren können.

4.7.1
Teflon und Silikon

Nach Prämedikation und Oberflächenanästhesie wird dem sitzenden Patienten
unter Sicht mit dem 90°-Endoskop das Fremdmaterial eingespritzt. Der Eingriff
ist nicht in Allgemeinnarkose zu empfehlen, weil dabei keinerlei Kontrolle der
Stimmfunktion und des Stimmlippentonus möglich ist. Die Injektionsnadel an
einem abgebogenen Injektor wird unter Beiseitedrängung der Taschenfalte am
Übergang von Stimmlippe in Sinus Morgagni mit laterokaudaler Stichrichtung
eingestochen. Auf diese Weise wird der Kunststoffbolus lateral des M. vocalis
plaziert. Ist der Stellknorpel noch mobil, wird er durch die Injektion rotiert.
Typisch können bis zu 1 ml des Materials injiziert werden.

Zwei *wesentliche Fehler* sind bei dieser Technik möglich:

- Injektion der Substanz in die Vokalismuskulatur oder gar in den Reinke-
  Raum,
- Überkorrektur, d. h. Injektion von zuviel Material.

In beiden Fällen resultiert eine heisere, sehr rauhe Stimmqualität, die sich
nicht mehr rückgängig machen läßt.

Die in Einzelfällen beschriebene Absiedelung von Teflon in andere Körperregionen und die noch offene Frage, ob das Halogenradikal F^- freigesetzt
werden und langfristig karzinogen wirken könne, haben zu einem zurückhal-
tenden Umgang mit Teflon geführt.

4.7.2
Kollagen

Die zeitweise sehr verbreitete Stimmlippenaugmentation mit Kollagen erfordert
eine andere Injektionstechnik. Das Material wird (unter Sicht) in den Reinke-
Raum hinein injiziert. Die dadurch sich ergebenden Verklebungen zwischen
Schleimhaut und Muskulatur und ebenso die dem Material eigene Schrump-
fungstendenz führen zu einer generellen Verschlechterung der Stimmqualität
mit phonatorischem Stillstand, so daß diese Methode heute selten durchgeführt
wird. Sie dient allenfalls zur Kompensation einer anders nicht zu korrigieren-
den Schlußinsuffizienz (geringere Anstrengung beim Sprechen durch weniger
Luftverschwendung).

4.8
Botulinustoxininjektion

Bei spasmodischer Dysphonie hat sich die symptomatische Behandlung durch
passagere Lähmung der motorischen Endplatte mit Botulinus-A-Toxin bewährt.
Das Medikament wird als gefriergetrocknetes Pulver des Toxins geliefert und
muß zu einer Konzentration von 2 $^1/_2$ Einheiten pro 0,1 ml aufgelöst werden
(beachte: Die Einheitsdefinitionen sind vom Präparat/Hersteller abhängig!).
Mittels der genannten Injektionstechniken wird unter endoskopischer Sicht
Botulinustoxin in den Bereich des M. thyreoarytaenoideus vocalis injiziert,
wobei eine Dosis von 2 $^1/_2$ Einheiten für jede Seite üblich ist. Die Tiefe der Injektion wird üblicherweise durch ein paralleles Kehlkopf-EMG kontrolliert.

Die Injektionstechnik ist nicht schwieriger als bei einer Stimmlippenaugmentation. Unmittelbar nach der Behandlung bemerken die Patienten für einige
Tage eine stark behauchte Stimme und gelegentlich auch einen Hustenreiz auf
Flüssigkeiten, was sich rasch normalisiert. Die Stimmverbesserung hält
üblicherweise für 3 Monate an. Es sind dann Folgebehandlungen nötig, die etwa
alle 4–6 Monate vorgenommen werden müssen, wenn man die Stimmqualität
verbessern will. Eine Gewöhnung oder notwendige Dosiserhöhungen sind
bisher nicht bekannt.

4.9
Laryngeale Reinnervationstechniken

Nachdem sich beim N. facialis Reanastomosierung, Nervinterposition und
andere Rekonstruktionstechniken sehr bewährt haben, war die Frage zu
prüfen, ob dieses nicht auch bei der Behandlung von Rekurrensparesen funk-
tionieren könnte. Nach anfänglichen Erfolgen (Miehlke 1974, Arold) scheiterte
die Reanastomosierung des Rekurrens jedoch an dem Problem, daß Ad- und
Abduktion von denselben Nerven ausgelöst werden, die Adaptation bei
Nervanastomosen jedoch nicht so differenziert vorgenommen sein kann,
daß man die verschiedenen Innervationsgebiete auch verschieden ansteuern
kann.

Die Reinnervationstechniken hatten somit vorwiegend die Wiederherstellung eines muskulären Tonus zum Ziel. Von Ogura in den 70er Jahren initialisiert, führte Tucker die erste Nerv-Muskel-Transposition durch, wobei er aus der Ansa cervicalis des N. hypoglossus ein Nerv-Muskel-Präparat mit Teilen des M. omohyoideus isolierte und dieses von einem lateralen Zugang in den M. crico-arytaenoideus posterior verlagerte (Postikus). Auch diese Techniken können heute nicht als Basisinventar der Phonochirurgie betrachtet werden, da sie noch nicht ausgereift genug sind, um als Methode generell empfohlen zu werden.

5
Spezielle Indikationen

5.1
Benigne Veränderungen an den Stimmlippen

5.1.1
Polypen

Stimmlippenpolypen beruhen in aller Regel auf entzündlichen Veränderungen, die durch die Kombination von akuter (evtl. verschleppter) Laryngitis und gleichzeitiger Stimmüberlastung zustande kommen. Die Überlastung des Gewebes führt innerhalb der Mukosa zu Rhagaden, aus denen sich eine Granulation entwickelt, die 2–3 Monate nach dem Ereignis als Polyp imponieren kann. Der oft vermutete Zusammenhang mit chronischer Sinusitis kann aus der reichlichen phoniatrischen Praxis nur dann bestätigt werden, wenn der Infekt auch zu einer manifesten Laryngitis geführt hat.

Kleine Polypen mit schmaler Basis lassen sich in der Regel indirekt mikrolaryngoskopisch am wachen sitzenden Patienten in Oberflächenanästhesie abtragen. Erleichtert wird die Abtragung durch eine medikamentöse Vorbehandlung (ggf. systemische antibiotische Abdeckung, Kehlkopfinstillationen, Inhalationen): Der entzündliche Begleitprozeß wird dadurch verkleinert, und der Polyp grenzt sich gut gegen die gesunde Umgebung ab. Bei der Abtragung muß die gesamte Basis mitgenommen werden, aber die Mukosa weitestmöglich erhalten bleiben. Insbesondere müssen an den Wundrändern noch vorstehende Schleimhautbürzel vermieden werden, die die Entwicklung neuer Polypen begünstigen. Der operative Hebedefekt sollte eben sein und nicht zu konkav ausfallen.

5.1.2
Zysten

Selten, aber diagnostisch unverkennbar, sind Epidermoidzysten, die als kleine eiförmige Verdickungen, glattberandet, gelegentlich weißlich durchscheinend, in den Stimmlippen liegen. Solche Zysten werden am besten in Intubationsnarkose unter direkter Mikrolaryngoskopie abgetragen. Man kann heute diese oft nur 2–3 mm großen Zysten genauso präparieren, wie man es makroskopisch

von der lateralen Halszyste gewöhnt ist: Nach einer oberflächlichen Schleim-
hautinzision wird die Schleimhaut gespreizt und die Zyste stumpf ausgelöst,
wobei man zunächst ihren dorsalen Pol freilegt und sie dann mit einem kleinen
Präpariertupfer aus ihrem Bett herauswälzt. Bei vorsichtiger Manipulation lassen sich fast immer das Einreißen der oberflächlichen Mukosa, Blutungen und
Begleitödeme vermeiden. Der abschließende Operationssitus zeigt dann nur
noch die schlitzförmige Inzision. Ein Problem nach Zystenentfernung ist gelegentlich die dellenförmige Exkavation, die sich bei intakter Schleimhaut an
der Stelle bildet, wo zuvor die Zyste zu einem konvexen Stimmlippenrand
geführt hat. In der Regel normalisiert sich diese Exkavation innerhalb von
3–6 Monaten. Es ist nicht bekannt, ob es sich dann um eine Erholung des
M. vocalis oder eine Bindegewebeauffüllung des Defektes handelt.

5.1.3
Reinke-Ödeme

Auch ein Reinke-Ödem wird günstigerweise unter Intubationsnarose in direkter Mikrolaryngoskopie abgetragen. Die Indikation ist auch phonochirurgisch,
d.h. elektiv, da keine maligne Entartung von Reinke-Ödemen bekannt ist. Also
gehört zur Operationsindikation auch die Bereitschaft der zumeist weiblichen
Patienten, *auf die Hauptnoxe (Rauchen)* zu *verzichten*. Ist eine Patientin dazu
nicht bereit, relativiert sich die Operationsindikation drastisch. Viele Patien- **!**
tinnen haben sich an ihre tiefe, „rauchige" Stimme so gewöhnt, daß sie sie als **●**
Teil ihrer Persönlichkeit schätzen und auf keinen Fall eine Änderung wünschen.
In solchen Situationen wäre eine Operationsindikation nur dann gegeben, wenn
ein ausgeprägtes Ödem bereits zu einer Ventilstenose des Kehlkopfs führt.
    Das operative Vorgehen orientiert sich an 2 Randbedingungen:

● Etwa 1–2 mm vor der vorderen Kommissur und in dieser selbst gibt es keinen
  Reinke-Raum, also auch kein Ödem.
● Es muß möglichst viel Schleimhaut geschont werden.

Das vielfach noch übliche *Stimmlippenstripping* hat sich als katastrophal er- **!**
wiesen und ist daher streng verboten, zumal wenn es beidseits durchgeführt **●**
wird und so „großzügig", daß die vordere Kommissur miterfaßt wird. Ein solches
Vorgehen birgt ein hohes Risiko für das Entstehen eines Diaphragma. Da es aus
anatomischen Gründen möglich ist, die vordere Kommissur zu schonen, können
durchaus beide Stimmlippen in einem Eingriff operiert werden.

Hierbei wird die Mukosa der ödematösen Stimmlippe lateral am Übergang zum Sinus
Morgagni oberflächlich inzidiert und von dieser Inzision nach medial geklappt. Das ödematös
veränderte, z. T. organisierte Bindegewebe wird dann abgesaugt oder exprimiert bzw. mit kalten Instrumenten abgetrennt und die Schleimhaut wieder zurückgeschlagen. In aller Regel
sind dann 2–5 mm der Schleimhaut übrig. Der Schleimhautüberstand wird abgetragen, und
die Wundränder werden sorgfältig adaptiert. Eine Verwendung von Fibrinkleber ist nicht
notwendig.

Mit dieser Operationstechnik läßt sich ein Reinke-Ödem durchaus in einer
Sitzung beidseitig operieren. Bei deutlichen Größenunterschieden sollte man

allerdings zunächst nur den ausgeprägteren Befund korrigieren und nach dem stimmfunktionellen Resultat entscheiden, ob die Gegenseite zusätzlich operiert werden soll. Durch die Reduktion der schwingenden Masse der Stimmlippe wird automatisch die *Stimmgrundfrequenz erhöht.* Je nachdem, wie ausgeprägt der postoperative Vernarbungsprozeß verläuft, gibt es regelmäßige und unregelmäßige Schwingungskomponenten, die noch eine mehr oder weniger deutlich hörbare Rauhigkeit der Stimme verursachen. Im Optimalfall behält eine Patientin keinerlei hörbare Stimmstörung zurück, auch wenn stroboskopisch die verminderten Randkantenverschiebungen eindeutig zu erkennen sind.

5.1.4
Phonationshyperplasien

Stimmüberlastungsknötchen sind organische Sekundärveränderungen bei funktioneller Dysphonie mit vorwiegend hyperfunktioneller Komponente, d.h. Verschiebung des dynamischen Gleichgewichts hin zu hohem subglottischem Druck bzw. endolaryngealem Tonus.

Nach Lehrbuch treten die Sekundärveränderungen als Knötchen auf, in der Regel auf beiden Stimmlippen symmetrisch, am Übergang vom vorderen auf das mittlere Glottisdrittel. Es gibt aber auch zahlreiche untypische Knötchen, die Kittel als Phonationshyperplasien bezeichnet, die sich breitbasig und unsymmetrisch entwickeln.

Man muß Stimmüberlastungsknötchen im Kindes- von solchen im Erwachsenenalter unterscheiden. Typische juvenile Knötchen (vor der Pubertät) treten überwiegend bei Jungen auf. Weil die juvenilen Knötchenbildungen bei Jungen eine sehr gute Spontanrückbildungstendenz in der Pubertät zeigen (praktisch zu 100%), werden sie nicht operiert.

Im Erwachsenenalter entwickeln fast ausnahmslos Frauen Stimmüberlastungsknötchen, die dann eine weniger günstige Prognose haben. Ob, wann und wie man die Knötchenbildung bei erwachsenen Frauen operieren soll, wird kontrovers diskutiert. Es ist sicherlich sinnlos, überlastungsbedingte Veränderungen operativ abtragen zu wollen, ohne an der auslösenden Ursache etwas zu ändern, nämlich der funktionellen Stimmstörung.

Wendlers Konzept sieht vor, inzipiente Knötchen baldmöglichst zu operieren, die noch als Randödem imponieren, mit dem Argument, erst müsse die Anatomie wiederhergestellt werden, bevor man an die Normalisierung der Funktion gehen könne. Erst nach abgeschlossener Wundheilung beginnt Wendler die notwendige Stimmübungsbehandlung.

Martin und auch Barth hingegen halten eine rein konservative Behandlung der sog. „weichen" Knötchen für möglich und verweisen auf die Rückbildung unter der Übungsbehandlung. Sie schlagen die Operation von Knötchen erst in dem Zustand vor, wenn es zur fibrotischen Induration mit massiver Störung der Glottismechanik gekommen ist („harte" Knötchen). In diesem Moment ist aber der Elastizitätsverlust des Reinke-Raumes nicht mehr rückgängig zu machen, den man nach allem bisher Gesagten vermeiden will.

Eine eindeutig entscheidbare Wahrheit in dieser Frage gibt es wohl nicht. Man wird das Vorgehen mit der Patientin absprechen, ihr die verschiedenen Konzepte erläutern und von der Entschlußfreudigkeit den Zeitpunkt der operativen Intervention abhängig machen. Diese verliert viel von ihrem Schrecken, wenn sie (wie von Wendler praktiziert) ambulant ohne Narkose durchgeführt wird und außer Stimmschonung keine weitere persönliche Einschränkung nach sich zieht. Postoperative Übungstherapie ist aber unerläßlich.

5.1.5
Kontaktgranulom

Als Kontaktgranulom bezeichnet man einen gelegentlich exulzerierten Gewebeüberschuß im Bereich des Processus vocalis des Arytaenoidknorpels. Das Kontaktgranulom wuchert meist unsymmetrisch auf beiden Seiten und entwickelt oft einseitig eine *Kontaktschüssel*, in die die Wucherung der Gegenseite genau hineinpaßt. Kontaktgranulome werden ebenfalls (wie Stimmüberlastungsknötchen) als organische *Sekundärmanifestation einer funktionellen Dysphonie* angesehen, in diesem Fall mit hypofunktioneller Komponente (Tonusverlust des M. vocalis und Versuch der Kompensation durch exzessive Erhöhung des interarytaenoidalen Anpreßdrucks bei der Phonation, dadurch oberflächliche Mukosaverletzung mit nachfolgender Granulation). Kontaktgranulome gibt es bei Kindern und Jugendlichen nicht. Im Erwachsenenalter sind *ausschließlich Männer* betroffen.

Eine überzufällige Häufung findet man bei der Kombination Kontaktgranulom und **gastroösophagealer Reflux**, allerdings gibt es keinen Helicobacternachweis in Kontaktgranulomen. Offenbar begünstigt der erhöhte Vagotonus unabhängig voneinander Reflux, hypofunktionelle Dysphonie und Kontaktgranulom.

Kleinsasser hat in umfangreichen Untersuchungen *keine maligne Entartungstendenz* von Kontaktgranulomen gefunden. Auch wenn ein Kontaktgranulom wegen seiner Größe und durch die oberflächliche Exulzeration dem Unerfahrenen bedrohlich erscheinen mag, ist es in aller Regel *keine Operationsindikation*, nicht einmal zu der oft als Schutzbehauptung vorgeschobenen Probebiopsie.

5.2
Einseitiger Stimmlippenstillstand

Bei einseitigem Stimmlippenstillstand stellt sich diagnostisch immer die Frage nach myo-, arthro- oder neurogener Ursache. Im Rahmen dieser Darstellung können die seltenen myogenen Ursachen außer Betracht bleiben.

Die Differentialdiagnose zwischen Arytaenoidluxation und Recurrensparese ist mit letzter Sicherheit nur durch ein Kehlkopf-EMG zu stellen: Ein normal dichtes Interferenzmuster der gelähmten Seite beweist eine Arytaenoidluxation.

Man erhält oft aus der Anamnese eindeutige Hinweise auf ein unmittelbar vorausgegangenes, meist iatrogenes Trauma (Intubation, Broncho- oder Gastroskopie, Ernährungssonde).

Einzelne Autoren (Barth, Radü) empfehlen bei **Luxation des Arytaenoidknorpels** seine Reposition auf endoskopischem Wege und verweisen auf die dann unmittelbare und anhaltende Verbesserung der Stimmqualität. Die meisten anderen Berichte bewerten die stimmfunktionelle Prognose der Aryluxation weniger gut. Eine echte Arytaenoidluxation führt stets zu einer Zerreißung der Gelenkkapsel des Krikoarytaenoidgelenks und in der Folge zu narbiger Fixation des Gelenks. Als funktioneller Endzustand resultiert ein einseitiger Stimmlippenstillstand, der mit einer Defektheilung bei Rekurrensparese vergleichbar ist. Dennoch sollten bei einer Luxation operative Remobilisation und Reposition erwogen werden.

Die mit Abstand *häufigste Ursache einer Rekurrensparese* ist eine Komplikation nach **Schilddrüsenoperation**, danach folgen idiopathische Paresen in der Häufigkeit. Die Patienten können in aller Regel den Zeitpunkt des Beginns der Parese sehr genau datieren. Idiopathische Rekurrensparesen haben eine außerordentlich günstige Prognose (70–80 % Spontanheilung), die Paresen nach Strumektomie verhalten sich prognostisch geringfügig schlechter, aber immer noch relativ gut mit Spontanerholungen von bis zu 50–60 %, regional sehr unterschiedlich und offenbar abhängig von der Qualität der Chirurgen.

Phonochirurgische Korrekturmaßnahmen der Stimmstörung bei Rekurrensparese sollten somit aufgeschoben werden, bis die Parese als definitiv betrachtet werden kann. Das ist in der Regel nach einer Karenzzeit von 12 Monaten nach Paresebeginn der Fall.

Ausnahmen bilden hier ältere Patienten (Alter höher als 65 Jahre), bei denen nach einer Schilddrüsenoperation eine einseitige Rekurrensparese aufgetreten ist. Bei diesen Patienten findet man häufiger als bei den jüngeren eine für die Phonation sehr ungünstige Intermediär- oder Lateralstellung der Stimmlippe. Da bei diesen Patienten Übungsmaßnahmen weniger Erfolg zeitigen als bei jüngeren, sehen wir es als gerechtfertigt an, in solch einem Fall bereits frühzeitig, d. h. bei extremem Tonusverlust schon ab dem 3. Monat nach Paresebeginn, eine operative Stimmverbesserung zu unternehmen.

Akutmaßnahme bei einer durch Rekurrensparese bedingten Stimmstörung ist die konservative *Stimmübungsbehandlung*. Wir lehnen uns an das Behandlungskonzept des funktionalen Stimmtrainings nach Rohmert an, das von Kruse für die klinische Anwendung adaptiert wurde.

Eine wesentliche Verbesserung der letztlichen Stimmqualität wird erreicht, wenn die Stimmübungsbehandlung durch *Reizstrom* unterstützt wird. Die vielfach geübte Praxis der Überweisung zur Reizstromtherapie in einer physikalischen Therapie ist dabei allerdings nicht hilfreich und beeinflußt die letztlich erreichbare Stimmqualität nicht. *Die Reizstromanwendung muß simultan mit der Phonation erfolgen.* Während der Stimmübungsbehandlung wird die Patientenstimme mit einem Mikrophon aufgenommen und mit dem geeignet vorverarbeiteten Mikrophonsignal das Reizstromgerät gesteuert. Leider wird eine solche Funktionalität nur von wenigen Reizstromgeräten geboten.

Die Stimmtherapie bei akuter Rekurrensparese gleich welcher Ursache muß „intensiv" erfolgen, womit mindestens 1 Behandlung täglich gemeint ist, in der Anfangsphase sogar zwei Therapien. Patient und Therapeut müssen hierfür entsprechend Zeit erübrigen. Das von Therapeuten manchmal vorgeschützte Argument des Zeitmangels bemäntelt nur mangelnde Organisation, in solchen Fällen kann u. U. eine *stationäre Behandlung* weiterhelfen, die sich bei uns sehr bewährt und so manche phonochirurgische Maßnahme eingespart hat. Wenn der Patient diese Zeit nicht aufbringen kann oder mag, ist sein Leidensdruck offensichtlich nicht so hoch. Dann wird man auch spätere phonochirurgische Interventionen sehr sorgfältig indizieren müssen und vor allem den Patienten fragen, was er selbst zu seiner eigenen Stimmrehabilitation beizutragen bereit ist.

Zur phonochirurgischen Therapie der Stimmstörung bei definitiver einseitiger Rekurrensparese stehen Injektionstechniken zur Stimmlippenaugmentation in Rivalität zu transkutanen Eingriffen (Thyreoplastik mit oder ohne Arytaenoidrotation). Im Zeitalter der minimalinvasiven Chirurgie entscheiden sich Patienten gern für die Injektionstechnik.

Die Thyreoplastik bringt, ggf. ergänzt durch Arytaenoidrotation, die eindeutig besseren stimmlichen Endresultate. Eine günstige Prognose für die Stimmfunktion ist besonders dann gegeben, wenn man präoperativ durch laterale Kompression der Schildknorpelflügel eine Stimmverbesserung erreichen kann.

Wir haben deswegen die Stimmlippenaugmentation wieder verlassen und führen sie nur noch bei Ausnahmeindikationen durch. Da man intraoperativ die Stimmqualität laufend mitverfolgen, die Schwingung stroboskopisch beobachten und Überkorrekturen sofort wieder rückgängig machen kann, hat sich die Thyreoplastik eindeutig als die überlegene Technik erwiesen.

5.3
Spasmodische Dysphonie

Schon die Namensgebung ist bemerkenswert: weil es sich nicht um eine spastische Lähmung in neurologischem Sinne handelt, doch der Stimmklang wie spastisch unterbrochen wirkt, hat man die frühere Bezeichnung „spastische" in „spasmodische" Dysphonie geändert (von griechisch ωδη = Gesang), um Klang und Satzmelodie zu beschreiben. Inzwischen herrscht Einigkeit darüber, daß eine spasmodische Dysphonie ebenso wie ein Torticollis spasticus, ein Hemispasmus facialis oder ein Blepharospasmus zur Gruppe der *fokalen Dystonien* gehören.

Wer einmal eine spasmodische Dysphonie gehört hat, vergißt sie nicht und kann die *Diagnose aus dem Stimmklang* fast auf Distanz stellen. Allerdings kommt das Krankheitsbild der spasmodischen Dysphonie selten vor und wird daher oft verkannt. Patienten lassen sich nicht selten von 8–10 verschiedenen Ärzten beraten, bevor eine definitive Diagnose gestellt wird. Zahlreiche *Analogien zum Stottern* (z. B. Normalisierung der Stimme beim Singen und bei der Laryngoskopie) haben zum Beinamen „laryngeales Stottern" geführt.

Man unterscheidet 2 verschiedene Typen der spasmodischen Dysphonie:

- Adduktortyp und
- Abduktortyp,

die charakteristisch unterschiedlich klingen. Von ihnen ist der Adduktortyp der häufigere: Dabei kommt es während der Phonation zu knarrenden Unterbrechungen des normalen Stimmklanges (sog. „voice breaks"), die die Sprechstimme schlecht verständlich werden lassen. Nur der Adduktortyp der spasmodischen Dysphonie kann symptomatisch behandelt werden.

Während früher Dedo (1976) den N. recurrens einseitig reseziert und dadurch eine dauerhafte Lähmung herbeigeführt hat, die zu einer nicht selten nur vorübergehenden Normalisierung des Stimmklanges führte, gilt dieses Vorgehen heute als ebenso überholt wie die Psychotherapie, die zeitweise empfohlen wurde. Die *Therapie der Wahl beim Adduktortyp* ist die Injektion von Botulinustoxin A in den M. vocalis und lateralis. Nachteilig ist die begrenzte Wirkdauer von etwa 4 Monaten und damit der Zwang, die Injektionen in regelmäßigen Abständen von 4–6 Monaten zu wiederholen. Bei gleichzeitig exorbitant hohem Medikamentenpreis (1 Ampulle Botox derzeit über 700 DM) und noch fehlender Freigabe des Medikaments für das Indikationsgebiet „spasmodische Dysphonie" ist die Anwendung auf wenige Zentren beschränkt, die ein genaues Protokoll über die Ergebnisse führen müssen.

Überlegungen zu Alternativen werden angestellt und befassen sich damit, auf dem Wege einer Thyreoplastik die Vokalismuskulatur auszudünnen, ohne den Reinke-Raum und die freie Stimmlippenkante zu tangieren. Auch die gezielte Injektion von Kortikoidkristallsuspension in den M. vocalis ist versucht worden, die dort mittelfristig zu einer lokalen Atrophie führt. Solche Eingriffe werden vereinzelt in den USA vorgenommen, können aber (noch?) nicht als bewährte Methode empfohlen werden.

5.4
Veränderung der Stimmgrundfrequenz (Transsexualität und Androphonie)

Nach erfolgreichem Abschluß aller plastischen Korrekturen fühlt sich die transsexuell verwandelte Patientin oft durch das unverkennbar männliche Merkmal der tiefen Stimme gestört und erwartet vom Phonochirurgen ebenfalls eine Korrektur. Die Patientinnen sind in erstaunlichem Umfang bereit, operative Maßnahmen über sich ergehen zu lassen. Auch die durch endo- oder exogene

Hormonzufuhr abgesenkte mittlere Sprechstimmlage der erwachsenen Frau kann gelegentlich zur Überlegung einer operativen Erhöhung der Stimmgrundfrequenz führen.

Von den theoretischen Möglichkeiten

- Erhöhung der Stimmlippenspannung,
- Verringerung der schwingenden Masse,
- Verkürzung der schwingenden Stimmlippenlänge

werden nur 2 verschiedene Verfahren praktisch genutzt:

- die Krikothyreoideopexie mit Gegeneinanderkippen von Schild- und Ringknorpel (Isshiki),
- die Glottoplastik mit Verkürzung der freien schwingenden Stimmlippe (Wendler).

Isshikis Methode wurde in Europa vor allen Dingen von Mahieu (1994; Amsterdam) eingesetzt. Die Zahl der dort operierten Patienten ist für deutsche Verhältnisse erstaunlich hoch. Nach einem transkutanen Zugang wie bei der Thyreoplastik werden Ring- und Schildknorpel durch nichtresorbierbare Seiden- bzw. Metallnähte aufeinander zu gekippt und beide Stimmlippen dadurch gespannt. Insbesondere bei dicken Stimmlippen, also erhöhter Masse (Androgenfolge), ist der erreichbare Effekt begrenzt.

Gelegentlich wird in demselben Eingriff versucht, den prominenten Adamsapfel zu verkleinern, ein ebenfalls unweibliches Merkmal. Bei zu großzügiger Verkleinerung kann durch den Eingriff in die Stützfunktion der erwünschte Effekt der Grundfrequenzanhebung wieder abgeschwächt werden.

Wendlers Glottoplastik wird mikrolaryngoskopisch durchgeführt: Die sonst so sorgfältig vermiedene Synechie in der vorderen Kommissur wird bewußt hergestellt, indem dort die Schleimhaut komplett abgetragen wird. Mit 1–2 Fixationsnähten zwischen linker und rechter Stimmlippe wird das vordere Stimmlippendrittel zwischen rechter und linker Seite vernäht. Die Naht wird zusätzlich durch Fibrinkleber gesichert. Dadurch wird die freie Länge der Stimlippen um etwa $1/3$ verkürzt und die Stimmgrundfrequenz um 5–9 Halbtöne heraufgesetzt.

Beide Methoden gehören wegen der geringen Zahl der Patienten nach wie vor in den Bereich der experimentellen Medizin, deren Ergebnisse nicht vorhergesagt werden können. Zwar ist es möglich, die Stimmgrundfrequenz etwas zu erhöhen, in Ausnahmefällen sogar um eine ganze Oktave, jedoch ist ein Phänomen des unnatürlichen Stimmklanges nicht zu beeinflussen: die Anpassung des Stimmentstehungsmechanismus an den Vokaltrakt, der nach wie vor bei den transsexuellen Patientinnen männliche Dimensionen hat. Die nichtlineare Rückwirkung des Vokaltraktes auf die Stimmentstehung führt auch bei diesen Patientinnen bei ausgeprägt männlicher Konfiguration des Vokaltraktes dazu, daß trotz erhöhter Stimmgrundfrequenz die Stimme von uneingeweihten Gesprächspartnern (z. B. am Telefon) noch immer nicht eindeutig als weiblich klassifiziert wird. Dieses Problem führt auf die Frage „Welche Merkmale einer Stimme sind eigentlich typisch weiblich?", die auch bei moderner Meßtechnik bislang nicht eindeutig zu beantworten ist.

Inzwischen gibt es von seiten der Kostenträger zunehmend Widerstand gegen diese Art der Operation. Auch die Sozialrechtsprechung hat sich nicht eindeutig geäußert, nachdem von einigen Psychiatern Transsexualität als eine Variante des Verstümmelungstriebes interpretiert wurde. Mit einer größeren Anzahl von Patientinnen ist in Deutschland kaum zu rechnen.

6
Nachbehandlung

Nach einem phonochirurgischen Eingriff muß eine gewisse Phase der Schonung eingehalten werden. Üblicherweise dauert es 7–10 Tage, bis die Wunde etwa nach Abtragen eines Polypen verheilt ist. Für 3 Tage erhält der Patient absolutes Sprechverbot und darf sich nur über Schreibtafeln verständigen, ähnlich wie ein Laryngektomierter. Ab dem ersten postoperativen Tag muß für eine adäquate Benetzung gesorgt werden: Bei uns hat sich die 2mal tägliche endoskopisch kontrollierte Instillation mit Huzly-Lösung bewährt, die auf Miehlke zurückgeht. Die Nachbehandlung muß ärztlich kontrolliert werden: Unterstützt wird diese Medikamentenapplikation von Inhalationen mit ätherischen Ölen in niedriger Konzentration. Bei zu hoher Konzentration oder zu intensiver Anwendung können schlimme Reizzustände auftreten.

! Eine systemisch-antibiotische Abdeckung nach phonochirurgischen Operationen ist in der Regel nicht nötig. Dies gilt auch für die transkutanen Eingriffe am Kehlkopfskelett und selbst dann, wenn zur Drainage des postoperativen Sekretes eine Lasche eingelegt wird, die Wunde somit künstlich noch einige Tage geöffnet bleibt. Ausnahmen mögen sich ergeben bei besonders infektanfälliger Situation des Patienten oder intraoperativen Komplikationen, wie z.B. die akzidentielle Öffnung des Sinus piriformis.

Die häufigste *Komplikation* nach phonochirurgischen Eingriffen ist die Entwicklung von Granulationen im Stimmlippenbereich. Solche Granulationen treten auf, wenn

- die Wundfläche zu groß ist und/oder
- die Stimme zu früh belastet wird und/oder
- Inhalationsnoxen einwirken.

Neben der Ausschaltung der Noxen (Stimmruhe, Rauchverbot) hat sich dann eine *systemische Gabe von Kortikoiden* bewährt (Decortin initial 40 mg in absteigender Dosierung).

! Die Patienten müssen begreifen, wie ihre Stimme entsteht, und sich die inneren und äußeren Bedingungen bewußt machen, die für eine gute Stimme Voraussetzung sind. Dazu gehört ein Trainingsprogramm für Stimmhygiene, das unmittelbar nach der Phase der absoluten Stimmruhe einsetzen muß. Essentielle Voraussetzung ist die *Vermeidung jeglicher Inhalationsnoxen,* wozu besonders das Rauchen zählt. Ein Patient, der auf das Rauchen nicht verzichten kann oder will, wird normalerweise a priori nicht phonochirurgisch operiert. Eine lärmbehaftete Umgebung (durch die Verlockung zum Forcieren der Stimme), exzessive Trockenheit oder Temperaturschwankungen können die Wundheilung ungünstig beeinflussen.

Obwohl man alle diese Voraussetzungen im Aufklärungsgespräch zuvor klargemacht und die Operationsindikation nur gestellt hat, weil der Patient sich dieses Aufwandes, auch von seiner Seite aus, bewußt war, erinnern sich Patienten nach dem Eingriff oft nicht mehr an die zuvor festgelegte Geschäftsgrundlage. Schlampiger Umgang mit der eigenen Stimme und Reparaturmentalität ist dann gelegentlich der Grund für schlechte Ergebnisse.

Sehr bewährt hat es sich, eine Logopädin in der postoperativen Phase zur Führung des Patienten und einer Stimmbasistherapie hinzuzuziehen. Standard ist eine solche postoperative logopädische Therapie in Deutschland nicht. Für Polypenabtragungen mag der Verzicht auf logopädische Nachbehandlung akzeptabel sein, für alle größeren Eingriffe vergibt man so eine wesentliche Komponente des Operationserfolges.

Ein Problem kann in der Wundheilungsphase durch ösophagealen Reflux auftreten. Die Wundheilung kann sich durch die chemischen Einflüsse verzögern oder es kann sekundär ein Hustenreflex hervorgerufen werden, der traumatisierend auf die Stimmlippen wirkt. Meist ist eine Anwendung von Antazida und H^+-Rezeptorenblockern nicht nötig, weil die Patienten auf einfache diätetisch-postorale Grundveränderungen ihrer Lebensweise positiv reagieren.

7
Zusammenfassung

Interventionelle Maßnahmen mit dem ausschließlichen Ziel der Stimmverbesserung werden unter dem Begriff „Phonochirurgie" zusammengefaßt, der von Hans von Leden geprägt wurde. Unterschiedliche Techniken werden angewandt:

- indirekte laryngoskopische Eingriffe,
- direkte Mikrolaryngoskopie,
- transkutane Eingriffe am Kehlkopfskelett,
- Injektionstechniken in den Kehlkopf,
- Nervenplastiken (mit Einschränkung).

Keine von den genannten Techniken ist den anderen überlegen. Es kommt auf eine differenzierte Indikationsstellung und eine Beherrschung der verschiedenen Methoden an, da bereits geringe Störungen der Anatomie zu gravierenden Veränderungen der Stimme führen können. Zwei wichtige Prinzipien müssen beachtet werden:

- Schonung des freien Stimmlippenrandes und des Reinke-Raumes sowie möglichst weitgehender Erhalt der Mukosa,
- optimale Stellung und Spannung der Stimmlippen.

Für unterschiedliche Indikationsgebiete haben sich die verschiedenen Techniken differenziert bewährt:

- Kleine Polypen und Randödeme werden am besten indirekt mikrolaryngoskopisch am sitzenden wachen Patienten abgetragen.

- Größere Polypen, Zysten, Reinke-Ödeme, aber auch semimaligne Prozesse wie Papillome oder Leukoplakien, sind sorgfältiger in Intubationsnarkose unter direkter Laryngoskopie und mikroskopischer Sicht zu entfernen.
- Die günstigste Behandlung von Stimmstörungen bei Rekurrensparesen ist der transkutane Eingriff am Kehlkopfskelett durch Thyreoplastik, ggf. ergänzt durch Arytaenoidrotation.
- Die spasmodische Dysphonie (Adduktortyp) wird durch Injektion von Botulinustoxin A in den M. vocalis behandelt.
- Laserchirurgie ist trotz deutlich verbesserter Technik bei rein phonochirurgischer Indikation die Ausnahme.

Literatur

Abitbol J (1995) Atlas of laser voice surgery. Singular, Plymouth

Brünings W (1911) Über eine neue Behandlungsmethode der Recurrenslähmung. 18. Verhandl Deutsch Laryngol 93:151

Dedo HH (1976) Recurrent laryngeal nerve section for spastic dysphonia. Ann Otol Rhinol Laryngol 85:451–459

Ford CN, Bless DM (1991) Phonosurgery – assessment and surgical management of voice disorders. Raven, New York

Hirano M (1981) Clinical examination of voice. Springer, Wien

Isshiki N (1989) Phonosurgery – theory and practice. Springer, Berlin Heidelberg New York Tokio

Isshiki N (1994) Phonosurgery workshop – laryngeal framework surgery. Kyoto

Kleinsasser O (1991) Mikrolaryngoskopie und endolaryngeale Mikrochirurgie, 3. Aufl. Schattauer, Stuttgart

Leden H v (1971) Fono-cirurgia. Acta ORL Iber-Americ 22:291–299

Mahieu J (1994) Laryngeal framework surgery to raise the vocal pitch. In: Isshiki N (ed) Abstr 3rd Int Symp Phonosurgery, Kyoto 26.–28.6.1994, pp 77–80

Miehlke A (1974) Rehabilitation of vocal cord paralysis: studies using the vagus, recurrent bypass anastomosis, type ramus posterior shunt. Arch Otolaryngol 100:431–441

Miehlke A, Arold R (1982) Die Chirurgie des N. recurrens – ein Ausblick. In: Berendes J, Link R, Zöllner F (Hrsg) HNO-Heilkunde in Praxis und Klinik, 2. Aufl. Bd. 4, Teil 1, Kehlkopf I. Thieme, Stuttgart

Payr E (1915) Plastik am Schildknorpel zur Behebung der Folgen einseitiger Stimmbandlähmung. Dtsch Med Wochenschr 43:1265–1270

Schönhärl E (1960) Die Stroboskopie in der praktischen Laryngologie. Thieme, Stuttgart

Tucker H (1979) Reinnervation of the paralyzed larynx. A review. Head Neck Surg 1:235–242

Tucker HM, Harvey JE, Ogura JH (1970) Vocal cord remobilization in the canine larynx. Arch Otolaryngol 92:530–533

Wendler J (1994) Glottoplasty for raising pitch. In: Isshiki N (ed) Abstr 3rd Int. Symp. Phonosurgery, Kyoto 26.–28.6.1994

Wendler J, Seidner W., Kittel G, Eysholdt U (1996) Lehrbuch der Phoniatrie und Pädaudiologie. Thieme, Stuttgart

Wendler J, Seidner W., Nawka T (1994) Phonochirurgische Erfahrungen aus der Phoniatrie, Sprache Stimme Gehör 18:17–26

KAPITEL 4

Malokklusion: Ursachen – Auswirkungen – Behandlung

4

K.H. AUSTERMANN und H.E. UMSTADT

HNO Praxis Heute 18
H. Ganz, H. Iro (Hrsg.)
© Springer-Verlag Berlin Heidelberg 1998

1
Einleitung

Funktionelle Erkrankungen des stomatognathen Systems können Beschwerden und Symptome an den Zähnen, den Zahnhalteapparaten (Parodontopathien), den Kieferknochen, der Kau-, Kopf- und Halsmuskulatur und den Kiefergelenken verursachen. Verantwortlich hierfür sind gestörte funktionelle Abläufe in diesem System, die kompensiert zur strukturellen Adaption oder nach Dekompensation zur Destruktion einzelner Komponenten des Systems führen können. Okklusale Interferenzen (Malokklusion) spielen in der Kausalitätskette eine führende Rolle.

Eine Malokklusion kann allerdings sowohl Ursache als auch Folge einer Erkrankung des stomatognathen Systems sein. Demnach kann eine Malokklusion auf dentogener, muskulärer, skelettaler und arthrogener Ebene entstehen und andererseits selbst an diesen Strukturen Krankheitssymptome hervorrufen. Beteiligt sind Zähne und Zahnhalteapparat, die Kaumuskulatur, das Kiefergelenk und die Muskulatur und knöchernen Strukturen des Halses und Kopfes.

Oft sind mehrere Strukturkomponenten gleichzeitig beteiligt, was Diagnostik und Therapie kompliziert und recht umfangreich gestalten kann (Abb. 1).

Am einfachsten lassen sich die Auswirkungen einer Malokklusion am Beispiel einer zu hohen Zahnfüllung darstellen: So sind Auswirkungen auf das Pulpengewebe mit vermehrter Kälteempfindlichkeit, auf den Zahnhalteapparat mit Lockerung und Aufbißempfindlichkeit des Zahnes, auf die Kaumuskulatur einschließlich akzessorischer kraniovertebraler Muskulatur mit schmerzhaften Verspannungen ebenso möglich wie auf die Kiefergelenke mit Störung der Bewegungsabläufe. Fällt die Veränderung der Füllungshöhe in eine Zeit vermehrter psychischer Belastung mit entsprechender Bereitschaft, diese Belastung im stomatognathen System zu verarbeiten, ist die klassische **Trias nach Krogh-Poulsen** (Abb. 2, s. auch Abb. 4) erfüllt, und es entsteht ein dysfunktionelles Schmerzgeschehen.

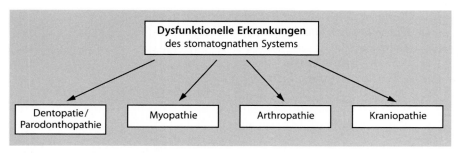

Abb. 1. Die Auswirkung der dysfunktionellen Erkrankungen des stomatognathen Systems

Abb. 2.
Das Zusammenwirken verschiedener Faktoren in der Entstehung von Funktionserkrankungen des kraniomandibulären Systems.
(Nach Krogh-Poulsen 1980)

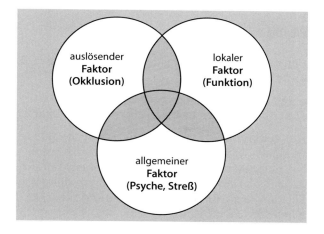

Jede Komponente des Regelkreises „stomatognathes System" kann Ursache für das Hauptsymptom der Funktionsstörung, den Schmerz, sein. Für die Lokalisation des Schmerzes ist in erster Linie das Gleichgewicht der beteiligten Komponenten zwischen Resistenz und Adaptionsfähigkeit einerseits und eine Dekompensation mit strukturellem Zusammenbruch einzelner Komponenten andererseits verantwortlich. Sind bereits bestimmte Vorschäden an einer Komponente des stomatognathen Systems vorhanden, werden die Schmerzen an der schwächsten Stelle innerhalb des Systems auftreten, was gewöhnlich mit beschleunigten strukturellen Änderungen der jeweiligen Komponente einhergeht. Auf das Beispiel der überhöhten Zahnfüllung übertragen, kann sich beispielsweise der Zahnhalteapparat des betroffenen Zahnes nach einer anfänglichen Schmerzphase durch eine Stellungsänderung des Zahnes adaptieren, die zwischenzeitlich partiell hyperaktive Kaumuskulatur bleibt jedoch schmerzhaft – evtl. weitab der eigentlichen Ursache im Bereich des Kieferwinkels oder an der Schläfe. Die schmerzhafte, verspannte Muskulatur dezentriert dann recht bald das Kiefergelenk, woraus Inkongruenzen der fossodiskokondylären Relation resultieren. Folge davon können wiederum partielle oder totale Diskusdislokationen sein, die zunächst zu strukturellen Änderungen am Discus articularis selbst und bei Persistenz der Dislokation auch zu strukturellen Veränderungen am Kiefergelenk im Sinne einer Arthrosis deformans führen können. Voraussetzung für den Ablauf dieser Mechanismen ist das Überschreiten der Kompensationsfähigkeit der jeweils betroffenen Strukturen.

Die Okklusion nimmt somit eine zentrale Rolle in der Entstehung funktioneller Erkrankungen des stomatognathen Systems ein. Sie ist vielfach Ausgangspunkt und zugleich therapeutischer Ansatz für Funktionsstörungen des Kauorgans.

2
Die Okklusion und ihre Störungen

Unter dem Begriff Okklusion versteht man jeden Zahnkontakt zwischen Oberkiefer und Unterkiefer:

- in Schlußbißstellung: statische Okklusion,
- in exzentrischer Bewegung: dynamische Okklusion.

Die gewöhnlich eingenommene statische Okklusion nennt man „habituelle
Okklusion" (Schlußbiß), die statische Okklusion mit maximalem Vielpunktkontakt „maximale Interkuspidation". Befinden sich bei „maximaler Interkuspidation" gleichzeitig die Kondylen in physiologischer Kondylus-Diskus-Fossa-
Relation (zentrische Kondylenposition), liegt der Idealzustand einer „zentrischen Okklusion" vor.

2.1
Normale Okklusion

2.1.1
Statische Okklusion

Die „normale" statische Okklusion beinhaltet den gleichförmigen und gleich-
zeitigen Vielpunktkontakt der Zähne bei habituellem Kieferschluß, wobei mit
Ausnahme von 4 Zahnpaaren jeweils ein Zahn mit 2 Antagonisten okkludiert
(Zahn-zu-Zwei-Zahn-Okklusion).

Ausnahmen bilden die beiden unteren mittleren Schneidezähne, die nur zu
den oberen mittleren Schneidezähnen Kontakt haben, und die oberen letzten
Zähne, die nur zu den letzten Zähnen des Unterkiefers in Kontakt stehen.

Die Höcker-Fossa-Beziehung ist im natürlichen Gebiß die Regel. Höcker und
Randleisten dienen der Nahrungszerkleinerung, Fossae und Fissuren bilden die
Abflußrinnen für den Nahrungsbrei und das Führungsrelief für die Höcker.
Aufgrund der physiologischen Eigenbeweglichkeit der Zähne haben beim Zahn-
reihenschluß zunächst nur die sog. tragenden Höcker Kontakt – dies sind im
Unterkiefer die bukkalen und im Oberkiefer die palatinalen Höcker. Bei
Erhöhung der Kaukraft bekommen dann durch Auslenkung der Zähne die
lingualen Höcker im Unterkiefer mit den bukkalen Höckern der Oberkiefer-
zähne Kontakt. Die eigentlichen Kontaktpunkte liegen jedoch nicht unmittelbar
auf den Höckerspitzen, sondern auf den Dreieckswülsten, den Höckerabhängen
und den Randleisten. Dieser *Vielpunktkontakt* wird physiologischerweise ohne
Gleitbewegungen eingenommen.

2.1.2
Dynamische Okklusion

Die dynamische Okklusion (Artikulation) soll so ausgerichtet sein, daß bei Seit-
wärts- und Vorschubbewegungen dynamische Okklusionskontakte nur von den

Eckzähnen (eckzahngeschützte Okklusion) oder von den Frontzähnen (front-
zahngeschützte Okklusion) übernommen werden. Die Eck- und Frontzähne
sind als *„vorderes Kiefergelenk"* aufgrund ihrer hohen Rezeptordichte für diese
fein abgestimmte Führungsarbeit prädestiniert. Die aufgrund der Höckerkonfi-
guration vorhandenen Täler und Abhänge der Zähne gewährleisten bei entsprechender Eckzahnführung ein hindernisloses Gleiten der Zahnreihen gegeneinander. Bei Lateralbewegungen können auch physiologischerweise alle Zähne
der Arbeitsseite (Laterotrusionsseite) die Führung übernehmen, während die
Schneidezähne und die Zähne der Nichtarbeitsseite (Mediotrusionsseite)
diskludieren (unilateral balancierte Okklusion).

2.2
Gestörte Okklusion

Die fehlerhafte statische Okklusion ist durch schlußbißnahes Gleiten infolge
okklusaler Interferenzen (Frühkontakte) beim Einnehmen der maximalen
Interkuspidation gekennzeichnet. Zähne oder ganze Zahngruppen werden als
störend und zu hoch empfunden und durch eine Ausweichbewegung um-
gangen, was vom Körper mit vermehrter Aktivität der Kaumuskulatur beantwortet wird.

Diese Aktivierung der Muskulatur führt zu Knirsch- und Preßbewegungen mit
dem Ziel, die vorhandenen Hindernisse wegzuknirschen und -pressen. Ähnliches gilt für die dynamische Okklusion, wenn Interferenzen die physiologischen
Disklusionsvorgänge stören; dies gilt besonders für Interferenzen auf der Mediotrusionsseite (Nichtarbeitsseite) bei Lateralbewegung des Unterkiefers.

2.3
Ursachen für eine gestörte Okklusion

Die Ursachen für eine Malokklusion sind äußerst vielfältig und können hier nur
in kurzer Form zusammengefaßt werden; ihre Analyse gibt jedoch in den
meisten Fällen einen wichtigen Anhalt für die Diagnostik und die anzustrebende
kausale Therapie.

2.3.1
Dentoalveoläre Ursachen

Zahnfehlstellung
Zähne, die nicht in einem harmonischen, auf die Geometrie des jeweiligen
Gegenkiefers ausgerichteten Zahnbogen stehen, bilden Interferenzen und stören
dadurch den Schlußbiß und die Lateral- oder Protrusionsbewegungen. Dadurch
wird die neuromuskuläre Steuerung so verändert, daß unbewußt Ausweichbewegungen durchgeführt werden.

Füllungstherapie

! • Malokklusionen, die durch diese zahnärztliche Maßnahme verursacht werden, gehören zu den häufigsten Ursachen für Funktionsstörungen im stomatognathen System. Eine nur leicht erhöhte Füllung führt zu Knirsch- und Preßbewegungen, die als pathologisches Bewegungsmuster auch nach Beseitigung der Ursache noch lange persistieren können. Voraussetzung für einen solchen „Automatismus" sind neben zusätzlichem Streßgeschehen die generelle Bereitschaft, Belastungen mit oralen Kompensationsmustern zu begegnen.

Kronen und Brücken

Bei der Restauration mit Kronen und Brücken treten neben der genannten Problematik bei der Füllungstherapie noch die Probleme der Verlagerung des Kiefers und damit des Kiefergelenks hinzu. In erster Linie sind es *endständige Restaurationen*, die nicht die vorherige Vertikaldimension der Kiefer wiederherstellen und dann zu Kompression oder Distraktion der Kiefergelenke führen. Diese durch festsitzenden Zahnersatz induzierte Malokklusion kann oft nur durch aufwendige Diagnostik erkannt oder auch oftmals nach umfangreichen Restaurationen nur vermutet werden.

Herausnehmbarer Zahnersatz

Teilprothesen

Bei Teilprothesen kommt es infolge der unphysiologischen Knochenbelastung des Alveolarkammes zur Atrophie des Knochens, so daß selbst nach korrekter Herstellung dieses Zahnersatzes im Laufe der Zeit vertikale Dimensionsveränderungen zur Malokklusion führen können.

Überlastungssymptome der Haltezähne können zusätzlich zu unklaren Schmerzzuständen führen.

Totalprothesen

Nach Verlust der letzten Zähne fehlt die natürliche Zuordnung der Kiefer über die Okklusion; damit sind nicht nur prothesenbedingte Verlagerungen der Kiefer und somit der Kiefergelenke möglich, sondern es können auch aufgrund eines mangelnden Prothesenhaltes Habits und Parafunktionen entstehen, die dysfunktionelle Probleme hervorrufen.

2.3.2
Skelettale Ursachen

Trauma

Mittelgesichtsfrakturen

Malokklusion aufgrund von dislozierten Mittelgesichtsfrakturen tritt dann ein, wenn Teile des zahntragenden Oberkiefers beteiligt sind. Es tendieren insbesondere die En-bloc-Frakturen des Oberkiefers in den verschiedenen Ebenen nach *Le Fort* zu einem dorsokaudalen Absinken des Oberkieferkomplexes mit Verlängerung der Vertikaldimension und damit zur kompletten Veränderung der Okklusion und Gesichtsproportionen. Folgen davon sind insbesondere *dorsale Frühkontakte der Zahnreihen mit anteriorer Führungslosigkeit der Frontzähne.* Massive Knirschphänomene mit Myopathien und späteren Arthropathien können resultieren.

Unterkieferfrakturen

Frakturen des Unterkiefers können innerhalb und außerhalb der Zahnreihen vorkommen. Daraus resultieren vielfältige Formen der Malokklusion, die sowohl auf Stufen innerhalb des zahntragenden Teils als auch auf Verlagerungen der gesamten Unterkieferspange zurückgeführt werden können.

Frakturen des Corpus mandibulae: Dislozierte Frakturen des Corpus mandibulae können zu erheblicher Malokklusion führen. Durch die unterschiedlichen Zugrichtungen der ansetzenden Muskulatur kommt es meist zu sekundären Dislokationen der Fragmente, die in dem nach kranial dislozierten Fragment zu Frühkontakten und in dem nach kaudal dislozierten Fragment zur Nonokklusion führt.

Frakturen des Gelenkfortsatzes:

Dislozierte Frakturen des Gelenkfortsatzes führen über die Schädigung des Gelenks hinaus gewöhnlich zu einer vertikalen Verkürzung des aufsteigenden Unterkieferastes, die durch die dislozierende Wirkung der Adduktoren (M. masseter, M. pterygoideus medialis) verursacht wird.

Frühkontakte auf der ipsilateralen Seite der Fraktur sowie anteriorer Führungsverlust der Frontzähne mit möglichen Funktionsstörungen aufgrund dieser Malokklusion sind die okklusalen Folgen.

Bei stark dislozierten Frakturen und bei Luxationsfrakturen des Collum mandibulae ist ein *operativer Eingriff* zur Reposition und Fixation der Fragmente notwendig, um derartige bleibende Funktionsstörungen zu vermeiden. Es handelt sich dabei oft nicht nur um die Dislokation der knöchernen Fragmente, sondern auch um Weichteilschäden des Gelenkbinnenbereichs. Sind solche Schäden vorhanden – meist sind dies Diskusdislokationen bzw. -abrisse –, muß neben der knöchernen Reposition eine Gelenkrevision durchgeführt werden. Eine inadäquate Behandlung derartiger Frakturen führt daher nicht nur zum beschriebenen vertikalen Höhenverlust mit ipsilateralen Frühkontakten, sondern auch zu einer persistierenden Einschränkung der Gelenkbeweglichkeit durch Diskusschäden in der dynamischen Okklusion.

Dysgnathie

Dysgnathien verhindern als Form- und Lageanomalien der Kiefer, daß normwertige Bißbeziehungen in zentrischer Kiefergelenkposition eingenommen werden können. Bei milder Ausprägung können dentoalveoläre Kompensationsmechanismen eine Malokklusion ausgleichen, stärker ausgeprägte skelettale Abweichungen sind jedoch obligat mit Malokklusion vergesellschaftet.

Maxillär bedingte Dysgnathie

Bei dieser im Oberkieferkomplex liegenden skelettalen Anomalie können Abweichungen in allen Ebenen des Raumes vorhanden sein. Die Okklusion wird in erster Linie durch sagittale und transversale Diskrepanzen zum Unterkiefer-zahnbogen beeinträchtigt.

Maxilläre Retrognathie: Bei einer maxillären Retrognathie entsteht oft ein umgekehrter Überbiß mit komplettem Verlust der Führungsfunktion der Oberkieferfrontzähne. Oft sind diese Oberkiefer auch transversal zu eng, so daß beidseitige Hyperbalancen vergesellschaftet mit anteriorer Führungs-losigkeit der Frontzähne die Tür für ausgeprägte Funktionsstörungen öffnen.

Maxilläre Prognathie: Sie kann, meist mit Distalverzahnung, ebenfalls den Verlust der Frontzahnführung bedeuten. Beim Abbeißen muß das Kieferge-lenk unter Last eine relativ große Exkursion ausführen, was nicht nur zu mus-kulärer Dysfunktion, sondern auch zu direkten artikulären Schäden führen kann.

Vertikale Elongation der Maxilla („gotischer Gaumen"): Diese oft durch lang-fristig bestehende behinderte Nasenatmung und Zungenfehllage verursachte skelettale Fehlbildung führt durch Überrotation des Unterkiefers häufig zu Distalbißlagen mit relativer Dorsallage des Unterkiefers. Es entstehen dorsale Führungssituationen in der dynamischen Okklusion, die zu funktionellen Erkrankungen des stomatognathen Systems führen können.

Mandibulär bedingte Dysgnathie

Bei den mandibulär bedingten Dysgnathien liegt der skelettale Fehler im Unter-kiefer. Auf die Okklusion wirkt sich dessen Fehllage genau umgekehrt wie die entsprechende im Oberkiefer aus.

Mandibuläre Retrognathie: Für diese Anomalie gilt prinzipiell das Gleiche wie das für die maxilläre Prognathie Gesagte.

Mandibuläre Prognathie: Für diese Anomalie gilt prinzipiell das Gleiche wie das für die maxilläre Retrognathie Gesagte.

Mandibuläre Laterognathie: Bei dieser transversalen Anomalie des Unter-kiefers, die im wesentlichen durch Wachstumsstörung mit Überschuß bzw. Defizit einer Seite verursacht ist und gelegentlich auch traumatisch bedingt sein kann, besteht meistens auf einer Seite einer Hypermobilität und auf der anderen Seite eine Hypomobilität im Gelenkbereich. Neben naheliegenden okklusalen Interferenzen vielfältigster Art sind hier primär artikuläre Schäden vorpro-grammiert.

Gesichtsfehlbildungen

Ein Großteil der Gesichtsfehlbildungen beeinträchtigt auch die zahntragenden Anteile des Gesichtsskelettes, so daß die Entstehung von Malokklusion zwangs-läufig ist.

Lippen-Kiefer-Gaumen-Spalten:

Sind Kiefer und Gaumen an der Spaltbildung beteiligt, entsteht trotz optimaler operativer Korrektur immer ein *transversaler Kollaps der Alveolarfortsätze.* Zudem kann der Oberkiefer als Ganzes in seinem Sagittalwachstum zurückbleiben, so daß das Bild einer maxillären Retro- und Mikrognathie entstehen kann. Zusätzlich sind Nichtanlagen und Fehlstellungen der Frontzähne für die z. T. gravierende Malokklusion verantwortlich.

Syndrome: Alle Syndrome, die mit Zahnfehlbildungen, Zahnnichtanlagen sowie Normabweichungen der Kiefermorphologie einschließlich des Kiefergelenks einhergehen, können Malokklusionen verursachen und sich damit ursächlich an dysfunktionellen Erkrankungen des stomatognathen Systems beteiligen.*

2.3.3
Artikuläre Ursachen

Gelenkerguß
Gelenkergüsse führen aufgrund des gesteigerten intraartikulären hydrostatischen Drucks zu einer Distraktion des Gelenks und damit zu einer Nonokklusion auf der betroffenen Seite. Differentialdiagnostisch ist immer eine kontralaterale Vertikalverkürzung (z. B. Kollumfraktur) auszuschließen, da diese prinzipiell eine ähnliche okklusale Symptomatik zeigen kann.

Gelenkerguß bei primären Gelenkerkrankungen
Die Mehrzahl der Autoimmunerkrankungen und einige spezifische Infektionskrankheiten können auch das Kiefergelenk befallen. Deshalb sollte bei entsprechender Symptomatik mit präaurikulärer Schwellung und okklusalen Zeichen eines Ergusses eine entsprechende Therapie eingeleitet werden.

Gelenkerguß nach akutem oder chronischem Trauma

Der typische Unfallhergang für einen Gelenkerguß ist der Sturz auf das Kinn.

Wenn die Energie bei dem Sturz nicht groß genug war, eine Fraktur im Bereich des Collum mandibulae zu erzeugen, so reicht sie jedoch meist aus, eine Gelenkdistorsion hervorzurufen, bei der es durch Mikro- und Makroeinrisse in der Synovia zu einem Hämarthros kommt.

Hypermobilität
Hypermobilität der Gelenke kann mit artikulären Schmerzen im Sinne eines Kapselschmerzes einhergehen. Zusätzlich können durch mangelnde ligamentäre

---

* Siehe auch Beitrag H. Ganz in diesem Band.

Führung in der dynamischen Okklusion laterotrusive dentale Fehlkontakte entstehen.

Schmerzhafte Hypermobilität mit Subluxation des Kiefergelenks

Chronische Subluxation eines Kiefergelenks kann zu einer Veränderung der fossodiskokondylären Relation führen, die wiederum zu Blockaden mit Limitation der Mundöffnung und Malokklusion führen kann.

Rezidivierende Luxationen des Kiefergelenks

Luxationen des Kiefergelenks können aufgrund chronischer Mikro- und Makrotraumatisierung der Gelenkbinnenstrukturen zu präarthrotischen Zuständen des Gelenks führen. Ursache hierfür scheint die Hypervalenz der Mm. pterygoidei laterales zu sein. Begünstigt wird dies durch eine retrale Unterkieferlage mit ständiger positionsausgleichender Hyperaktivität der Kaumuskulatur.

Diskusdislokation

Diskusdislokationen werden meist durch okklusale Interferenzen hervorgerufen, führen jedoch durch die diskusbedingte Verlagerung des Unterkiefers selbst auch zu Malokklusion mit Fehl- und Frühkontakten.

Diskusdislokation mit Reposition bei der Mundöffnung

Die anteriore Diskusdislokation mit Reposition führt zahlenmäßig am häufigsten zum *reziproken Kiefergelenkknacken* – einer Kombination aus initialem Öffnungsknacken mit terminalem Schlußbißknacken. Hierbei verliert der Diskus in der habituellen Okklusion seine physiologische Lage und damit der Kondylus seine zentrische Gelenkposition, woraus zwangsläufig eine Malokklusion resultiert.

Diskusdislokation ohne Reposition bei der Mundöffnung

Gleiches gilt für die Diskusdislokation ohne Reposition, hier zeigt sich im Initialstadium noch zusätzlich eine Limitation der Kieferöffnung.

Kondyläre Hyperplasie und kondyläre Hypoplasie

Kondyläre Hyper- und Hypoplasie führen zur Veränderung der Vertikaldimension der betreffenden aufsteigenden Unterkieferäste und aufgrund der entstehenden Ausgleichsbewegung der Mandibula zur kontra- bzw. zur ipsilateralen Seite zu einseitigen *Kreuzbißsituationen* mit entsprechenden okklusalen Interferenzen.

Kiefergelenkarthrosen

Fortgeschrittene Kiefergelenkarthrosen gehen mit einem vertikalen Höhenverlust im Bereich des aufsteigenden Astes der betroffenen Seite einher. Folge hiervon sind eine Rücklage des Unterkiefers sowie Frühkontakte im dorsalen zahntragenden Abschnitt der Kiefer. Daraus entstehen neben den präexistenten artikulären Schmerzen noch zusätzlich muskulär bedingte Funktionsstörungen.

Tumoren des Kiefergelenks

Tumoren eines Kiefergelenks führen je nach dem, ob sie „additiv" oder „substraktiv" sind, zu einer Verlängerung oder Verkürzung der Vertikaldimension einer Unterkieferhälfte und verursachen Nonokklusion oder Frühkontakte auf der ipsilateralen Seite. Gutartige Tumoren entwickeln sich oft so langsam, daß die Zähne aus ihren Fächern heraus elongieren und eine vergrößernde Vertikaldiskrepanz ausgleichen können.

Bei einer *Osteochondrosis dissecans* des Kiefergelenks sind die Hauptsymptome zeitweise Blockaden, rezidivierende präaurikuläre Schwellungen sowie Knirsch- und Reibegeräusche bei Mundöffnung mit wechselnden Formen einer Malokklusion.

3
Regelkreise des stomatognathen Systems

Die physiologische Koordination der einzelnen Komponenten beim Kauen, Schlucken, Sprechen usw. erfolgt nach biokybernetischen Grundsätzen (Abb. 3). Störungen der biologischen Funktion wirken sich daher nicht nur funktionell (dynamische Komponente), sondern auch strukturell aus (statische Komponente).

Der aus der Technik entnommene Begriff der „Kybernetik" basiert auf der Informations- und Regelungstheorie. Hiermit sollen biologische Funktionen quantitativ erfaßt werden, um ein tieferes Verständnis für funktionelle Zusammenhänge verschiedener Organsysteme zu bekommen. Dies ist um so schwieriger, je mehr Organsysteme an einem gemeinsamen Arbeitsprozeß beteiligt sind. Die beteiligten Organsysteme in diesem Fall sind:

- visuelles System,
- Geschmacks- und Geruchssinn,
- Tastsinn,
- vegetatives Nervensystem,
- motorisches System.

Abb. 3.
Die Komponenten der biologischen Okklusion

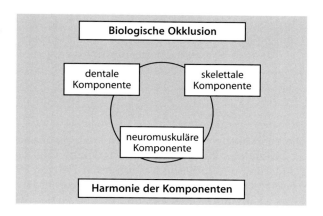

Diesen Systemen übergeordnet ist das ZNS, das alle Informationen sammelt, koordiniert, verarbeitet, speichert und geregelt wieder an die Peripherie zurückgibt.

Am Beispiel der *Nahrungszerkleinerung* kann man die Steuerung exemplarisch nachvollziehen: Eine Nahrung mit definierter Konsistenz wird über alle verfügbaren Sinnesorgane schon vor der Nahrungsaufnahme analysiert. Die früher erlernten Sollwerte werden im ZNS abgerufen und lösen eine zwischen den Zahnreihen wirksame Kaukraft aus, die den optimalen Wirkungsgrad anstreben soll. Während der Nahrungszerkleinerung findet als Kontroll- und Korrekturmechanismus ein ständiger Soll-Ist-Wert-Vergleich statt. Der Schluckakt setzt erst bei einer bestimmten Boluskonsistenz ein, danach kann der nächste Kauakt erfolgen. Die Kaukraft bzw. die Muskulatur kann als Stellglied bezeichnet werden. Sie ist in Größe und Intervallgeschwindigkeit individuell verschieden.

Fällt nun ein Regelkreis infolge einer Störung aus, wird in einem biologischen System die Steuerung sofort von einem anderen Regelkreis übernommen. Die Summe aller Maßnahmen, die ein Organismus gegen solche Ausfälle treffen kann, wird als *Bioredundanz* bezeichnet. Werden die Grenzen der Bioredundanz überschritten, d. h., die Folgen eines Informationsverlustes sind für die Kompensationsmechanismen zu groß, treten Funktionsstörungen auf. Der durch Funktionsstörung betroffene Organismus versucht zwar, sich auf die Funktionsstörung einzustellen, jedoch können bereits kleine zusätzliche Störungen zum Funktionsversagen des Systems führen. Die Funktionsstörungen können dabei prinzipiell peripher oder zentral verursacht sein.

3.1
Pathophysiologie von Kaumuskulatur und Kiefergelenk

Die Überforderung von Kaumuskulatur und Kiefergelenk äußert sich in vielfältigen Phänomenen.

Die Muskulatur reagiert in erster Linie mit Verspannungen infolge erhöhter Aktivität und den daraus resultierenden Schmerzen. Das Kiefergelenk meldet sich zunächst mit Knackphänomenen, die lange ohne begleitende Schmerzen sein können. Erst nach längerer Fehlbelastung durch Dislokation des Gelenkkopfes und/oder des Diskus (Internal derangement) werden die strukturellen Schäden so stark, daß über eine aseptische Synovitis algetische Substanzen freigesetzt werden.

Die dann entstehenden Schmerzen sind gewöhnlich nur noch symptomatisch zu behandeln. Eine gewisse Schmerzlinderung kann evtl. durch Belastungsminderung und in besonders schweren Fällen durch eine operative Korrektur des „Internal derangements" erreicht werden. Für den Patienten geht dieser Zustand oft mit Verhaltensänderung bezüglich der Nahrungsaufnahme und weiterer orofazialer Funktionen einher, die immer eine Einschränkung der Lebensqualität bedeuten.

Grundsätzlich können die Ursachen von Funktionsstörungen des stomatognathen Systems in somatische und psychische unterteilt werden. Gewöhnlich spielen beide Ursachen mit unterschiedlicher Präferenz eine Rolle. Bei reinen **Myopathien** steht meist die psychische Komponente an erster Stelle, bei reinen **Arthropathien** mehr die somatische.

Im Falle der sog. **Myoarthropathie**, dem häufigsten Krankheitsbild einer Funktionsstörung des stomatognathen Systems, steht oft eine Myopathie mit ausgeprägter psychischer Komponente in der Anamnese im Vordergrund; im Laufe der Zeit tritt die psychische Komponente mehr in den Hintergrund, und die somatische Komponente der Arthropathie gewinnt an Bedeutung. Das Vollbild einer Arthropathie, das sich erst viele Jahre nach der initialen Myopathie entwickeln kann, läßt die psychische Komponente in den Hintergrund rücken, und es bedarf oft genauester Exploration, um die Zusammenhänge zwischen psychischer und somatischer Komponente zu erkennen.

3.2
Psychogene Ursachen – zentral verursachte Funktionsstörungen

In den letzten Jahren ist das Interesse für Streß- und Angstphänomene immer mehr in den Mittelpunkt der ätiologischen Betrachtungsweise von Kaufunktionsstörungen gerückt. Daß *psychologische Faktoren* in der Ätiologie vieler Kiefergelenkerkrankungen eine Rolle spielen, ist heute allgemein anerkannt und führt zu Hypothesen, nach denen Emotion, Verhalten und Persönlichkeit primäre Ursache der schmerzhaften Dysfunktionen sein können.

In der klassischen Psychologie nach Freud sind diese Kiefergelenkprobleme Konversionssymptome. Der Mund und die dazugehörige Muskulatur dienen aufgrund der starken Ausdruckskraft als Ventil für ungelöste emotionale und sexuelle Konflikte. Diese inneren Spannungen äußern sich dann in Kieferfunktionseigenarten wie Bruxismus, Bruxomanie oder anderen parafunktionellen Muskelaktivitäten.

Emotionen spiegeln sich vorwiegend im Gesicht wider. Betroffen sind sowohl die mimische als auch die mastikatorische Muskulatur. Untersuchungen an Patienten mit Kiefergelenkerkrankungen bestätigen, daß diese Patientengruppe auf emotionale Belastungen gegenüber stomatognath Gesunden vermehrt mit Aktivität der Kaumuskulatur reagiert. Diese Aktivitätszunahme äußert sich entweder in Zunahme isometrischer Anspannung oder in parafunktioneller Aktivität der Kaumuskulatur.

Emotionalen Belastungen ist jedoch jeder ausgesetzt, und zwar nicht nur in Ausnahmesituationen, sondern auch im alltäglichen Leben. Nur ein kleiner Teil der Bevölkerung leidet jedoch an einer Kiefergelenkerkrankung. Diese Überlegung führte zu der Hypothese der *Reaktionsspezifität:* Jeder Mensch hat sein eigenes Muster, auf Streßsituationen zu reagieren, wobei die parafunktionelle Aktivierung der Gesichtsmuskulatur nur eine von vielen Möglichkeiten ist, psychogene Anspannungen zu neutralisieren.

> Aufgestaute Affekte werden häufig durch eine Kaumuskelhypertonie über die Zahnreihen abgeleitet. Diese Tendenz scheint phylogenetisch im Menschen verankert zu sein. Die Okklusion wird somit zum Austragungsort der psychischen Hypervalenz und ist nicht Ursache der Kaufunktionsstörung.

Mit einer ausgeglichenen Okklusion läßt sich jedoch die Schwelle, bis es zur parafunktionellen Überbelastung des stomatognathen Systems kommt, deutlich erhöhen.

4
Folgen gestörter Okklusion

Eine Malokklusion kann *Ursache und Auswirkung* einer Erkrankung des stomatognathen Systems sein. Man kann dentogene, muskuläre, skelettale und arthrogene Ursachen aber auch Folgen der Malokklusion unterscheiden. Die Auswirkungen der Malokklusion verteilen sich auf die beteiligten Strukturen des stomatognathen Systems. Beteiligt sind Zähne und Zahnhalteapparat, die Kaumuskulatur, das Kiefergelenk und die Muskulatur und knöchernen Strukturen des Halses und Kopfes. Oft sind mehrere Strukturkomponenten gleichzeitig beteiligt, was die Diagnostik und Therapie recht umfangreich gestalten kann.

Okklusale Interferenzen lösen neuromuskuläre Adaptionsmuster aus, die von Muskelüberaktivität begleitet sind. Die Störung kann auf folgende Arten durch das stomatognathe System kompensiert werden:

- Abrieb von Zahnhartsubstanz (isometrische Muskelarbeit, Knirschen),
- Auslenkung und Verdrängung von Zähnen (Pressen),
- Vermeidungsmechanismen (neuromuskuläre Umprogrammierung).

Die **Kaumuskulatur** der Patienten mit funktionellen Störungen weist *Myogelosen* und *schmerzhaften Hartspann* auf. Dies kann bis zu weitgehender reflektorischer Einstellung der Muskelarbeit führen (Kieferklemme). Ein Großteil der betroffenen Patienten kann sich jahrelang im Stadium der myoartikulären Dysfunktion befinden, wobei Muskelschmerzen nur bei bestimmten psychischen Belastungen auftreten, wenn die unter vollen Touren laufenden Kompensationsmechanismen ihren Dienst versagen.

Am **Kiefergelenk** treten zunächst *Knackphänomene* auf. Diese Knackphänomene können während des Mundöffnungszyklus immer später auftreten, deutlicher hörbar werden und an Intensität zunehmen, was üblicherweise eine Verschlechterung des Befundes bedeutet. Der Bandapparat verliert im Laufe der

Zeit durch immer wiederkehrende Zugbelastungen so viel an Rückstellkraft, daß der Diskus während des ganzen Mundöffnungszyklus vor dem Kondylus liegen bleibt.

Durch Freisetzung inflammatorischer Substanzen im Gelenkkavum und chronischen Belastungsstreß kann der Bandapparat des Diskus soweit geschwächt werden, daß es zum *Abriß des Diskus* kommt. Diese strukturellen Veränderungen innerhalb des Kiefergelenks sind Antwort auf übermäßige, unangepaßte Belastungen der artikulären Strukturen und können in einer *deformierenden Arthrose* enden.

Einfache periphere Störungen alleine werden häufig gut kompensiert. Kommen zusätzlich noch psychogene Ursachen dazu oder treten neue periphere Störungen zu älteren, kompensierten Störungen hinzu, dekompensiert das System, und es manifestiert sich eine Funktionsstörung.

Eine *Kausaltherapie* muß demnach gegen periphere und zentral verursachte Störungen gerichtet sein. Man kann daher nicht erwarten, daß durch die Korrektur einer kleinen okklusalen Störung sofort ein aus dem Gleichgewicht geratenes stomatognathes System in Ordnung gebracht werden kann. Sind die peripheren Störungen skelettaler Ursache, wie z. B. Zustand nach Trauma, oder ist eine dental unkompensierte Dysgnathie vorhanden, muß die kausale Behandlung dieser Störungen dort ansetzen. Oft sind in solchen Fällen chirurgische Eingriffe notwendig, um die peripheren Ursachen der Funktionsstörung zu beseitigen.

4.1
Dentopathien

Zähne und ganze Zahngruppen erfahren durch hohe Belastungen Veränderungen, die zu funktionellen Störungen mit Schmerzen in diesem Teil des stomatognathen Systems führen können.

Dysfunktionsbedingte Zahnschmerzen, die zur Gruppe der sekundären Dentopathien gezählt werden, sollten allerdings erst nach sicherem Ausschluß von primären Dentopathien (Pulpitis, Parodontitis) als mögliche Ursache von bestehenden Beschwerden angenommen werden.

Zu den sekundären Dentopathien gehören neben den Zahnschmerzen auch keilförmige Zahnhalsdefekte und übermäßige Abrasionen.

4.1.1
Zahnschmerzen

Zahnschmerzen stehen als Symptom dysfunktioneller Fehlbelastung an exponierter Stelle. Problematisch ist jedoch vielfach die diagnostische Differenzierung zu Pulpitis und apikaler Parodontitis sowie Pulpennekrose.

Leitsymptome von Zahnschmerzen infolge Überlastung eines Zahnes sind:

- Temperaturempfindlichkeit,
- Aufbißempfindlichkeit,
- unspezifische Schmerzqualität.

Temperaturempfindlichkeit

Man erklärt sie sich aus einer Durchbiegung und Verwindung des Zahnes durch vorzeitige Kontakte im Schlußbiß oder Störkontakten bei Seitwärtsbewegung des Unterkiefers. Hierdurch werden die Dentinkanälchen eröffnet und dann freiliegende Odontoblastenfortsätze den verschiedensten Noxen ausgeliefert.

Symptomatologie: Vom Patienten wird vorwiegend Kaltempfindung am Zahn angegeben. Weitere Überempfindlichkeiten bestehen auf süß, sauer sowie auf Berührung.

Aufbißempfindlichkeit

Sie äußert sich in einem stechenden, ausstrahlenden Schmerz des wurzelspitzennahen Zahnhalteapparates, verursacht durch passagere Minderdurchblutung mit reaktiver Hyperämie aufgrund der massiven Belastung durch Pressen und Knirschen.

Symptomatologie: Der Patient gibt an, daß beim Kauen in einer bestimmten Position stechende Zahnschmerzen auftreten. Die Schmerzen können sich so steigern, daß seitens des Patienten der Wunsch nach Extraktion des Zahnes im Vordergrund steht. Der betreffende Zahn reagiert auf axialen oder transversalen Fingerdruck mit heftigsten Schmerzen.

Unspezifischer Zahnschmerz

Dieser Begriff ist ein diagnostisches Sammelbecken all der Beschwerden, die sich am Zahn äußern, jedoch keiner direkt faßbaren Ursache zuzuordnen sind. Mögliche Ursachen sind neben nicht objektivierbaren Knirsch- und Preßphänomenen Spannungsschmerz prothetischer Rekonstruktionen und Projektionsschmerz aus anderen Regionen des kraniomandibulären kraniozervikalen Systems.

Symptomatologie und Differentialdiagnostik: Der Patient gibt einen dumpfen bis ziehenden Schmerz an, entzündliche Ursachen sind nicht feststellbar. Differentialdiagnostisch sollte durch Ausschaltungsversuche mit Hilfe von Lokalanästhesie versucht werden, den Schmerz am betreffenden Zahn auszuschalten. Gelingt dieses nicht, so ist ein projizierter Schmerz wahrscheinlich, eine dentale Schmerzursache eher unwahrscheinlich.

Therapie: Die Therapie von Zahnschmerzen infolge dysfunktioneller Überlastung sollte initial stets durch die Entlastung über eine *okklusale Schiene* erfolgen. Diese Schienenbehandlung dient auch immer einer Ex-juvantibus-Überprüfung der Diagnose. Definitive okklusale Anpassungen durch Einschleifen der Zähne sollten immer erst nach Relaxierung der schmerzbedingten Verspannungen und nach Rückbildung eventueller parodontaler Ödeme vorgenommen werden.

4.1.2
Keilförmige Defekte

Diese Verluste der Zahnsubstanz im Zahnhalsbereich imponieren durch tiefe, wie eingeschliffen aussehende keilförmige Defekte. Ihre Entstehung erklärt man sich durch Knirsch- und Preßmechanismen, durch die am betroffenen Zahn Schmelzprismen ausbrechen und verlorengehen. Da die größte Biegebelastung beim Pressen und Knirschen im Bereich der zervikalen Schmelzanteile liegt, sind dort die Verluste am größten.

Symptomatik: Es handelt sich um keilförmige Zahnhalsdefekte mit vermehrter Temperatur- und Säureempfindlichkeit.

Therapie: Kausale Therapie durch Ausschalten der Ursachen für das Knirschen. Temporär kann auch hier Schienentherapie helfen. Streßreduktion, verbunden mit Einschleifmaßnahmen bzw. aufbauenden Maßnahmen zur Herstellung einer Eckzahnführung, werden als Kausaltherapie angesehen. Füllungstherapie verhindert bei inaktiven keilförmigen Defekten Karies mit weiterer Destruktion der Zahnhartsubstanz.

4.1.3
Abrasionen

Neben der physiologischen Abrasion, die sich eher als runder Schmelzverlust darstellt, ist die *pathologische Schmelzabrasion* durch glatte, plangeschliffene, hochglänzende Flächen mit Schmelzverlust charakterisiert. Ursächlich sind auch hierfür parafunktionelle Preß- und Knirschphänomene, wobei oft psychoemotionale Ursachen im Vordergrund stehen.

Symptomatologie: Zahnpulpa und Zahnhalteapparat weisen in diesen Fällen eine ausreichende Resistenz auf, um die einwirkenden Kräfte zu tolerieren. Im *Provokationstest* können jedoch bisweilen durch Einnahme einer Schlüssel-Schloß-Position der Schliffacetten reproduzierbar Schmerzphänomene hervorgerufen werden. Im allgemeinen werden jedoch in diesen Fällen keine Zahnschmerzen angegeben. Im Vordergrund stehen psychoemotional ausgelöste Schmerzen der Kaumuskulatur. Die initiale okklusale Ursache ist oft nicht mehr eruierbar, da sie „weggeknirscht" wurde, die eingeübten Bewegungsmuster bleiben jedoch erhalten, so daß *psychischer Streß* jederzeit ausreichen kann, die pathologischen Bewegungsmuster wieder zu aktivieren.

Therapie: Nach Ausschalten möglicher dentaler Ursachen, wobei besonders auf Fehlpositionierung des gesamten Unterkiefers und auf eine inadäquate prothetische Versorgung geachtet werden muß, sollten die psychoemotionalen Ursachen eruiert, ggf. mit dem Patienten besprochen und adäquat therapiert werden.

> Umfangreiche Einschleifmaßnahmen sind kontraindiziert und führen nur zum Absinken des Bisses mit Zunahme der Funktionsstörungen.

Im Vordergrund stehen daher auf okklusaler Seite eher additive Maßnahmen.

4.2
Parodontopathien

> Die *häufigsten Ursachen* für Parodontalerkrankungen sind entzündlicher Genese und damit den primären Parodontalerkrankungen zuzuordnen. Nichtentzündliche Parodontalerkrankungen entstehen überwiegend aufgrund von Fehlbelastungen der Zähne. Jede entzündliche Parodontopathie begünstigt jedoch aufgrund der begleitenden Zahnlockerungen auch funktionelle Störungen im stomatognathen System. Starke psychoemotionale Belastungen begünstigen umgekehrt nicht nur funktionelle Störungen, sondern führen über eine Schwächung der Immunabwehr auch zu entzündlichen Erkrankungen des marginalen Parodonts.

Diese weitreichenden Zusammenhänge lassen es geboten erscheinen, daß Parodontalerkrankungen sowohl in die Diagnostik als auch in die Therapie von Funktionsstörungen obligat mit einbezogen werden müssen.

Parodontale Dysfunktionssymptome sind Zahnlockerung, Gingivarezessionen, Zahnfleischtaschen, McCall-Girlanden und Stillman-Clefts.

Symptomatik: Vielfach erscheint als Hauptsymptom die Zahnlockerung, wobei trotz geringer entzündlicher Symptomatik eine relativ starke Zahnlockerung wegweisend ist. In anderen Fällen fehlt jegliche entzündliche Erscheinung im gingivalen Bereich, wobei meist vestibulär sich weitreichende gingivale Rezessionen mit freiliegenden Zahnhälsen darstellen. Ätiologisch erklärt man sich die Rezessionen mit abakteriellen Nekrosen der parodontalen Fasern, die durch unphysiologische Kräfte so stark unter Druck geraten, daß die Perfusion sistiert. Die befestigte Gingiva sieht an den tiefsten Stellen der Rezession meist verdickt und gestaucht aus (McCall-Girlanden). An einzelnen Zähnen können sich tiefe, weit nach apikal reichende Rezessionen (Stillman-Clefts) ausbilden, die bis in die bewegliche Schleimhaut reichen können. Bei Ausdehnung in die bewegliche Schleimhaut erhalten die nichtentzündlichen Parodontopathien eine entzündliche Komponente, die zu deutlicher Progression des Krankheitsverlaufs führt.

Therapie: Wenn keine primär entzündlichen Erkrankungen des marginalen Parodonts im Vordergrund stehen, kommt es nach Eingliederung einer *Aufbißschiene* zur Reduktion der Zahnlockerungen sowie zur Verringerung des Ausprägungsgrades der McCall-Girlanden. Auch nach suffizienter Einschleiftherapie sollen McCall-Girlanden und Stillman-Clefts zurückgehen. Der grundlegende therapeutische Ansatz der *Einschleifmaßnahmen* bei dysfunktionell belasteten, parodontal erkrankten Zähnen liegt in der Umwandlung exzentrisch-paraxialer Kräfte in zentrisch-axiale Belastungsverhältnisse.

4.3
Myopathien

Erkrankungen der Kaumuskulatur können in primäre und sekundäre Erkrankungen eingeteilt werden. Zu den *primären Muskelerkrankungen* zählen neben bakterieller Myositis in erster Linie Erkrankungen des rheumatischen Formenkreises. An primäre Muskelerkrankungen muß insbesondere dann gedacht werden, wenn nach suffizienter Behandlung einer funktionellen, sekundären Muskelerkrankung keine Besserung seitens der Schmerzsymptomatik eintritt.

Die primäre, bakteriell bedingte *Myositis* ist in der Regel mit den typischen Entzündungszeichen: Rötung, Schwellung, Überwärmung und Funktionseinschränkung verbunden. Die betroffenen Muskeln sind hoch druckempfindlich und verhärtet. Die Beweglichkeit des Unterkiefers ist aufgrund einer reflektorischen *Kieferklemme* eingeschränkt.

Sekundäre *Myopathien* werden durch funktionelle Überlastungsreaktionen und damit auch durch Malokklusionen hervorgerufen. Dazu gehören die funktionell bedingte Myositis, die Fibrositis und die Tendomyositis. Weitere funktionsbedingte Ursachen können Muskelhypo- oder -hypertrophie sein sowie Muskelnekrosen und Trismus aufgrund exzessiver Verspannung oder Vernarbung der Muskulatur.

4.3.1
Primäre Myopathie

Die Myositis geht als primäre entzündliche Muskelerkrankung mit den Kardinalzeichen der Entzündung einher. Ursachen können traumatisch, per continuitatem aus der Umgebung oder hämatogen metastasierend sein.

Der *myogene Schmerz* entsteht durch die Freisetzung algetischer Substanzen nach Traumen, Entzündungen und nach Hyperaktivität des Muskels. Bei den Substanzen handelt es sich um KCl, H^+-Ionen, Serotonin, Bradykinin und Prostaglandin. Annähernd die gleichen Substanzen beeinflussen auch das entzündliche Geschehen der rheumatischen Arthritis. Diese Substanzen sind einerseits neurogene Überträgersubstanzen, was die Reizung der Schmerzrezeptoren betrifft, andererseits beeinflussen die gleichen Substanzen als vasoaktive Stoffe die Durchblutung der Region, in der sie freigesetzt werden. Aufgrund der Durchblutungsänderung kommt es zu einer Milieuveränderung im Muskel, die die Übererregbarkeit des Muskels begünstigt. Der Kreis schließt sich, wenn der übererregbare Muskel gereizt wird, was dann vermehrt zu Überlastungen desselben mit Freisetzung algetischer Substanzen führt. Dieser Pathomechanismus ist wesentlich an der Entstehung und der Unterhaltung myogener Kaumuskel- und Kopfschmerzen beteiligt.

Symptomatik: Typisch für die Myositis ist ein *dumpfer Schmerz* im Bereich des Muskels, der bei Anspannung und Palpation des Muskels zunimmt. Aufgrund reflektorischer Blockade der Muskulatur ist die Unterkieferbewegung eingeschränkt. Dies kann mit einer nahezu vollständigen *Blockade der Mundöffnung* von unter 10 mm Schneidekantendistanz einhergehen. Differentialdiagnostisch muß immer auch an einen Trismus im Rahmen einer *Tetanusinfektion* gedacht werden.

Therapie: Bei primär bakteriell entzündlichen Ursachen muß Ursachenbeseitigung betrieben werden. Abszesse müssen eröffnet und deren Ursache beseitigt werden. Abakterielle Myositis sollte mit Kälteapplikationen behandelt werden. Sobald die akuten Symptome nachlassen, können bis zur Wiedererlangung der vollen Beweglichkeit Wärme und Oberflächenmassage unterstützend eingesetzt werden. Durch die Oberflächenmassage (Effleurage), die nur streichend vorgenommen werden soll, kommt es zur deutlichen Senkung der Ruheaktivität des Muskels. Dies erklärt man sich dadurch, daß der Muskel über das ihm zugeordnete Hautareal (Dermatom) positiv beeinflußt, d.h. der Muskel entspannt und durch sekundäre Vasodilatation die Durchblutung verbessert wird.

Ausreichende *Analgesie* mit vorzugsweise peripheren Analgetika sollte während der Behandlung einer Myositis obligat sein. Eine Überaktivierung der Muskulatur aufgrund der durch die Myositis verursachten Schmerzen bleibt dadurch aus.

4.3.2
Sekundäre Myopathie

Durch eine nervale Fehlsteuerung der Muskulatur können *Muskelschmerzen* entstehen. Erklärbar wird dies durch die erhöhte Erregbarkeit der Nozizeptoren, wenn die ursprünglich normale Steuerung der Kaumuskulatur entgleist und überaktive, sinnlose Bewegungsmuster ausgeführt werden, die zur Überlastung der Muskulatur führen. Im Körper ist die Erregungsleitung der Skelettmuskulatur so ausgelegt, daß bei akuten Schmerzen die entsprechende Muskulatur aktiviert wird, um eine Fluchtreaktionen im Sinne des „Wegziehens" zu ermöglichen. Diese Aktivierung führt, da eine „Flucht" im Falle der Kaumuskulatur nicht möglich ist, zu einer weiteren Überbeanspruchung der ohnehin bereits verspannten Muskulatur.

Jedes Individuum hat in seiner Kindheit während des Zahndurchbruchs bestimmte *Knirsch- und Preßphasen* durchgemacht. Diese „Abrasionsprogramme", die zur „Feineinstellung" der durchbrechenden Zähne durchaus sinnvoll waren, können beim Auftauchen neuer Okklusionsstörungen wieder aktiviert werden und führen zu *Bruxismus* als nächtliche Parafunktion und Bruxomanie als Pressen und Knirschen am Tage.

Die hohe Belastung der Muskeln während der fast isometrischen parafunktionellen Tätigkeit führt zum Muskelschmerz bis hin zur abakteriellen Muskelnekrose. Die Ursache hierfür liegt in der Erhöhung der Grund- und Maximalaktivität der Muskulatur mit extrem gesteigertem, nicht mehr bedarfsgerecht kompensierbarem Energieverbrauch. Die hierdurch verursachte katabole Stoffwechsellage wird durch die Kompression der Gefäße, die der Versorgung des Muskels dienen, noch verstärkt.

Symptomatik: Beim dysfunktionellen Muskelschmerz handelt es sich um dumpfe, ausstrahlende Schmerzen, die einerseits eine gezielte physiologische Funktion der Muskulatur verhindern, andererseits jedoch parafunktionelle Bewegungen als schmerzlindernde „Ausweichbewegungen" begünstigen.

Das kann beispielsweise bedeuten, daß bei schmerzhafter Mundöffnung, die durch dolente elevatorische Muskelfasern bedingt ist, parafunktionelle Laterotrusionsbewegungen bevorzugt werden. Die ursächlichen Faktoren werden hierbei leicht durch die parafunktionellen Ausgleichsbewegungen verschleiert, was die kausale Diagnostik dieser Myopathien erschwert. Grundsätzlich jedoch kann davon ausgegangen werden, daß eine Myopathie mit *Druckempfindlichkeit der Elevatoren* mit einem Bruxismus nahe der Interkuspidation in Verbindung gebracht werden kann. Eine Schmerzempfindlichkeit der Protraktoren wird mit protrusiven Knirschphänomenen und eine Schmerzhaftigkeit der Retraktoren mit retrusiven Parafunktionen in Verbindung gebracht.

Die sekundäre Myopathie kann man in 4 Stadien einteilen:

1. Stadium: Muskelmüdigkeit, Muskelschmerz (Muskelkater, Myalgie),
2. Stadium: Muskelverspannung, Muskelhartspann,
3. Stadium: Muskelentzündung (ischämische Myositis), Myogelose, Kontraktur,
4. Stadium: Muskelnekrose, bindegewebige Infiltration (Myofibrose).

Die ersten beiden Stadien gleichen dem Zustand nach schwerer muskulärer Arbeit und sind qualitativ und zeitlich kaum voneinander zu trennen. Das 3. Stadium ist dadurch gekennzeichnet, daß zunehmende muskuläre Ischämie zur abakteriellen ischämischen Entzündung des Muskels führt. Wird dieser Zustand über längere Zeit beibehalten oder tritt er wiederholt auf, so entstehen eng umschriebene Nekrosebezirke (Myogelosen), die tastbar und hoch druckempfindlich sind. Diese Knoten können bindegewebig infiltriert werden und werden dann als Myofibrosen bezeichnet (Stadium 4).

Therapie: Primäres Behandlungsziel ist die Herabsetzung der Übererregbarkeit der Muskulatur und damit indirekt die Reduktion der freigesetzten algetischen Substanzen. Mit einer medikamentösen Therapie kann dies durch die Gabe von Analgetika in Verbindung mit einer hochdosierten *Mg^{++}-Medikation* gefördert werden. Die Mg^{++}-Präparate verbessern den Muskelstoffwechsel und setzen die Erregbarkeit der Muskulatur herab. Periphere Analgetika mit antiphlogistischer Wirkung reduzieren die Freisetzung körpereigener algetischer Substanzen durch Zyklooxigenasehemmung. Daneben können bei starken Schmerzen zusätzlich zentral angreifende Analgetika verordnet werden, um den Circulus vitiosus zwischen Schmerz und muskulärer Verspannung zu durchbrechen.

Zusätzlich haben sich zur Behandlung der myogenen Schmerzen *Aufbißschienen* bewährt.

Mit „Kurzzeitschienen" wird initial eine Unterbrechung der neuromuskulären Regelkreise angestrebt. Den Zähnen wird dazu in ihrer Eigenschaft als Tastorgan eine fremde Oberflächenphysiognomie dargeboten, und flächige Zahnkontakte werden aufgehoben oder durch punktförmige ersetzt. Zusätzlich wird die Muskulatur durch die Bißerhöhung, die mit der Eingliederung der Schiene verbunden ist, gedehnt. Alles zusammen führt zu einer deutlichen Aktivitätsreduktion der Kaumuskulatur.

Diese *Reflextherapie* ist allerdings nur zur kurzfristigen Initialbehandlung einer myogenen Dysfunktion geeignet; eine längere Behandlungsdauer führt nicht zu dauerhaftem Erfolg im Sinne einer Aktivitätsminderung. Da diese Art von Schienen (Interzeptor, anteriores Plateau, nicht eingeschliffene Miniplastschiene) immer nur einen Teil der Gegenbezahnung belastet, elongieren die nicht belasteten Zähne des Gegenkiefers. Folge davon kann sein, daß bei längerer Tragedauer dieser Schienen neue, iatrogen verursachte okklusale Interferenzen entstehen, die eine Verschlechterung des Krankheitsbildes nach sich ziehen.

! Die *Kurzzeitschienen* sollten nur bei Myopathien angewandt werden, bei Myoarthroapthien oder reinen Arthropathien sind sie kontraindiziert.

Zur Einleitung einer Kausaltherapie werden *Äquilibrierungsschienen* oder Positionierungsschienen verwendet. Bei vorwiegend myogen bedingten Schmerzen werden mit der Äquilibrierungsschiene, ähnlich wie mit der beschriebenen Kurzzeitschiene, zunächst die pathologische Okklusion und Artikulation aufgehoben. Gleichzeitig wird ein ideales Okklusionsmuster in die Schiene morphologisch „einprogrammiert", das dentogene Ursachen der Myoarthropathie ausschaltet, d.h., es wird neuroreflektorisch der Zustand einer intakten harmonischen Okklusion simuliert. Erst nachdem die myogene Komponente der Dysfunktion beseitigt ist, kann die okklusale eindeutig diagnostiziert und beseitigt werden. Die Äquilibrierungsschiene hat somit diagnostischen und therapeutischen Charakter. Sie kann, ohne Schaden anzurichten, mehrere Wochen bis Monate getragen werden.

Zusätzlich gewinnt bei myogen bedingten Dysfunktionen die *Physiotherapie* immer mehr an Bedeutung. Hierzu gehören auch einfache physikalische Maßnahmen wie Kälte- und Wärmeapplikationen. Wärme wird in erster Linie bei muskulären Überlastungsreaktionen angewandt. In diesen Fällen werden durch reflektorische Mehrdurchblutung die angehäuften Metaboliten aus der Muskulatur entfernt. Kältetherapie wird bei akutem reflektorischem Hartspann der Kaumuskulatur angewandt. Die *Transkutane Elektrische Nervstimulation* (TENS) ist eine weitere Möglichkeit, chronische muskuläre Schmerzen positiv zu beeinflussen.

Die Anwendung von *Massagen* bei Myopathien folgt allgemeinen physiotherapeutischen Regeln. Bei akutem Hartspann versucht man, durch Oberflächenmassage die Muskulatur reflektorisch zu beeinflussen, während Tiefenmassage der Kaumuskulatur bei Myogelosen und Myofibrosen angewandt wird.

Eine *Bewegungstherapie der Kaumuskulatur* sollte nur nach Ausschluß arthrogener Kiefergelenkschäden durchgeführt werden. Eine anteriore Diskusdislokation kann durch forcierte Bewegungstherapie verschlechtert werden. Vorteile bietet die Bewegungstherapie durch gezieltes Trainieren hypotropher Muskelgruppen bei Diskoordinationen und muskulären Limitationen. Muskuläre Limitationen mit Fibrosierungen können durch zusätzliches aktives Eingreifen mit Dehngriffen durch mehrmalige Wiederholung am Tag gelockert werden.

4.3.3
Muskelatrophie

Okklusale Störungen können nicht nur zu einer Überaktivität der Muskulatur, sondern auch zu einer reflektorischen Unterbrechung ihrer Funktion führen. Längerfristige reflektorische Blockaden der Kaumuskulatur sind jedoch erst bei einer arthrogenen Beteiligung zu erwarten, denn arthrogene Schmerzen führen regelmäßig zur Einschränkung gewisser Bewegungsmuster beim Kauen, so daß die aktivitätsarmen Muskelpartien atrophieren.

Symptomatik: Anamnestisch gibt der Patient den Hinweis, daß in letzter Zeit seine Wangen (M. masseter) und/oder Schläfen (M. temporalis) eingefallen seien. Durch Palpation der Muskulatur in Ruhe und unter Aktivierung läßt sich die Atrophie objektivieren. Auch asymmetrische Formen mit überwiegend einseitiger Atrophie der genannten Muskelgruppen sind nicht ungewöhnlich. Differentialdiagnostisch muß eine primäre Muskelerkrankung oder Parese der Muskulatur ausgeschlossen werden.

Therapie: Gezielte *krankengymnastische Übungen* können atrophe Muskelgruppen wieder stärken und das verlorengegangene muskuläre Gleichgewicht wiederherstellen. Voraussetzung dafür ist eine vorherige Kausaltherapie mit Ausschaltung der okklusalen und psychischen Stressoren. Schmerzbeseitigung durch Analgetika und entlastende Schienentherapie stehen im Vordergrund, um die vorhandenen neuromuskulären Blockaden zu beseitigen.

4.3.4
Muskelhypertrophie

Ursache der Muskelhypertrophie ist eine langanhaltende isometrische Trainingsarbeit der betroffenen Muskulatur.

Eine Hypertrophie findet dann statt, wenn sich Knirsch- und Preßphasen mit physiologisch adäquaten Ruhephasen abwechseln, so daß die Muskulatur in die Lage versetzt wird, die Hyperaktivität durch eine strukturelle Anpassung im Sinne der Zunahme an Muskelmasse zu beantworten.

Zu den möglichen *Ursachen* der Hypertrophie zählen okklusale Interferenzen, Kiefergelenkverlagerungen, psychoemotionale Belastungen mit entsprechenden Verhaltensmustern und gewisse Habits (Kaugummi!).

Symptomatik: Am deutlichsten sichtbar ist die *Masseterhypertrophie* oder die *Hypertrophie des M. temporalis.* Die normalen Gesichtskonturen werden durch die prominent erscheinenden Muskelgruppen verändert, bewußte Anspannung dieser Muskulatur durch den Patienten läßt die Hypertrophie noch stärker hervortreten (Differentialdiagnose: Parotistumor).

Therapie: Wichtigstes therapeutisches Ziel ist die Vermeidung hoher isometrischer Muskelarbeit durch langanhaltende Knirsch- und Preßphasen. Neben relaxierender Schienentherapie und entsprechender psychologischer Führung des Patienten (z. B. Biofeedback) kann in therapieresistenten Fällen die *temporäre Lähmung* der betroffenen Muskulatur indiziert sein. Diese Lähmung wird durch Blockade der Synapsen der Muskulatur mit *Botulinumtoxin A* durchgeführt und hält etwa 3 Monate an. In dieser Zeit tritt eine gewisse Atrophie der hypertrophierten Muskulatur ein. Das Verhältnis von Steuereinheiten und Arbeitseinheiten innerhalb der Muskulatur verändert sich wieder zugunsten der Steuereinheiten, was durch bessere Steuerung der Muskulatur zu bleibendem Erfolg führen kann. Neben den funktionellen Komponenten spielt der ästhetische Effekt aufgrund der Massenreduktion der Muskulatur eine weitere wichtige Rolle bei der Indikationsstellung zu dieser Art der Behandlung.

Die operative Muskelreduktion muß als isolierte Maßnahme abgelehnt werden.

4.4
Arthropathien

Arthropathien des Kiefergelenks gehören zu den am schwersten therapierbaren Erkrankungen des stomatognathen Systems. Dies hängt besonders damit zusammen, daß bereits geringe, morphologisch kaum faßbare Veränderungen des Kiefergelenks mit erheblichen Schmerzen einhergehen können, während schwere morphologische Veränderungen häufig kaum Schmerzen hervorrufen. Aufgrund dieser Situation reichen weder bildgebende Verfahren noch klinische und instrumentelle Funktionsanalysen allein aus, um diagnostische und anschließend therapeutische Entscheidungen zu treffen – entscheidend ist die längerfristige Verlaufsbeobachtung.

Neben den hier vorgestellten *sekundären Arthropathien,* die Folge von Funktionsstörungen im Kauorgan sind, sollen die weitaus selteneren *primären Arthropathien* aus differentialdiagnostischen Gründen kurz gestreift werden.

4.4.1
Primäre Arthropathien

Primäre Kiefergelenkerkrankungen unterscheiden sich nicht wesentlich in ihrer Schmerzqualität von den sekundären Gelenkerkrankungen. Die Kardinalzeichen der Entzündung sind oft erst in fortgeschrittenen Erkrankungsstadien der primären Arthritiden erkennbar. Funktionseinschränkungen als gut sichtbare Kardinalzeichen sind sowohl bei den primären Arthropathien als auch bei den sekundären Arthropathien zu finden und können nicht als differentialdiagnostisches Kriterium gelten.

Arthritis infectiosa

Eine primäre Arthritis ist relativ selten und meist durch fortgeleitete Infektionen verursacht. Hier kommen Einrisse des äußeren Gehörgangs nach Trauma (Sturz aufs Kinn), iatrogene Schäden durch unsachgemäße Punktionen sowie fortgeleitete Infektionen des Ohres oder Abszesse der pterygomandibulären Loge als Ursache in Betracht.

Die infektiöse Arthritis führt relativ rasch zur Destruktion von Knorpel und Diskus des Gelenks.

Symptomatik: Neben Schmerzen bei der Bewegung mit reflektorischer Einschränkung der Beweglichkeit (Kieferklemme) ist die *Nonokklusion der betroffenen Seite* ein Leitsymptom der akuten Arthritis.

Der Gelenkerguß ist meist auch durch die angespannte Gelenkkapsel zu tasten und bildgebend darzustellen.

Therapie: Ein relevanter Gelenkerguß muß immer durch *Punktion* entlastet werden; die Keimbestimmung mit Resistogramm ist obligat. Bei akutem Entzündungsverlauf muß umgehend, d.h. vor Erhalt des Antibiogramms, eine hochdosierte Antibiotikatherapie eingeleitet werden.

Arthritis rheumatica

Diese systemische Erkrankung kann in seltenen Fällen auch am Kiefergelenk manifest sein. Dabei werden die kapsulären Strukturen des Gelenks durch Autoimmunprozesse weitgehend zerstört. Der Prozeß beginnt an der Peripherie des Gelenks und schreitet von der Synovialmembran ausgehend zum Zentrum hin fort. Ursprünglich avaskuläre Strukturen wie Diskus und Knorpel werden vaskularisiert und durch Granulationsgewebe destruiert. Der Prozeß kann so weit voranschreiten, daß die Gelenkfläche arrodiert und der Gelenkkopf verkürzt wird. Folge davon ist ein *offener Biß* mit entsprechender Malokklusion, die zusätzlich eine dysfunktionelle Komponente in das Krankheitsgeschehen einbringen kann.

Symptomatik: Zunehmende Gelenkschmerzen und Palpationsempfindlichkeit des Gelenks können Zeichen eines rheumatoiden Geschehens am Kiefergelenk

!
• sein. Klinisch auffallend ist die langsam zunehmende *Limitation der Mundöffnung* von etwa 40 mm auf etwa 10 mm Schneidekantendistanz. Bei Auskultation sind am Anfang, bedingt durch die Veränderung der Zusammensetzung der Gelenkflüssigkeit, quietschende Gelenkgeräusche, später Krepitation des Gelenks zu hören. Folge des Schmerzzustandes mit entsprechender Minderbelastung ist eine Hypotrophie der Kaumuskulatur. Durch den vertikalen Höhenverlust am Gelenkkopf und in der Fossa articularis kommt es zum *anterior offenen Biß*. Die Rheumaserologie muß in Anfangsstadien nicht immer positiv ausfallen. Bildgebend ist eine rheumatische Arthritis nur schwer von einer degenerativen Arthrose zu unterscheiden.

Therapie: Neben entlastender Punktion des Kiefergelenks bei Ergußbildung kommen im wesentlichen *antiphlogistische Maßnahmen* in Betracht. Zusätzlich sind Analgetika zusammen mit einer antirheumatischen Basistherapie angezeigt. Kortisoninjektionen führen zwar zu einer Besserung des Schmerzes, die Destruktion der Gelenkstrukturen wird jedoch durch diese Maßnahmen vorangetrieben.

Wichtig sind *physikalische Maßnahmen* zur Erhaltung der Beweglichkeit des Gelenks.

Schienentherapie kann in akuten Stadien entlastend wirken, entspricht jedoch nicht kausaltherapeutischen Prinzipien.

Bei starker Einschränkung der Beweglichkeit sollte, sofern physikalische Maßnahmen nicht entscheidend helfen, eine chirurgische Intervention mit Herstellung der Gelenkbeweglichkeit in Erwägung gezogen werden. Wenn im Frühstadium einer rheumatoiden Arthritis die medikamentöse Therapie nicht anschlägt, kann als chirurgische Maßnahme die *Frühsynovektomie* indiziert sein. Hierbei wird der Gelenkanteil, in dem die Autoimmunprozesse ablaufen, eliminiert oder zumindest stark reduziert, was zur Besserung des Krankheitsbildes beiträgt.

Bei ausgeprägter Malokklusion infolge vertikalen Höhenverlustes im Gelenkbereich ist u. U. ein dysgnathiechirurgischer Eingriff mit Ausgleich der verlorenen Vertikaldimension durch Oberkieferosteotomie und Ausgleich des sagittalen Defizits durch Unterkieferosteotomie angezeigt.

4.4.2
Sekundäre Arthropathien

Das Kiefergelenk ist vielfältigen, häufig krankmachenden Einflüssen seines kraniomandibulären Umfeldes ausgesetzt. Eine dominierende Rolle spielt hierbei die Okklusion mit den Aktivitäten der Kau- und Halsmuskulatur. Zum Verständnis der funktionellen und dysfunktionellen Zusammenhänge und zur Erarbeitung gewisser therapeutischer Leitlinien hat sich eine Systematisierung nach den wichtigsten pathogenen Komponenten einer Arthropathie bewährt (Abb. 4). Hierzu gehören:

- Belastungsänderungen,
- Stellungsänderungen,
- Diskopathien.

Belastungs- und Stellungsänderungen des Kiefergelenks führen zu Gewebereaktionen, die degenerativen, aber auch regenerativen Charakter haben können. Die degenerative Gewebereaktion führt zu pathologischen Strukturveränderungen, die in ihrer Eigendynamik oft nicht mehr von Malokklusion als auslösendem Faktor abhängig sind, sondern wie primäre Kiefergelenkerkrankungen durch Freisetzung bestimmter Gewebshormone eine fortschreitende Destruktion des Kiefergelenks unterhalten.

Belastungsänderungen auf das Kiefergelenk

Pathologisch wirkende Belastungsänderungen auf das Kiefergelenk werden ganz überwiegend über die Funktion der Zahnreihen und der Kau-Hals-Muskulatur hervorgerufen. Man unterscheidet eine *Kiefergelenkkompression* und eine *Kiefergelenkdistraktion*. Bei der Kompression sind die artikulierenden Flächen belastet und die ligamentären Strukturen entlastet. Bei der Distraktion sind die ligamentären Strukturen belastet und die Gelenkflächen entlastet (Abb. 5).

Ursachen der Kiefergelenkkompression sind Zahnverlust im Seitenzahnbereich ohne adäquaten Zahnersatz, insuffizienter Zahnersatz im Seitenzahnbereich mit Infraokklusion sowie kieferorthopädische Intrusion der Seitenzähne bzw. Extrusion der Frontzähne.

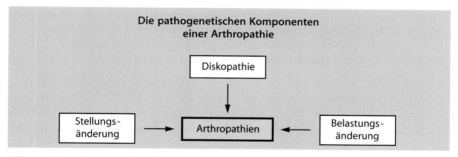

Abb. 4. Die pathogenetischen Komponenten einer Arthropathie

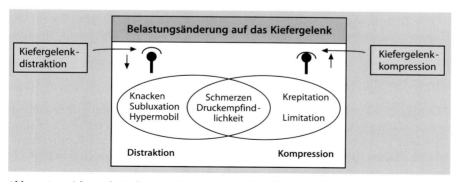

Abb. 5. Auswirkung der Belastungsänderungen auf das Kiefergelenk

Werden dann noch zusätzlich parafunktionelle Kräfte auf die seitlich nicht abgestützten Kiefer wirksam, belastet die gesamte Muskelkraft, die normalerweise die Seitenzähne treffen würde, unmittelbar das Kiefergelenk. Diese parafunktionellen Kräfte werden nicht nur in statischer, sondern auch in dynamischer Okklusion wirksam und führen zu degenerativen Veränderungen am Diskus und Gelenkknorpel. Die kompressionsbedingte, verminderte Ernährung des Knorpels führt zur Ausdünnung bis hin zur Perforation und zur subchondralen Sklerosierung der knöchernen Strukturen.

Ursache der Kiefergelenkdistraktion sind in erster Linie Frühkontakte im Molarengebiet in statischer Okklusion. Schon geringe okklusale Überhöhungen führen zu deutlicher Distraktion im Kiefergelenkbereich. Folge der Distraktion sind Hypermobilität sowohl bei der Mundöffnung (über 45 mm Schneidekantendistanz) als auch bei lateralen und protrusiven Exkursionsbewegungen.

Symptomatik: Die *Kiefergelenkkompression* geht mit einer leichten Einschränkung der maximalen Mundöffnung einher, die mit dem Gefühl der Steifheit im Kiefergelenk verbunden ist. Translationen werden mit Fortschreiten der Erkrankung zunehmend eingeschränkt. Bei der Auskultation hört man eine feine *sandartige Krepitation*, im fortgeschrittenen Stadium mit Diskusperforationen auch ein gröberes, *knöchernes Reiben*.

Leitsymptom der Kiefergelenkkompression ist ein typischer muskulärer Schmerz, der dadurch entsteht, daß beim Versuch, das Kiefergelenk am vorderen Abhang der Fossa abzustützen, die Fasern des M. pterygoideus lateralis maximal innerviert werden.

Ohne diese protrusive Komponente würde die hochsensible bilaminäre Zone im dorsalen Bereich des Kiefergelenks belastet, was unerträgliche artikuläre Schmerzen zur Folge hätte. Um Kompressionsschmerzen im Bereich der bilaminären Zone zu vermeiden, werden Hyperaktivierungsschmerzen im Bereich der lateralen Pterygoidei in Kauf genommen. Diese Muskelschmerzen sind meist erträglich und konzentrieren sich ein- oder beidseitig in der retrotubären Region, die dann auch druckschmerzhaft ist.

Die Symptome der *Kiefergelenkdistraktion* sind vielfältiger. Neben der Hypermobilität kommt es aufgrund der Dezentrierung des Discus articularis zu *Kiefergelenkknacken*, Subluxationen und Luxationen des Kiefergelenks. Die permanente Anspannung der ligamentären Strukturen ist mit einem typischen präaurikulären Palpationsschmerz verbunden.

Therapie: Zur Kausaltherapie der Kompression ist ein Aufbau der Stützzonen im Seitenzahnbereich notwendig. Dies sollte in der akuten Schmerzphase zunächst über eine entsprechende *temporäre Aufbißschiene* mit seitlichen Prothesensätteln geschehen. Die Höhe der Schiene kann variiert werden, bis eine akzeptable Vertikaldimension gefunden wurde. Anschließend wird eine definitive prothetische Versorgung angestrebt. Im Initialstadium können neben Analgetika auch

Magnesiumpräparate helfen, die maximal verspannte Muskulatur des M. pterygoideus lateralis zu behandeln. Ist die Kompression mit ihrer Begleitsymptomatik behoben, kann die definitive prothetische Restauration zur Sicherung der Vertikaldimension erfolgen.

Die Therapie der Kiefergelenkdistraktion wird durch eine Aufbißschiene mit nur anteriorem Aufbiß eingeleitet. Hierdurch wird eine Selbstzentrierung der Kiefergelenke herbeigeführt. Allerdings sollte diese Schienenart nur kurzzeitig und eng kontrolliert eingesetzt werden, damit Intrusionsbewegungen der Frontbzw. eine Extrusion der Seitenzähne vermieden werden können.

Zur definitiven Behandlung werden die Seitenzähne eingeschliffen oder entsprechend prothetisch restauriert.

Stellungsänderungen des Kondylus

Stellungsänderungen des Kondylus entstehen durch Zahnkippung, Zahnwanderung und iatrogen durch insuffiziente prothetische Restaurationen. Ebenso können auch Frakturen der Gelenkfortsätze sowie Umstellungsosteotomien des Unterkiefers Stellungsänderungen des Kondylus hervorrufen. Jede Stellungsänderung des Kondylus auf einer Gelenkseite wirkt sich zwangsläufig auch auf die Stellung des Kondylus im kontralateralen Gelenk aus.

Man unterscheidet Ventralverlagerung, Lateralverlagerung und Retralverlagerung des Kondylus in der Gelenkpfanne (Abb. 6). Die Verlagerung des Kondylus wird in den meisten Fällen durch eine Malokklusion hervorgerufen, d.h., die okklusalen Kontakte der Zahnreihen sind nicht auf die anatomische Ruhelage des Gelenks ausgerichtet und zwingen den Kondylus in eine Fehlposition.

Die *Ventralverlagerung* des Kondylus erfolgt meist über Retrusionsfacetten von unharmonisch im Zahnbogen stehenden Zähnen. Der Kondylus kann dabei nach ventral den Diskus verlassen und so zur Subluxation führen.

Bei *Lateralverlagerung* der Kiefergelenke wird der Unterkiefer durch Zwangskontakte beim Einnehmen der maximalen Interkuspidation in eine laterale Zwangsstellung gebracht.

Abb. 6.
Auswirkung der Stellungsänderung des Kondylus auf das Kiefergelenk

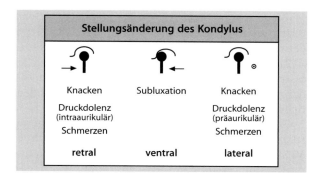

Eine *Retralverlagerung* des Kondylus wird in erster Linie durch Frühkontakte im Frontzahnbereich bei knappem Überbiß hervorgerufen. Da Frontzahnkontakte die Aktivität der Retraktoren erhöhen, wird die okklusionsbedingte Retralverlagerung muskulär verstärkt. Mit der Retralverlagerung erhält der Kondylus Kontakt mit der bilaminären Zone im Schlußbiß und springt nur bei Öffnungsexkursionen auf den Diskus. Die Belastung der bilaminären Zone erzeugt heftige Schmerzen, beeinträchtigt die Ernährung des Diskus und schwächt die elastischen Fasern der bilaminären Zone, die die Rückführung des Diskus während des Mundschlusses zunehmend nicht mehr sichern können.

Die Folge ist eine anteriore Diskusverlagerung mit möglicher Perforation der bilaminären Zone.

Kondyläre Retralverlagerungen sind die häufigste Ursache für degenerative Prozesse im Gelenkbereich.

Symptomatik: Sie ist gekennzeichnet durch folgende Beschwerden:

- Bei *Ventralverlagerungen* stehen Muskelbeschwerden mit vorwiegender Schmerzhaftigkeit der Retraktoren im Vordergrund.
- Während *lateraler Kondylenverlagerung* sind Schmerzhaftigkeit des lateralen Gelenkpols und ein ligamentäres Gelenkknacken typische Zeichen.
- Bei *Retralverlagerung* des Kondylus nimmt der Patient oft eine protrusive Schonstellung ein, da sonst die recht sensible bilaminäre Zone belastet würde. Durch eine manuell geführte Kompression wird präaurikulär ein stechender Schmerz ausgelöst. Diese Schmerzen verstärken sich weiter bei Einnahme der maximalen Interkuspidation. Die Schmerzen strahlen in die Ohr-, und Schläfenregion aus – bisweilen auch in den posterioren Oberkieferbereich und in die Tiefe der Augenhöhle.

Eine Druckempfindlichkeit und *Einengung des äußeren Gehörgangs von anterior* sind weitere typische Zeichen für die Retralverlagerung des Kondylus.

Therapie: Therapeutisch steht bei Ventralverlagerung des Kiefergelenks die *Zentrierung des Kondylus* über eine Aufbißschiene im Mittelpunkt. Zusätzliche Maßnahmen zur Beseitigung des muskulären Schmerzes wie Analgetika sind relativ selten nötig. Im Anschluß an eine Zentrierung der Kondylen muß durch definitive Maßnahmen die erreichte okklusale Situation gesichert werden.

Zur Therapie der Lateralpositionierung der Kiefergelenke ist meist eine instrumentelle Funktionsanalyse notwendig, um die Verlagerungsrichtung und das Ausmaß beurteilen und in einer entsprechenden Aufbißschiene berücksichtigen zu können.

Eine Retralverlagerung des Kondylus wird therapiert durch eine Äquilibrierungs- oder Positionierungsschiene. Erst nach Entspannung der reaktiven Muskelhypertonie kann das Ausmaß der notwendigen okklusalen Umstellungsmaßnahmen erkannt werden. Um eine annähernde Regeneration der posterioren

Gelenkbereiche zu erzielen, soll die Tragedauer einer Schiene mindestens 12 Wochen betragen.

Diskopathien

> Struktur- und Lageänderungen des Discus articularis bedeuten zwangsläufig auch immer Veränderungen der Kondylusposition; mit dieser geht ebenfalls zwangsläufig eine verändernde Wirkung auf die Okklusion einher – wie umgekehrt eine Änderung der Okklusion immer auch eine Veränderung der Kondylusposition nach sich zieht.

Strukturveränderungen am Diskus

Strukturveränderungen am Diskus sind Diskusausdünnung, Diskushypertrophie und Diskusperforation. Sie sind an die intraartikulären Belastungsveränderungen wie Gelenkdistraktion und Gelenkkompression sowie an Positionsänderungen des Kondylus gekoppelt und Folge dieser Veränderungen. *Pathophysiologisch relevant ist die Diskusperforation*, da sie eine präarthrotische Situation im Übergang zur manifesten Arthrose darstellt.

Symptomatik: Da Diskusausdünnungen gewöhnlich mit einer Kiefergelenkkompression einhergehen, gibt der Patient einen präaurikulären bis tiefen aurikulären *Schmerz* an. Dieser kann sowohl beim forcierten Schlußbiß als auch während protrusiver Bewegung verstärkt ausgelöst werden. Ursache dieses Schmerzes ist die Kompression der dorsal gelegenen nerven- und gefäßreichen bilaminären Zone. Die exakte Diagnose kann nur durch ein MRT, eine Arthrographie oder Arthroskopie gestellt werden.

Diskusperforationen gehen immer mit einer mehr oder weniger starken Synovitis einher, die sowohl die arthrogenen Belastungsschmerzen als auch die Destruktion des Gelenks aufgrund der Freisetzung von Gewebshormonen unterhält. Die Diagnose wird bildgebend (MRT, Arthrographie) oder durch Endoskopie gestellt.

Die Diskushypertrophie erklärt man sich aus einer lange bestehenden Distraktion des Kiefergelenks. Der Diskus nimmt den ihm dargebotenen Raum ein. Hier gibt es keine spezifische Symptomatik.

Therapie: Die Therapie der Diskusausdünnung entspricht der der Kiefergelenkkompression (s. S. 126).

Ist eine *Diskusperforation* nachgewiesen, sollte der Defekt oder der gesamte Diskus mit einem M. temporalis-Faszienlappen *rekonstruiert* werden, wenn eine zuvor durchgeführte Schienentherapie keine Beschwerdefreiheit brachte. Die Therapie der Diskushypertrophie entspricht der der Distraktion des Kiefergelenks (s. S. 127).

Lageänderung des Discus articularis

Um die pathologische Lageänderung des Diskus besser zu verstehen, ist eine kurze Zusammenfassung der physiologischen Diskuslage hilfreich.

Der Diskus sitzt kappenförmig dem Kondylus auf und ist beiderseits an den Kondylenpolen fixiert; hierdurch erhält der Kondylus die Möglichkeit, in a.-p-Richtung im Diskus zu rotieren. Diese *diskokondyläre Einheit* steht – harmonische Verhältnisse vorausgesetzt – in Schlußbißstellung in der sog. zentrischen Kondylenposition – d. h. im anteriokranialen Anteil der Fossa glenoidalis. Bei der Öffnungsbewegung gleitet der Diskus entlang der Eminentia articularis nach anterokaudal und nimmt den Kondylus mit. Gleichzeitig rotiert der Kondylus gegenüber dem Diskus (Dreh-Gleit-Gelenk). Die Translationsbewegung des Diskus nach anterokaudal wird dadurch möglich, daß sich die dorsale Anheftungszone des Diskus (bilaminäre Zone) aus einer Gewebsreserve heraus entfalten kann und mit zunehmender Mundöffnung elastisch ausgespannt wird. Unter der elastischen Wirkung der angespannten bilaminären Zone wird während des Schließvorgangs der Diskus (gemeinsam mit dem Kondylus) wieder in die Fossa articularis zurückgezogen. Dem M. pterygoideus lateralis pars superior kommt bei diesem komplexen Vorgang die wichtigste Aufgabe zu, in der Öffnungsbewegung den Diskus nach anterokaudal zu ziehen und in der Schlußbißbewegung den elastischen Zug der bilaminären Zone zu kontrollieren und damit eine harmonische Rückführung des Diskus zu erreichen.

Dieses diffizile Zusammenspiel zwischen Diskus und Kondylus einerseits und Diskus und Gelenkfläche andererseits kann durch vielfältige Ursachen (statische und dynamische Interferenzen, muskuläre Dysfunktionen, Habits u. a.) gestört werden und zur Dislokation des Diskus führen.

Anteromediale Diskusdislokation mit Reposition
In Schlußbißstellung liegt der Kondylus dorsal der nach anteromedial verlagerten Diskusscheibe. Als Ursache hierfür kommt sowohl eine pathologisch retrale Kondylenposition als auch eine Hyperaktivität des M. pterygoideus lateralis pars superior in Betracht. Bei der Mundöffnung schiebt der nach anterokaudal wandernde Kondylus den Diskus zunächst vor sich her, bis die Resistenz der bilaminären Zone so groß wird, daß der Kondylus über den Hinterrand auf den Diskus springt; hierbei entsteht ein deutlich vernehmbares Knackgeräusch. Mit dem „Aufspringen" des Kondylus auf den Diskus ist die physiologische Diskus-Kondylus-Beziehung wiederhergestellt, die auch bis kurz vor Beendigung der Schließbewegung beibehalten wird. Vor Einnahme der Schlußbißposition „springt" jedoch der Kondylus über den dorsalen Diskusrand und verläßt damit wieder die diskokondyläre Beziehung. Auch beim Abspringen entsteht ein lautes Knackgeräusch (reziprokes Knacken).

Neben der anteromedialen Diskusluxation, die recht häufig vorkommt, begegnet man nur äußerst selten weiteren Lageabweichungen des Diskus wie laterale, mediale und dorsale Diskusluxationen.

Symptomatik: Neben dem sog. *reziproken Knacken* bei Kieferöffnung und Kieferschluß kann die anteromediale Diskusverlagerung zu Druckempfindlichkeit im dorsalen und lateralen Gelenkanteil führen. Ein Großteil der Knackphänomene geht jedoch ohne artikuläre Schmerzen einher, da der Diskus selbst ohne nervale Versorgung ist. Nach längerem Bestehen des Gelenkknackens werden die Fasern der bilaminären Zone chronisch gereizt, so daß es über eine Synovitis zu Veränderung des Milieu interne des Kiefergelenks kommen kann. Die entstehenden Mikroeinrisse führen durch Fibrinablagerungen und Verklebungen des Diskus zu weiterer Immobilität des Diskus, was das Verharren in seiner Fehlstellung begünstigt. Die Verdachtsdiagnose „anteromediale Diskusdislokation" kann klinisch gestellt werden, die Absicherung erfolgt durch eine Axiographie (elektronische Gelenkbahnaufzeichnung) und ein MRT.

Therapie: Die Therapie der Diskusverlagerungen ist im Anfangsstadium *konservativ.* Durch eine Schienenbehandlung wird bei der anteromedialen Diskusverlagerung versucht, über die Distraktion des Kiefergelenks Platz für eine spontane Rückverlagerung des Diskus zu schaffen. Danach wird in einer 2. Phase der Kondylus nach anterior in Richtung auf den Diskus positioniert und anschließend sukzessiv in die Zentrik zurückgeführt. Ist die Zentrierung des Kondylus in den Diskus gelungen, muß die mit der Schiene gewonnene Unterkieferposition in eine definitive dentale Relation durch Einschleifmaßnahmen oder prothetische Versorgung überführt werden. Ältere Diskusdislokationen sind einer konservativen Behandlung kaum noch zugänglich, können aber mit Erfolg auf endoskopischem Weg über eine *Kiefergelenkarthroskopie* durch *Lösen des Diskus* von seinen Adhäsionen behandelt werden. Gleichzeitig wird durch die *„Lavage" des Gelenkraums* die mit Stoffwechselprodukten und inflammatorischen Gewebshormonen beladene Synovialflüssigkeit entfernt und dadurch meist eine deutliche Schmerzminderung erreicht.

Anteromediale Diskusluxation ohne Reposition
Wenn Kiefergelenkknacken längere Zeit besteht und durch die ständige Überspannung und Synovitis die bilaminäre Zone ihre Rückstellkraft verliert, wird aus einer reversiblen, sich selbst bei Mundöffnung reponierenden Diskusdislokation eine Diskusdislokation ohne Reposition.

Der Diskus bleibt während des gesamten Mundöffnungszyklus anteromedial vor dem Kondylus liegen. Die gesamte Kaubelastung spielt sich dann nicht mehr auf dem Diskus, sondern auf der schmerzempfindlichen bilaminären Zone ab.

Symptomatik: Hauptsymptom der Diskusdislokation ohne Reposition ist die eingeschränkte Mundöffnung bzw. die Deviation der Mundöffnung mit annähernder Rotation in einem Gelenk und Ausnutzen des gesamten Bewegungsspielraums des anderen Gelenks. Die Limitation bei beidseitiger Diskusdislokation beträgt initial etwa 22 mm, später etwa 28 mm Schneidekantendistanz. Der Patient hat das Gefühl, mit dem Gelenk schmerzhaft elastisch anzustoßen. Es tritt ein Spannungsgefühl bei der Mundöffnung und bei entsprechendem Stützzonenverlust ein Schmerz in statischer Okklusion auf, wenn die bilaminäre Zone unter Druck gerät. Besteht die Dislokation längere Zeit, kann sich die Mundöffnung, die vorher durch dieses Gelenk limitiert war, wieder auf annähernd normale Werte steigern (35 – 40 mm Schneidekantendistanz); der Diskus wird, meist zusammengefaltet, in den vorderen Gelenkpouch verdrängt. Da der Diskusluxation *ohne* Reposition meist eine *mit* Reposition vorausgeht, kann der Übergang von einer Phase in die andere am Verschwinden der Knackgeräusche bei gleichzeitigem Eintreten der Limitation anamnestisch leicht eruiert werden.

Therapie: Zunächst sollte auch in diesen Fällen mit einer Schienentherapie versucht werden, die Reposition herbeizuführen. Meist gelingt dies jedoch aufgrund der starken Verklebungen des Diskus und des Elastizitätsverlustes der bilaminären Zone nicht. Wenn keine wesentliche Schmerzsymptomatik vorliegt und genügend Mundöffnung vorhanden ist, kann eine Entlastung der bilaminären Zone über eine Schiene mit anschließender definitiver prothetischer Versorgung die Therapie der Wahl sein. Bei persistierenden Schmerzen muß jedoch der Diskus arthroskopisch oder durch offene Gelenkoperation reponiert und die bilaminäre Zone entsprechend reduziert werden.

Kondylopathien (Arthrosen)

Durch die Dislokation des Diskus können auch Schäden am Kondylus entstehen. Die entstehende Inkongruenz zwischen Fossa articularis und dem Kondylus führt zu Druckspitzen im Bereich des Kondylus, der diese mit Degeneration des Knorpels und subchondraler Sklerosierung beantwortet. Bei Fortschreiten dieser lokalen Überlastung kommt es zu knöchernen Einbrüchen in der Mitte des Kondylus sowie zu reaktiven Knochenappositionen im Randbereich. Diskutiert werden auch avaskuläre Nekrosen aufgrund der permanenten Anspannung des M. pterygoideus lateralis durch Unterbrechung der transmuskulären Blutzufuhr. Der vertikale Höhenverlust des Kondylus wird so lange fortschreiten, bis ein neues Gleichgewicht zwischen Belastung des Kondylus und knöcherner Widerstandskraft gefunden worden ist. In ungünstigen Fällen kann diese Selbstheilung, die meist viele Jahre in Anspruch nimmt, ausbleiben und die Arthrose in einer *knöchernen Ankylose* münden (Abb. 7).

Symptomatik: Typische Symptomatik der Arthrose ist die *Krepitation bei Bewegung.* Der Patient verspürt einen bewegungsabhängigen arthrogenen Schmerz, der sich in erster Linie präaurikulär manifestiert. Die Mundöffnung kann, muß aber nicht eingeschränkt sein. Akute Phasen des Schmerzes wechseln sich mit weitgehend schmerzarmen Phasen ab. Die Eßgewohnheiten werden geändert, der Patient schneidet Dinge, die er sonst abgebissen hätte, in kleine Stücke und bevorzugt weiche Kost. In schweren Fällen kann sogar das *Sprechen schmerzhaft* sein. In diesen akuten Phasen ist die *Mundöffnung eingeschränkt,* es kann eine präaurikuläre Schwellung mit Überwärmung der Region eintreten, was die Abgrenzung zu primären Arthrosen schwierig gestalten kann.

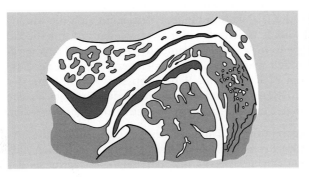

Abb. 7.
Kiefergelenkarthrose mit vollständig aufgebrauchten Diskus und randbetonter Osteophytenbildung

Therapie: In den akuten Phasen der Gelenkarthrose ist eine *physikalische* und *analgetische Therapie* indiziert. Aufgrund der immer stärkeren Einschränkung der Lebensqualität des Patienten sollte frühzeitig eine Kiefergelenkoperation mit Ersatz des Discus articularis und Entfernung der Osteophyten durch Gelenkshaving in Erwägung gezogen werden. Neben vielen Ansätzen zum Ersatz des Diskus hat sich in der Klinik der Autoren ein gedoppelter, vaskularisierter, kaudal gestielter M. temporalis-Faszienlappen als zuverlässiger Diskusersatz erwiesen. Die Faszie scheint den biomechanischen Anforderungen an ein Dreh-Gleit-Gelenk gerecht zu werden.

5
Synopsis der Therapiemöglichkeiten

Die Graphik gibt eine Überblick über die verschiedenen Therapiemöglichkeiten (Abb. 8).

6
Fazit

Wie die Auseinandersetzung mit dieser Materie zeigt, resultiert der Dysfunktionsschmerz des stomatognathen Systems aus einem komplizierten interaktiven Komplex, an dem verschiedene Organe beteiligt sind. Dieser Problematik wurde bis in die jüngste Vergangenheit und z.T. bis heute vielfach durch

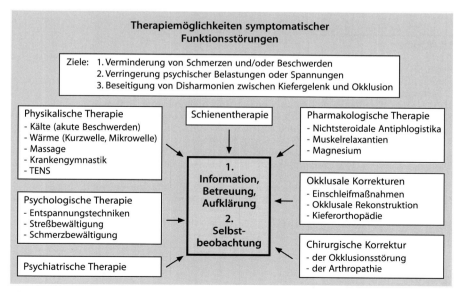

Abb. 8. Therapiemöglichkeiten symptomatischer Funktionsstörungen

pauschalierende, unspezifische Diagnosen – wie Costen-Syndrom, Dysfunktionsschmerzsyndrom, Temporomandibular-Joint-Syndrom (TMJ-Syndrom) – ausgewichen. Ein wesentlicher Grund hierfür ist in der Medizinerausbildung zu suchen, in der das stomatognathe System nur für wenige, speziell Interessierte als Problemorgan existiert. Gleichzeitig fehlen den Zahnmedizinstudenten, die die mechanischen Komponenten dieses Systems zu beherrschen lernen, komplett die psychologischen, psychosomatischen und orthopädischen Grundlagen.

Vor diesem Hintergrund versteht man die gängige „Odyssee" der Patienten vom Kieferorthopäden zum HNO-Arzt, Neurologen, Rheumatologen, Psychiater, Internisten und Zahnarzt nur zu gut. Trotz multifaktorieller Genese der dysfunktionellen Schmerzen hat sich die „okklusale" Betrachtungsweise des Zahnarztes durchgesetzt, da sich dieser Berufsstand – und unter ihnen wiederum besonders die Prothetiker – diesen Problemen besonders angenommen hat. Es ist jedoch noch nicht schlüssig bewiesen, daß eine Disharmonie der Okklusion die Hauptursache des Dysfunktionsschmerzes ist. Wahrscheinlich sind psychische Belastungen und Bruxismus viel wesentlicher. Das Problem liegt wohl eher darin, *wie* der Patient auf okklusale Interferenzen reagiert, und nicht *in* diesen Interferenzen selbst. Bei vielen Patienten mit dysfunktionellen Beschwerden ist die Okklusion erheblich gestört, bei anderen kaum oder gar nicht – umgekehrt gibt es viele Menschen mit erheblich gestörter Okklusion ohne Beschwerden. Ätiologisch kann man nicht das Ausmaß der okklusalen Disharmonie messen und daraus die vielfältigen Beschwerdemöglichkeiten ableiten. Der kompetente Behandler muß aber heute in der Lage sein, die myogenen Komponenten von den arthrogenen und die psychogenen von den okklusalen abgrenzen zu können, ohne gleichzeitig ihre gegenseitigen Abhängigkeiten und Interaktionen außer acht zu lassen.

Literatur

Freesmeyer WB (1993) Zahnärztliche Funktionstherapie. Hanser, München Wien
Hupfauf L (Hrsg) (1989) Funktionsstörungen des Kauorgans, 2. Aufl. Urban & Schwarzenberg, München Wien Baltimore (Praxis der Zahnheilkunde Bd. 8)
Jäger K (1997) Streßbedingte Kaufunktionsstörungen. Quintessenz, Berlin
Krogh Poulsen W (1980) Orthofunktion und Pathofunktion des mastikatorischen Systems unter Berücksichtigung der beteiligten Muskelgruppen. In: Drüke W, Klemt B (Hrsg) Kiefergelenk und Okklusion. Quintessenz, Berlin
Mongini F, Schmid W (1989) Schädel-, Kiefer- und Gelenkorthopädie. Quintessenz, Berlin
Ogus HD, Toller PA (1984) Die Quintessenz der Erkrankungen des Kiefergelenkes. Quintessenz, Berlin
Rateitschak KH, Renggli HH, Mühlemann HR (1978) Parodontologie. Thieme, Stuttgart
Siebert G (1984) Zahnärztliche Funktionsdiagnostik mit und ohne Hilfsmittel. Hanser, München Wien
Zarb GA, Carlsson GE (1985) Physiologie und Pathologie des Kiefergelenkes. Quintessenz, Berlin

HNO-ärztliche Beschwerden bei posttraumatischen Funktionsstörungen des kraniozervikalen Übergangs: Diagnostik und Therapie

5

A. ERNST

1
Einführung

Die Halswirbelsäule (HWS) und der Kopfgelenkbereich (oder: der kraniozervikale Übergang) spielen auch für den HNO-Arzt in der Praxis zunehmend eine Rolle. Viele Leitsymptome, denen der HNO-Arzt begegnet (z. B. Schwindel, Dysphagie, Globusgefühl, Tinnitus), haben einen vertebragenen Hintergrund und lassen sich durch manualtherapeutische Verfahren behandeln.

HNO Praxis Heute 18
H. Ganz, H. Iro (Hrsg.)
© Springer-Verlag Berlin Heidelberg 1998

Die HWS und insbesondere der *Kopfgelenkbereich* sind aufgrund ihrer funktionellen und strukturellen Eigenschaften prädestiniert für segmentale Bewegungsstörungen, da sie den *beweglichsten* (höchstmögliche Anzahl an Freiheitsgraden der Bewegung bei geringster ossärer, ligamentärer bzw. muskulärer Führung), aber auch den *störanfälligsten Abschnitt der Wirbelsäule* darstellen (Wolff 1988b). Deshalb können stumpfe Traumen des Kopf-/Halsbereiches (jenseits der Fraktur) schwerwiegende Folgen beim Patienten hinterlassen. Zumeist liegt die Schädigungsebene im Bereich der Weichteile der HWS bzw. diskoligamentärer Strukturen. Quantitativ im Vordergrund stehen hierbei **Flexions-Extensions-Mechanismen** („whiplash", „Schleudermechanismus").

In der HNO-Heilkunde hat die Einbindung manualmedizinischer Diagnostik- und Therapieprinzipien eine lange Tradition (z.B. Falkenau 1977; Gutmann 1953, 1968; Biesinger 1989, 1997; Hülse 1994, Seifert 1981, 1994). Deshalb soll im vorliegenden Kapitel versucht werden, die Besonderheiten posttraumatischer Funktionsstörungen der HWS für den HNO-Arzt herauszuarbeiten.

2
Diagnostik von posttraumatischen Funktionsstörungen der HWS bei HNO-ärztlichen Beschwerden

Die meisten Patienten, die eine Traumatisierung der HWS bzw. des Kopfgelenkbereiches hinter sich haben, konsultieren den HNO-Arzt wegen folgender Leitsymptome (Seifert 1989b):

- Schmerzen im Kopf-/Halsgebiet,
- Hör- und Gleichgewichtsstörungen,
- Dysphagie und Globusgefühl (selten: Stimmstörung).

Bei der *Anamneseerhebung* sollte auf folgende Punkte im Detail eingegangen werden:

- *Dauer und Charakter der Beschwerden* (typisch vertebragen: chronisch-intermittierender Verlauf, paroxysmales Auftreten von Schmerzerscheinungen),
- *Ort der Beschwerden* (wo sitzt der Schmerz? typisch vertebragen: Halbseitigkeit),
- Bewegungs- und Haltungsabhängigkeit der Beschwerden (*Fehlstereotypien),*
- berufliche Belastung (monotone Bewegungsmuster, z.B. Bildschirmarbeitsplatz mit einer überdurchschnittlichen Belastung des Schulter-Arm-Gürtels),
- *Art und zeitlicher Ablauf* der durchgemachten Kopf-/Halsverletzung (Beschleunigungsverletzungen der HWS als Contact- oder Non-contact-Verletzung),
- auffällige *Haltungsasymmetrien (*z.B. Beckenschiefstand, Hyperlordosierung der HWS),
- *frühere Behandlungen* in anderen Wirbelsäulensegmenten (z.B. Bandscheibenprolaps der LWS),
- *psychische Belastung (cave:* Stigmatisierung!).

HNO-ärztliche Untersuchung, inbes. Trommelfellmikroskopie bds.
(zum Ausschluß akut-entzündlicher Veränderungen)

Audiometrische Diagnostik (Schwellenaudiogramm, TEOAE-Messung bds.)
(zur Differenzierung Mittelohr/Innenohrschwerhörigkeit)

Bei Schwindel zusätzlich: neurotologische Diagnostik (kalorische Prüfung, Fahndung nach
Zervikalnystagmus – aber nicht im Akutstadium –, vestibulospinale Tests, ggf.
deKleijn'sche Probe)

Manualdiagnostik

Abb. 1. Diagnostisches Vorgehen beim Verdacht auf vertebragene HNO-Erkrankungen

Neben einer subtilen Anamnese zum Unfallmechanismus sollten sich eine Reihe von Untersuchungsgängen anschließen. Das abgestufte diagnostische Vorgehen ist in Abb. 1 zusammengefaßt.

2.1
Pathomechanismus und Klassifizierung der Verletzungsfolgen bei der HWS-Weichteildistorsion

Der Begriff der *HWS-Distorsion nach Beschleunigungsverletzung* (kurz: HWS-Weichteildistorsion) ist ein – nach dem aktuellen Schriftgut – adäquater Begriff zur Definition und umfassenden Beschreibung eines Verletzungstypus der HWS, der typischerweise im Rahmen von Verkehrsunfällen auftritt (zur Übersicht vgl. Moorahrend 1993; Hierholzer u. Heitmeyer 1994; Kügelgen 1995; Graf-Baumann u. Lohse-Busch 1997; Hülse et al. 1997). Im Rahmen des Unfallgeschehens fährt – vereinfacht – der betreffende Fahrzeuginsasse auf ein anderes Fahrzeug (oder ein anderes Hindernis) auf oder wird angefahren. Die Fahrzeugbeschleunigung (positiv oder negativ) führt – vermittelt durch die Massenträgheit des frei beweglichen Kopfes – zu einer Flexions-Extensions-Bewegung des Kopfgelenkbereiches gegenüber der HWS (mit/ohne Lateralabknickung) unterschiedlichen Ausmaßes (Abb. 2) mit/ohne Kontakt zu den Innenteilen des Fahrzeugs (Contact-/Non-contact-Verletzung, nach Hierholzer u. Heitmeyer 1994). Deshalb ist der Bereich des sog. *„kraniozervikalen Übergangs"* mit seiner besonderen Biomechanik und Struktur der primäre Schädigungsort bei solchen Verletzungen (Hülse et al. 1998).

Für diesen Verletzungstyp werden synonym auch die Begriffe „Schleuderverletzung", „Peitschenschlagverletzung" („whip-lash injury"), „Schleudertrauma", „Abknickverletzung" etc. benutzt. Das Ausmaß der Beschleunigungsverletzung läßt sich in verschiedene Schweregrade einteilen (z. B. erstmals durch Erdmann 1973), die für Therapie und Begutachtung von Bedeutung sein können

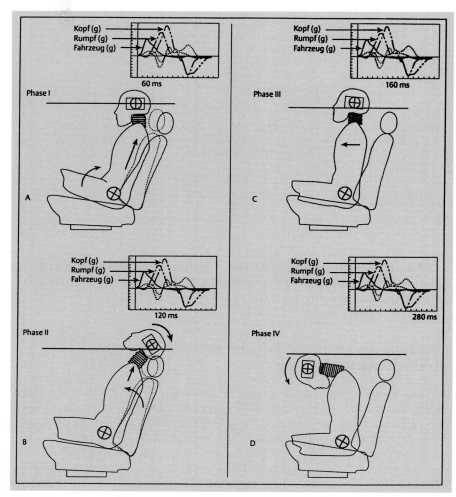

Abb. 2. Typischer Ablauf einer Beschleunigungsverletzung in 4 Phasen. Separat angegeben sind die auftretenden Beschleunigungen *(g)* über den Zeitverlauf für Kopf, Rumpf und Fahrzeug. (Aus Ernst et al. 1998)

(Gutmann 1976). Erdmann hatte versucht, mit seiner Einteilung den typischen Heckaufprall zu klassifizieren. Damit weist seine Einteilung das Problem auf, daß einzelne Pathomechanismen bzw. unterschiedliche Symptomausprägungen nicht ausreichend berücksichtigt werden.

Die Anzahl der Verletzten auf europäischen Straßen (nach Hierholzer u. Heitmeyer 1994 erleidet bei 79% aller Unfälle mindestens 1 PKW-Insasse eine HWS-Verletzung) und die sich daraus ergebenden therapeutischen Probleme (besonders bei eingetretener Chronifizierung der Beschwerden) bedingen einen Aufklärungs- und Handlungsbedarf. Hierzu bietet sich insbesondere die Manualtherapie an. Der vorliegende Exkurs soll deshalb diesem viel diskutierten Problemkreis gewidmet sein (Dvorak et al. 1994; Carette 1994; Barnsley et al. 1994; Huber et al. 1993; Kügelgen 1995; Graf-Baumann u. Lohse-Busch 1997; Hülse et al. 1998).

Bei der Beschleunigungsverletzung muß zwischen dem

- *Unfallmechanismus* (Beschleunigung/Schleuderung, Abknickung nach Frontal-, Heck-, Seitenkollision oder Kombinationen) und der
- *resultierenden Verletzung*

unterschieden werden.

Das Ausmaß und der Schweregrad der eintretenden Verletzung hängen wiederum ab von

- der sog. „kollisionsdynamischen Belastung des Fahrzeugs" (z.B. Deformationsausmaß, Fahrzeugverzögerung),
- der aktuell eintretenden „biomechanischen Belastung des jeweiligen Insassen" (z.B. Insassenverzögerung durch Gurtsystem, Kopfstützen, Anprallstellen) sowie
- den patientenimmanenten Faktoren, wie z.B.:
  - Alter, Beruf, Konstitution, Geschlecht,
  - Aufmerksamkeit im Moment des Aufpralls (Schutz durch Anspannung der Nackenmuskulatur),
  - mögliche Kopf-/Halstorsion im Moment des Anpralls (erschwerend!) (nach Hierholzer u. Heitmeyer 1994).

Die *Beschleunigungsverletzung* führt meist zu Schäden an den Bändern, Gelenken, Bandscheiben und Muskeln der Kopf-/Halsregion (Hämatome, Überdehnungen, Faserrisse, Subluxation) (Abb. 3; s. Abb. 4), erst bei schweren Verletzungen treten auch Frakturen bzw. Infrakturen mit Wurzel- und Gefäßirritationen (bzw. Ein- oder Abrisse) auf (Saternus 1979). Die Weichteilverletzung ist jedoch der vorherrschende Verletzungstyp (Wolff 1981, 1982, 1996).

Nach dem klassischen Schema (Erdmann 1973) werden 3 verschiedene *Schweregrade der HWS-Distorsion* nach Beschleunigungsverletzung unterschieden. Dieses Schema wurde in neuester Zeit um den Schweregrad 4 (mit tödlichem Ausgang) erweitert und mit Einzelbefunden (z.B. aus der Unfallforschung) stärker unterlegt. Kritisch bemerkt werden soll jedoch, daß sich 10% der Unfallopfer nicht nach dieser klassischen Form einteilen lassen (nach Wolff 1996).

Dieses Schema eignet sich aus unserer Sicht zur Quantifizierung des Verletzungsausmaßes, während in Abhängigkeit von der klinischen Symptomatik folgende Syndrome (auch kombiniert auftretend) unterschieden werden sollen (nach Hierholzer u. Heitmeyer 1994; Frey 1997):

- *lokales posttraumatisches Zervikalsyndrom* („cervical syndrome"; Nackenschmerz, Bewegungseinschränkung, Schulter- und dorsoskapulärer Schmerz),
- *zervikoenzephales posttraumatisches Syndrom* („cervicocephalic syndrome"; Kopfschmerz, „Schwindel" – häufig als allgemeine Unsicherheit –, Seh-

störungen, Tinnitus, „drop attacks", Merk- und Konzentrationsstörungen; Krämer 1981),

- *zervikobrachiales, posttraumatisches Syndrom* („cervical radiculitis"; radikuläre Schmerzen in den jeweiligen Dermatomen, d. h. Daumen–C6, Zeigefinger–C7, Kleinfinger–C8),
- *zervikomedulläres, posttraumatisches Syndrom* („cervical myelopathy"; Kraftschwäche der unteren Extremität, Claudicatio intermittens, Darmstörungen).

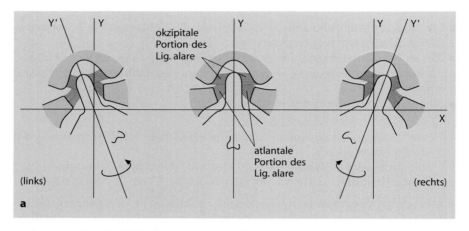

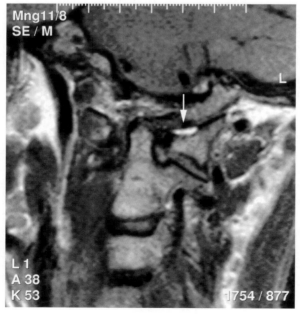

Abb. 3.
a Typische Bewegungsmuster der Ligg. alaria als besonders verletzungsgefährdeter Struktur bei einer Beschleunigungsverletzung (aus Wolff 1997), **b** Darstellung der Ligg. alaria durch Spezial-MRT, hier: Normalbefund (Institut für Radiologie im UKB, Direktor: PD Dr. Mutze)

Diese Klassifikation wird sowohl dem amerikanischen (Wiesel 1982; Teasell u. Shapiro 1993) als auch dem deutschen Standard gerecht, zumal sie in Deutschland vom AK „Degenerative Wirbelsäulenerkrankungen" der DGOT (Krämer 1981) vorgeschlagen wurde.

Eine Reihe von Symptomen, wie z. B. Globusgefühl, Nackenkopfschmerzen, Schlafstörungen, sekundäre Persönlichkeitsveränderungen durch längerdauernde Schmerzen, entziehen sich der eindeutigen Einordnung bzw. Klassifikation, sind jedoch häufig beschrieben (Wolff 1996, zur Übersicht vgl. Frey 1997). Außerdem muß berücksichtigt werden, daß die klinischen Beschwerden z. T. im Intervall auftreten (Tabelle 1).

2.2
Manualdiagnostik

Im (vermutlich seltenen) Idealfall sollte kurz nach Eintritt der Verletzung ein *segmentaler, manualdiagnostischer Befund* erhoben werden, um einerseits frühzeitig Funktionsdefizite aufzudecken und andererseits gezielte Hinweise für die radiologische Untersuchung geben zu können (Ebene und Art! der Schädigung, z. B. arthrogen, myogen, ligamentär). Anschließen sollte sich zudem eine funktionelle Prüfung der Nacken-/Schultermuskulatur und eine Palpation der Weichteile (Suche nach Irritationszonen und -punkten).

Meist kommen die Patienten jedoch erst nach Monaten bis Jahren, wenn eine Chronifizierung der Verletzungsfolgen eingetreten ist, zur Vorstellung.

Die Manualdiagnostik sollte folgende Untersuchungsgänge beinhalten (zur Übersicht vgl. Ernst et al. 1997):

- Inspektion und Palpation,
- Suche nach Irritationspunkten- und zonen (Head-Zonen),
- Suche nach ligamentären und myogenen Ursachen einer gestörten Gelenkbeweglichkeit,
- manualdiagnostische Übersichts- und Segmentdiagnostik.

Tabelle 1. Auftreten klinisch relevanter Störungen in unterschiedlichem zeitlichem Abstand zum Unfallereignis. (Nach Wolff 1996; Hierholzer u. Heitmeyer 1994)

Zeitpunkt des Auftretens nach dem Unfallereignis	Art der Störung
2–6 Monate	Sehstörungen
1–2 Monate	Ungerichteter Schwindel (Unsicherheit)
1–2 Monate	Ohrgeräusche (Tinnitus)
Unter 1 Monat	Hörstörung
1–2 Monate	Parästhesien sowie ausstrahlender Armschmerz
Stark variierend	Inappetenz, Befindlichkeitsstörung, Globusgefühl, Merk- und Konzentrationsstörung, Leistungsknick
2–3 Monate	Stimm- und Schluckstörung

Da die meisten Patienten zudem über Kopfschmerzen klagen, müssen folgende Kopfschmerzformen differentialdiagnostisch berücksichtigt werden:

- *Zervikalmigräne (Migraine cervicale):* Migränekopfschmerz mit klarer Halbseitenbetonung, häufig durch Kopfgelenkblockierung ausgelöst (spricht gut auf Manipulation bzw. TLA an);
- *posttraumatischer Kopfschmerz:* dumpfer, Intensitätsschwankungen unterworfener Kopfschmerz nach knöchernen oder Weichteilverletzungen bzw. nach Wirbelsäulenchirurgie. Zumeist muskulär bedingt, spricht daher gut auf TLA, medikamentöse Therapie oder Muskelenergietechniken an.

2.3
HNO-ärztliche Funktionsdiagnostik

Die HNO-ärztliche Funktionsdiagnostik orientiert sich am Beschwerdebild, wobei die Hör- und Gleichgewichtsstörungen dominieren (Chester 1990). Im Vordergrund stehen die Leitsymptome Schwindel und Tinnitus.

Neben der Reintonaudiometrie, der Tinnitussuppression und -charakterisierung sollten die im folgenden erwähnten Verfahren zur Anwendung kommen (Ernst u. Battmer 1997).

Ableitung otoakustischer Emissionen (OAE) oder Distorsionsprodukte otoakustischer Emissionen (DPOAE). Direkter Nachweis der Funktionsfähigkeit des Innenohres, beeinflußbar durch Manualtherapie. Auf diese Weise ist eine Objektivierung des Therapieerfolges bei zervikogenen Hörstörungen nach Mobilisationsbehandlung möglich (Hülse 1994; Biesinger 1997). Außerdem ergibt sich ein gutachterlich wichtiges Hinweiszeichen, da posttraumatisch (z.B. nach HWS-Distorsion infolge Beschleunigungsverletzung) häufig TEOAE ab 2 kHz als Zeichen einer Störung der zentralen akustischen Verarbeitung im efferenten System fehlen (vermutlich Störung im olivocochleären Bündel; Raglan et al. 1997).

Elektronystagmographie: Objektive Aufzeichnung der Nystagmusantwort, z.B. im Rahmen der kalorischen Prüfung der peripheren Gleichgewichtsrezeptoren, beim Zervikaltest, bei Lage- und Lagerungsprüfungen (Hülse 1981, 1983) bzw. bei Durchführung der de Kleijn-Probe (Ernst u. Battmer 1997; Scherer 1997; Mahlstedt et al. 1992; Haid 1990).

Bei der kalorischen Prüfung bieten die Patienten nach durchgemachter HWS-Verletzung ein uneinheitliches Bild (einseitige Übererregbarkeit dominiert in unserem eigenen Krankengut).

Die *de Kleijn-Probe* soll pathognomisch für Störungen des vertebrobasilären Stromgebietes sein. Der Patient wird in Kopfhängelage gebracht, der Kopf wird dann sehr langsam und sukzessive nach rechts bzw. links rotiert. Beim Auftreten von Schwindelbeschwerden, Übelkeit, Brechreiz, Benommenheit, Unwohlsein sofort abbrechen (Gefahr der Intimaverletzung der A. vertebralis mit Blutung bzw. Thrombosierung)! Das Entstehen eines Provokationsnystagmus auf einer Seite (positiver Testausfall) spricht für eine Minderperfusion der ispilateralen

A. vertebralis. Der Test kann unter Zuhilfenahme der Frenzel-Leuchtbrille oder (objektiv) unter elektronystagmographischer Kontrolle zur Aufzeichnung einer Nystagmusantwort erfolgen.

Die Aussagekraft dieser Funktionsprüfung ist jedoch nach jüngsten Untersuchungen umstritten. Die Patienten sollten unbedingt mit dem *Dix-Hallpike-Manöver* untersucht werden, da eine Reihe von Schwindelbeschwerden durch eine Otolithenfunktionsstörung hervorgerufen werden (Ernst u. Battmer 1997).

Craniocorporographie (CCG): Dokumentation der vestibulospinalen Funktionstests (Unterberger, Romberg) mit Hilfe einer speziellen polaroidfotografischen Einrichtung (CCG). Patienten nach einer HWS-Verletzung zeigen in der Regel eine diffuse Seitabweichung.

Dynamische Posturographie („Equitest", Neurocom): Untersuchung der einzelnen Anteile des gleichgewichtserhaltenden Systems durch kontrollierte Bewegung des Patienten auf einer Meßplattform (Abb. 4). Durch die sensorische Analyse und den Motorkontrolltest lassen sich isoliert Defizite im vestibulospinalen, vestibulookulären und vestibulären System nachweisen. Es ist eine Durchführung unter gleichzeitiger EMG-Kontrolle möglich. Patienten nach einer HWS-Verletzung zeigen in der sensorischen Analyse ein typisches Muster, was je nach Schweregrad variieren kann (Abb. 5) (Ernst und Allum 1998).

Abb. 4.
Aufbau des Test- und Übungs-
systems „Equitest" (dynamische
Posturographie)

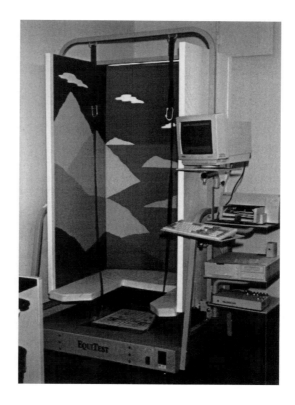

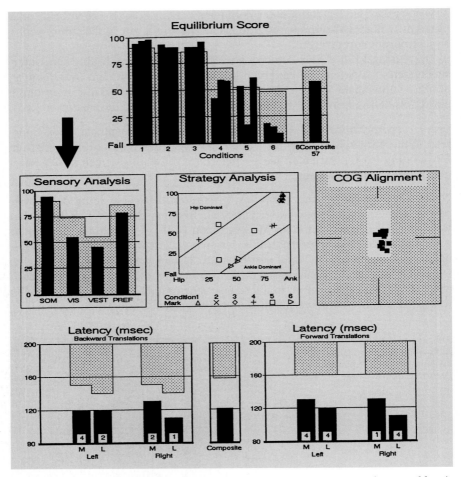

Abb. 5. Typischer pathologischer Befund eines Patienten nach durchgemachter Beschleunigungsverletzung: In der sensorischen Analyse *(Pfeil)* liegen die erzielten Testergebnisse bei der Prüfung der einzelnen Komponenten des gleichgewichtserhaltenden Systems deutlich unter der altersrelationierten Kontrollnorm

Stroboskopie. Objektiver (stroboskopischer) Nachweis der Binnenbeweglichkeit des M. vocalis der Stimmbänder. Er dient der Objektivierung des Therapieerfolges nach Manipulationsbehandlung wegen vertebragener Dysphonie (Hülse 1992), da durch eine HWS-Blockierung im Segment C2/C3 häufig der stroboskopische Befund pathologisch ausfällt (Versteifung). Diese Blockierungen treten typischerweise nach durchgemachter HWS-Verletzung auf.

2.4
Radiologische und andere diagnostische Maßnahmen

Die Standardaufnahmen der HWS (einschließlich Schrägaufnahmen) und des Schädels (2 Ebenen) sowie die Atlasaufnahmen dienen *in der* **Akutphase** dem orientierenden Ausschluß einer Luxation oder einer Fraktur (Adams 1992, 1993). Bei röntgenologischen oder klinischen Auffälligkeiten (z.B. neurologischer Verdacht auf radikuläre Ausfälle, Verdacht auf Prolaps) sollte sich eine weitergehende apparative Untersuchung anschließen (Rothhaupt u. Liebig 1994, 1997): ein Computertomogramm (mit Kontrastmittel) bei Verdacht auf knöcherne (Frakturen), ein Kernspintomogramm bei Verdacht auf diskoligamentäre Läsionen (insbesondere bei Verdacht auf Hämatome bzw. Ödeme im Bereich des Bandapparates, der Medulla bzw. bei Diskusprolapsen; Abb. 6). Gehaltene Funktionsaufnahmen sind bei der Akutverletzung nicht indiziert. Eine MR-Angiographie

Abb. 6.
MRT-Bild eines Patienten mit frischer HWS-Weichteildistorsion und zwei nachweislichen Bandscheibenprolapsen *(Pfeile)* (Institut für Radiologie im UKB, Direktor: PD Dr. Mutze)

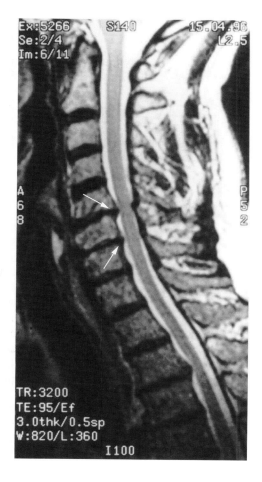

kann bei Verdacht auf Läsion (bzw. Dissektion) im Bereich des A. vertebralis-Stromgebietes erforderlich sein (ggf. mit gleichzeitiger Therapieoption, z. B. Ballonokklusion).

In der **Phase der Chronifizierung** der HWS-Weichteildistorsion sollte sich bei anhaltenden klinischen Beschwerden bzw. Verdacht auf diskoligamentäre Verletzung eine Funktionsaufnahme der HWS in einem Kernspintomographen anschließen (Friedburg u. Nagelmüller 1997; Volle et al. 1996), um eine mögliche Schädigung der Ligg. alaria nachzuweisen.

Die im folgenden beschriebenen diagnostische Maßnahmen können u. U. zusätzlich angezeigt sein.

Doppler-Sonographie der A. vertebralis bzw. MR-Angiographie. Nachweis der quantitativen Gefäßdurchgängigkeit (Doppler-Sonographie) bzw. der qualitativen Durchblutung im vertebrobasilären Stromgebiet, sofern sich durch die de Kleijn-Probe Hinweise dafür ergeben sollten (s. Abschnitt 3.1), obwohl die Validität dieser Funktionsprüfung in der Diskussion ist. Anwendbar v. a. um eine zusätzliche Gefäßkomponente der Schwindelbeschwerden auszuschließen (z. B. Hypoplasie oder Aplasie der A. vertebralis).

Visuell evozierte Potentiale (VEP). Ableitung visuell evozierter Potentiale nach Lichtstimulation zur Objektivierung von Sehstörungen nach HWS-Verletzung (Hülse 1990).

3
Therapie posttraumatischer Funktionsstörungen der HWS bei HNO-ärztlichen Beschwerden

3.1
Manualtherapie

Die manualtherapeutische Erstbehandlung ist ein erstrebenswertes Ziel bei Patienten nach durchgemachter Weichteildistorsion. In den letzten Jahren hat sich das Behandlungskonzept dahingehend gewandelt, daß man nach einer kurzen initialen Ruhephase möglichst bald mit der Mobilisation beginnt, um die Chronifizierung der Erkrankung (z. B. Verkalkung der Hämatome, Bandumbau, Narbenbildung im Bandapparat) mit Beschwerdepersistenz und Ausbildung der beschriebenen klinischen Symptomatologie zu verhindern.

Unserer Ansicht nach sollte initial (in den ersten 6–8 h posttraumatisch) mit Kälte, dann massiv analgetisch-antiphlogistisch für ca. 7–10 Tage (z. B. 3 × 1 500 mg Paracetamol, 3 × 1 Voltaren 50 mg) behandelt werden. Eine antiödematöse Behandlung mit 1- bzw. 2maliger Gabe von Solu-Decortin (z. B. jeweils 500 mg i. v.) kann erwogen werden.

Wir meinen, daß der Hals in den ersten 3–5 Tagen ruhiggestellt werden und die Zervikalstütze (möglichst „Miami J") initial auch nachts getragen werden sollte. Danach sollte dosiert und unter Kontrolle des Lokalbefundes die manualtherapeutische Behandlung beginnen. Ziel ist es, unter Erhalt der muskulären Schutz-

und Abwehrmechanismen vorsichtige Mobilisationen einzuleiten. Dazu bieten sich u.a. Traktionen, Automobilisationstechniken (Atem- und Blickwendetechnik), ggf. TLA an.

Nach ca. 10 Tagen sollte unter Ausnutzung des Repertoires (MET, „myofascial release", ggf. bereits passive Mobilisation) der Versuch einer allseitigen Verbesserung der Gelenkbeweglichkeit unternommen werden.

Nach ca. 14 Tagen kann man versuchen, einzelne Blockierungen durch Manipulationen zu beheben, sofern keine deutliche Abwehrspannung bzw. ein schmerzhafter Stopp vorherrscht, der auf ein Persistieren der Verletzungsfolgen hinweist. Im folgenden bzw. vorbereitend auf die Manipulationen empfiehlt sich u.a. die Anwendung von Atlastherapie, um den u.U. massiv ausgeprägten muskulären Hartspann der Nackenmuskulatur zu überwinden (vgl. Lohse-Busch et al. 1997; Abb. 7).

3.1.1
Manualtherapie bei chronifizierten posttraumatischen Funktionsstörungen der HWS

Der Übergang in den chronischen Verlauf nach stattgehabter Beschleunigungsverletzung tritt zu individuell unterschiedlichen Zeitpunkten auf. Das hängt zum einen von der Schwere der Verletzung, vom Erfolg der jeweiligen Rehabilitation

Abb. 7.
Darstellung der kurzen Nackenmuskulatur, die nach HWS-Beschleunigungsverletzungen einen massiven muskulären Hypertonus aufweisen kann und einer gezielten detonisierenden Therapie bedarf. (Aus Ernst et al. 1995, 1997).

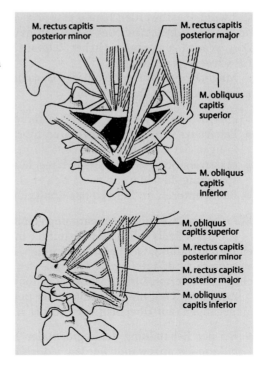

(auch bei sofort einsetzender Rehabilitation kann eine Chronifizierung eintreten, s. Abschnitt 3.1.1) und von der individuellen Konstitution ab (ältere Patienten und weibliche Patienten ohne ausreichenden Muskelmantel an der HWS neigen eher zur Chronifizierung; Radanov et al. 1990, 1993, 1994; Weh et al. 1995). Radiologisch gesicherte vorbestehende degenerative Erkrankungen der HWS haben ebensowenig wie psychische bzw. psychosoziale Faktoren einen statistisch signifikanten Einfluß auf die Chronifizierung der Erkrankung (Meenen et al. 1994).

> Wenn eine Beschwerdepersistenz – *Leitsymptom:* Bewegungseinschränkung mit Bewegungsschmerz, z.T. verknüpft mit Sekundärsymptomen wie z.B. Gangunsicherheit und Schwindel – trotz Therapie anhält, muß etwa 6–8 Wochen nach dem Unfallereignis von einer beginnenden Chronifizierung ausgegangen werden (Dvorak et al. 1994).

In einer Untersuchung zeigten Gargan und Bannister (nach Foreman u. Croft 1995), daß man bei Beschwerdefreiheit 3 Monate nach dem Unfallereignis in 93% der Fälle konstatieren kann, daß diese Beschwerdefreiheit auch noch nach 2 Jahren bestand.

Im Gegensatz dazu persistierten bei 50% der Patienten, die 3 Monate nach dem Unfall über Beschwerden klagten, diese auch noch nach 2 Jahren.

! Eine Reihe von Symptomen treten (z.B. bei Beschleunigungsverletzungen
• I./II. Grades!) zudem erst in zeitlichem Abstand zum Unfallereignis auf (Schwindelbeschwerden häufig erst nach 4–8 Wochen, s. Tabelle 1), so daß sie nicht immer gleich mit der HWS-Verletzung in Verbindung gebracht werden. Dies ist auch von gutachterlicher Relevanz (s. Abschnitt 4), gilt aber meist nicht für schwere Verletzungen.

Mögliche pathomorphologische Ursachen für dieses verzögerte Auftreten bei weniger schweren Traumen sind:

- einsetzende Verkalkung von Hämatomen im Bandapparat der HWS oder
- Persistenz von diskoligamentären Störungen mit funktionellen Einschränkungen der Gelenkbeweglichkeit, zumeist begleitet von
- massiven Myogelosen (Entstehung eines Circulus vitiosus: Schmerz–Verspannung–Blockierung usw.; Weh et al. 1995) bzw.
- Bandrupturen im Bereich der Kopfgelenke.

Die massive muskuläre Verspannung erfüllt häufig auch eine Schutzfunktion.

An dieser Stelle sollen deshalb nur die manualtherapeutischen Möglichkeiten einer Behandlung zur Sprache kommen, die chirurgischen Therapieoptionen werden nicht erläutert (z.B. Therapie der C1/C2-Instabilität bzw. Ausräumung eines prolabierten Diskus; Huber et al. 1993).

Zuerst wird auf die Behandlung der Bewegungseinschränkung mit Schmerz eingegangen (zur Übersicht vgl. Ernst et al. 1997):

! • Bei der Behandlung der **segmentalen Hypofunktion** sollten *gezielte Mani-*
• *pulationen* angewandt werden, jedoch nicht zu häufig(!) (Kontraindikation:

segmentale Instabilität! Schnell wiederauftretende Blockierungen weisen darauf hin).

- Wichtig ist eine Mitbehandlung der zumeist maximal schmerzverspannten Muskulatur (Circulus vitiosus, s. o.). Hier bietet sich neben *krankengymnastischen Übungen* (postisometrische Relaxationsübungen etc.) besonders die *therapeutische Lokalanästhesie* (in Serien) der Muskulatur (als Quaddelung der Unterhaut, Infiltration der betroffenen Muskulatur, gleichzeitig mit Eisabreibungen) oder in erweiterter Anwendung als tiefe Infiltrationsbehandlung der HWS-Band- und Gelenkstrukturen an. Außerdem kann die sog. *Atlastherapie* einen wichtigen Bewegungsgewinn vor der Manipulation vermitteln, um die schmerzverspannte Muskulatur zu detonisieren.

- Daneben sollte der Patient *Selbstübungen* betreiben (bei jüngeren Menschen auch Fitneßstudio mit ausgewähltem Übungsprogramm) sowie möglichst regelmäßig krankengymnastische Übungsbehandlung verordnet bekommen (kein Overtreatment!).

Therapeutisches Vorgehen nach Chronifizierung der HWS-Beschleunigungsverletzung

- *Leitsymptom*: Schmerz, Bewegungseinschränkung.
- *Segmentale Minderbeweglichkeit*: Manipulation.
- *Myogelosen*: PIR, TLA, Atlastherapie, medikamentöse Behandlung, Eisabreibungen.
- *Zusatzbehandlung*: KG, computergestützte Übungsprogramme („Balance Master").
- Nach ca. 1 Jahr: Kuraufenthalt mit Manualtherapie.

3.2
HNO-ärztliche Zusatztherapie

Die HNO-ärztliche Therapie orientiert sich an den gängigen Therapierichtlinien bei den einzelnen Leitsymptomen:

- Der akute (oder chronische) *Tinnitus* mit/ohne *Hörstörung* sollte medikamentös bzw. durch apparative Versorgung behandelt werden.
- Der *Schwindel* spricht in der Regel gut auf Manualtherapie an (Abb. 8). Zusätzlich sollten jedoch spezielle Trainingsplattformen eingesetzt werden, da man auf diese Weise die Einzeldefizite in den Subsystemen der Gleichgewichtserhaltung (z. B. vestibulookulär, vestibulospinal) isoliert auftrainieren kann (s. u.). Bei zusätzlicher Otolithenkomponente sollte eine entsprechende Therapie eingeleitet werden (z. B. Lagerungsmanöver nach Epley, Brandt). In wenigen Fällen sollte beim kombinierten Auftreten von Schwindel, Tinnitus und einseitiger Innenohrschwerhörigkeit eine Perilymphfistel ausgeschlossen werden (Fitzgerald 1995).

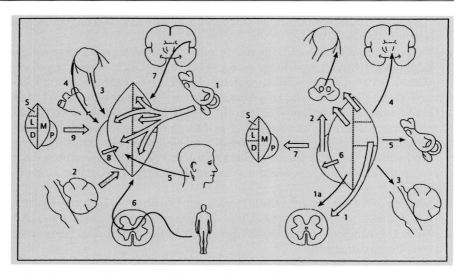

Abb. 8. Zusammenfassung der wichtigsten afferenten *(links)* und efferenten *(rechts)* Verbindungen der Vestibulariskerne. Afferenzen: *1* vom Labyrinth, *2* vom Kleinhirn, *3* aus der Retina, *4* Spindelafferenzen aus Augenmuskeln (über N. ophtalmicus und sensorische Trigeminuskerne), *5* Halsmuskelafferenzen, *6* spinovestibuläre Bahnen (Afferenzen aus dem gesamten Körper), *7* direkte und indirekte Afferenzen aus dem Kortex, *8* aus perihypoglossären Kernen, *9* vom Vestibularkernkomplex der Gegenseite; Efferenzen: *1* zum Rückenmark: Tractus vestibulospinalis lateralis, *1a* Tractus vestibulospinalis medialis, *2* zu Augenmuskelkernen, *3* zu Kleinhirn und Formatio reticularis, *4* vestibulothalamokortikale Bahn, *5* zum Labyrinth, *6* zu den perihypoglossären Kernen, *7* zum Vestibularkernkomplex der Gegenseite; *S* Nucleus vestibularis superior, *M* medialis, *L* lateralis, *D* descendens, *P* Nucleus praepositus hypoglossi. (Aus Ernst et al. 1997)

- Die *Dysphagie,* das *Globusgefühl* und die *Heiserkeit* sprechen zumeist gut auf die Manualtherapie allein an.
- Der *Schmerz* sollte ebenfalls primär manualtherapeutisch bzw. medikamentös unterstützend therapiert werden.

An dieser Stelle soll die computergestützte Übungsplattform „Balance Master" (NeuroCom, Oregon) vorgestellt werden, deren Anwendung sich besonders bei Patienten mit Schwindel empfiehlt (Abb. 4). Sie bietet die Möglichkeit, komplexe Bewegungsmuster statisch und dynamisch zu simulieren, die der auf einer Übungsplattform stehende Patient durchführen muß. Die Patienten haben häufig isolierte Defizite im gleichgewichtserhaltenden System (Rubin et al. 1995; Neuhuber u. Blankoul 1992), was sie nachhaltig im Alltag beeinträchtigt (leichte Unsicherheit bis zu schweren Gangstörungen). Dies wird nachvollziehbar, wenn man die synaptischen Verschaltungen des Gleichgewichtssystems mit den Rezeptoren des Nackenfeldes und anderen Kerngebieten berücksichtigt. Diese Patienten sind besonders auf den visuellen Input angewiesen, ohne den sie häufig (z.B. im Dunkeln) instabil werden (Rubin et al. 1995).

3.3
Andere Therapieformen
bei chronifizierten posttraumatischen Funktionsstörungen der HWS

Im Falle einer akuten Exazerbation des Schmerzes im HWS-Bereich sollten *Antiphlogistika/Antirheumatika* zusätzlich verordnet werden. Besonders gut sprechen unserer Erfahrung nach die Patienten auf Kuraufenthalte in *Naturmoorbädern* (z.B. Hochebene der Schwäbischen Alb) an. Generell läßt sich sagen, daß Patienten mit chronifizierter HWS-Weichteilverletzung – ähnlich wie Patienten mit chronischem Weichteilrheumatismus – auf lokale bzw. generalisierte Wärmeapplikation gut ansprechen (z.B. Badeurlaub in warmen Klimaten). Zudem bewährt sich bei vielen Patienten eine intensive konservativ-orthopädische Behandlung mit manualmedizinischer Ausrichtung (z.B. Isny-Neutrauchburg, Bad Krozingen bzw. St. Goar).

Viele Patienten klagen darüber, daß sie bei erfolgter Chronifizierung der Verletzung mit den physischen und psychischen Folgezuständen ihrer Verletzung allein gelassen werden. Die Klagen sind nicht immer unbegründet, wie die medizinische Praxis zeigt. Aus diesem Grunde haben sich eine Reihe von Patienten zur Selbsthilfe entschlossen. An dieser Stelle seien nur zwei wichtige Gruppen im deutschsprachigen Raum genannt, obwohl es andere gibt und auch im deutschsprachigen Ausland (Österreich) Neugründungen angestrebt werden:

- Schleudertrauma-Verband (Schweiz),
  Ulrichstr. 14, CH–8032 Zürich,
  Info-Tel.: + 41 13 88 57 22, Fax + 41 13 88 57 10.
- HWS-Verletzten-Forum e.V. (Deutschland),
  Kontaktadresse: Frau M Pinske,
  Kaiserstr. 26, 31311 Uetze,
  Tel./Fax: 0 51 73 67 72.

4
Gutachterliche Aspekte von Beschleunigungsverletzungen der HWS

Die gutachterliche Beurteilung von Unfallfolgen nach Beschleunigungsverletzungen der HWS erfolgt in Deutschland zuerst durch Unfallchirurgen oder Orthopäden. Deren Befundung stützt sich auf die objektivierbaren Folgezustände, die mit Hilfe der **klinischen Untersuchung** (inkl. Messung der Bewegungsausschläge im HWS-Bereich) erhoben werden können.

Die **radiologischen Zusatzuntersuchungen** dienen dem Nachweis der knöchern-gelenkigen (Frakturen und Folgezustände, Luxationen), diskoligamentären (Bandscheibenprolaps, Veränderungen des Bandapparates mit Einrissen, verkalkten Hämatomen; Abb. 3b, 6), medullären oder (noch seltener) myogenen Folgeschäden (*cave*: Fehlinterpretationen: Risser u. Bauer 1992).

Übereinstimmend wird in der Literatur darauf verwiesen, daß die *gutachterliche Bewertung um so eindeutiger* ausfällt, *je schwerer die Verletzung* war, je

klarer damit morphologische Substrate als objektivierbare Unfallfolgeschäden
nachweisbar sind (Wolff 1988 a). Eine MdE- (oder GdB-)Bewertung gelingt
zumeist, auch wenn die von Rompe und Fraunhofer vorgeschlagenen MdE-
Richtlinien in Abhängigkeit von der Schwere der Verletzung nicht schematisch
übertragen werden sollten (Wolff 1996).

Schwieriger zu begutachten sind solche Folgezustände, die sich dem eindeutigen Nachweis eines morphologischen Substrates entziehen und zumeist
nach leichten Beschleunigungsverletzungen (z. B. I./II. Grades) auftreten. Hier
muß eine Reihe von Problemen berücksichtigt werden:

- degenerativ-knöcherne Vorschäden (die – nach der aktuellen Literatur – nur
  bei der Entstehung von Tinnitus von Bedeutung sein sollen; Meenen et al.
  1994),
- latente oder klinisch bereits auffällige Bandscheibenveränderungen,
- mögliche Zeitintervalle zwischen dem Unfall und dem Eintritt der Beschwerden.

Häufig sind *Zusatzbegutachtungen* durch andere Fachgebiete erforderlich. Wir
möchten hervorheben, wie klärend und hilfreich ein mit manualdiagnostischer
Befundung und nachfolgender Interpretation versehenes Gutachten in solchen
Fällen sein kann.

Der HNO-Arzt hat jedoch unter Berücksichtigung der aktuellen Richtlinien
(Feldmann 1994) in der Regel keine Schwierigkeiten mit der MdE-Bewertung
der Verletzungsfolgen. Dies gelingt um so besser, je ausgefeilter die Funktionsdiagnostik ist. Bei Patienten mit dem Leitsymptom Schwindel sollte sie deshalb
möglichst das CCG, die Posturographie und ggf. eine Otolithendiagnostik
einschließen. Das wird meist nur in spezialisierten Einrichtungen möglich sein.
Dann sind diese Gutachten jedoch – bei der ansonsten sehr kontrovers diskutierten Rechtslage – eine seriöse Entscheidungsgrundlage.

5
Wo kann der HNO-Arzt Manualtherapie erlernen?

Die Bundesärztekammer hat am 21.4.1995 verbindliche *Richtlinien zur Weiterbildung* erlassen, womit auch der Erwerb der *Zusatzbezeichnung „Chirotherapie"*
geregelt wurde. Das entsprechende Curriculum dient der Qualitätssicherung der
Kurse. Zudem ist das Absolvieren eines der angebotenen Kurssysteme (s. u.) die
Voraussetzung dafür, um die Zusatzbezeichnung bei der zuständigen Landes-
ärztekammer zu beantragen.

Die *Kurssysteme* beinhalten einen Einführungskurs, Untersuchungs- und
Behandlungskurse für die Extremitäten sowie Wirbelsäulenkurse (einschließlich Röntgendiagnostik). Nach Abschluß der Kurse wird eine Prüfung absolviert.
Nichtorthopäden müssen noch eine 1 wöchige Hospitation in einer dafür zuge-
lassenen Weiterbildungsstätte nachweisen.

Außerdem bietet für HNO-Ärzte das BG-Unfallklinikum Berlin (A. Ernst) ein
straff gegliedertes Kurssystem für das Erlernen manualmedizinischer Techniken

an der HWS an (Termine sind über das Sekretariat der HNO-Klinik im UKB, Rapsweg 55, 12683 Berlin, Tel. 030/56 81 29 01 zu erfragen).

6
Fazit für die Praxis

Posttraumatische Funktionsstörungen des kraniozervikalen Übergangs sind typische Folgezustände eines durchgemachten Unfalls. Der dabei vorherrschende Unfallmechanismus ist die Ante-/Retroflexionsverletzung der HWS („Schleudertrauma") mit HWS-Weichteildistorsion ohne knöcherne Verletzungen.

Diese Patienten sieht der HNO-Arzt selten im Akutzustand. Die chronifizierte Weichteildistorsion der HWS kann jedoch mit den Leitsymptomen Schwindel, Tinnitus, Globusgefühl und ggf. Hörstörung verknüpft sein. Anamnestisch ergeben sich oft wichtige Hinweise auf das Trauma und den Unfallmechanismus. Eine „klassische" Funktionsdiagnostik (z. B. Kalorik, Reintonaudiometrie) führt meist nicht weiter. Neben einer manualdiagnostischen Befunderhebung und einer kernspintomographischen Abklärung sollte eine erweiterte Funktionsdiagnostik (Posturographie, Otolithendiagnostik, TEOAE-Ableitung) bei Beschwerdepersistenz zur Anwendung kommen. Besonders kompliziert zu diagnostizieren und zu behandeln sind Patienten, bei denen es zu einer Verletzung des Kopfgelenkbereichs (mit Beteiligung der Ligg. alaria) gekommen ist. Hier ist das vorherrschende Leitsymptom der *massive Schmerz* mit einer muskulären Schutzblockierung und fast aufgehobener Kopfgelenkbeweglichkeit.

Die Therapie dieser Patienten sollte kombiniert manualtherapeutisch-HNO-ärztlich erfolgen und ist eine langwierige Herausforderung. Besonders unter dem Aspekt der Rehabilitation zur Wiederherstellung der Arbeitsfähigkeit sind diese Patienten Problemfälle, die im Zweifelsfall in spezialisierten Einrichtungen behandelt (und begutachtet!) werden sollten, da immer noch die Abwertung und Bagatellisierung bzw. Psychologisierung der Patientenbeschwerden (aufgrund mangelnder Kenntnisse und unzureichender diagnostischer Möglichkeiten) in Begutachtungsverfahren vorkommt.

Literatur

Adams VI (1992) Neck injuries: atlantoaxial dislocation. J Forensic Sci 37:565–573
Adams VI (1993) Neck injuries: III. Ligamentous injuries of the craniocervical articulation without occipito-atlantal or atlanto-axial facet dislocation. J Forensic Sci 38:1097–1104
Barnsley L, Lord S, Bogduk N (1994) Whiplash injury – a clinical review. Pain 58:283–307
Biesinger E (1989) Funktionelle Störungen der HWS in ihrer Bedeutung für die HNO-Heilkunde. In: Ganz H, W Schätzle (Hrsg) HNO Praxis Heute 9. Springer, Berlin Heidelberg New York Tokio, S 129–147
Biesinger E (1997) Das C2/C3-Syndrom – Der Einfluß zervikaler Afferenzen auf HNO-ärztliche Krankheitsbilder. Manuelle Medizin 35:12–20
Carette S (1994) Whiplash injury and chronic neck pain. N Engl J Med 330:1083–1084
Chester JB (1990) Whiplash, postural control and the inner ear. Spine 16:716–720
Dvorak J, Ettlin T, Jenzer G, Mürner J, Radanov BP, Walz F (1994) Standortbestimmung zum Zustand nach Beschleunigungsmechanismus an der HWS. Z Unfallchir Vers Med 87:86–90
Erdmann H (1973) Die Schleuderverletzung der HWS. Hippokrates, Stuttgart

Ernst A et al. (1998) Manuelle Medizin an der HWS. Thieme, Stuttgart

Ernst A, Battmer R (1997) Audiometrie und HNO-Funktionsdiagnostik. VCH, Berlin

Ernst A, Allum JHJ (1998) Posturographische Verfahren in der vestibulären Diagnostik. ADANO-Richtlinien (im Druck)

Falkenau H-A (1977) Chirotherapie der cervicalen Syndrome in der Hals-Nasen-Ohren-Heilkunde. HNO 25:269–272

Feldmann H (1994) Das Gutachten des HNO-Arztes. Thieme, Stuttgart

Fitzgerald DC (1995) Persistent dizziness following head trauma and perilymphatic fistula. Arch Phys Med Rehabil 76:1017–1020

Foreman SM, Croft AC (1995) Whiplash injuries. The cervical acceleration/deceleration syndrome. Williams & Wilkins, Baltimore

Frey M (1997) Langzeitsymptome nach HWS-Weichteildistorsion. In: Graf-Baumann T, Lohse-Busch H (Hrsg) Weichteildistorsionen der oberen HWS. Springer, Berlin Heidelberg New York Tokio, S 81–88

Friedburg H, Nagelmüller T (1997) Welchen Beitrag vermögen CT und MRT zur posttraumatischen Beurteilung der Kopf-Hals-Region zu liefern? In: Graf-Baumann T Lohse-Busch H (Hrsg) Weichteildistorsionen der oberen HWS. Springer, Berlin Heidelberg New York Tokio, S 135–152

Graf-Baumann T, Lohse-Busch H (1997) Weichteildistorsionen der oberen HWS. Springer Berlin Heidelberg New York Tokio

Gutmann G (1953) Die obere HWS im Krankheitsgeschehen. Neural-Medizin 1:1–24

Gutmann G (1976) Die Schleuderverletzung der HWS. Manuelle Medizin 14:17–27

Haid T (1990) Vestibularisprüfung und vestibuläre Erkrankungen. Springer, Berlin Heidelberg New York Tokio

Hierholzer G, Heitmeyer U (1994) Schleudertrauma der HWS. Thieme, Stuttgart

Huber A, Beran H, Trenkler J, Hager A, Witzmann A, Fischer J (1993) Das Schleudertrauma der HWS aus neurochirurgischer, traumatologischer und psychologischer Sicht. Neurochirurgia 36:51–55

Hülse M (1981) Die Gleichgewichtsstörung bei funktioneller Kopfgelenksstörung – Klinik und Differentialdiagnostik. Manuelle Medizin 19:92–98

Hülse M (1983) Die zervikalen Gleichgewichtsstörungen. Springer, Berlin Heidelberg New York Tokio

Hülse M (1990) Objektivierung einer durch Halstorsion provozierten Sehstörung. Manuelle Medizin 28:23

Hülse M (1992) Die zervikale Dysphonie. Manuelle Medizin 30:66–73

Hülse M (1994) Die zervikogene Dysphonie. Eur Arch Otorhinolaryngol, Suppl II: 209–213

Hülse M, Neuhuber WL, Wolff HD (1998) Der kraniozervikale Übergang. Springer, Berlin Heidelberg New York, Tokio

Krämer J (1981) Zur Terminologie und Epidemiologie der Zervikalsyndrome. Z Orthop 119:593

Kügelgen B (1995) Distorsion der Halswirbelsäule. Springer, Berlin Heidelberg New York Tokio

Lohse-Busch H, Kraemer M, Reime U (1997) Die chronifizierte Weichteilverletzung der oberen HWS in der Rehabilitation. In: Graf-Baumann T, Lohse-Busch H (Hrsg) Weichteildistorsionen der oberen HWS. Springer, Berlin Heidelberg New York Tokio, S 201–208

Mahlstedt K, Westhofen M, König K (1992) Zur Therapie funktioneller Kopfgelenksstörungen bei Vestibularisaffektionen. Laryngorhinootol 71:246

Meenen NM, Katzer A, Dihlmann SW, Held S, Fyfe I, Jungblut K-H (1994) Das Schleudertrauma der HWS – über die Rolle degenerativer Vorerkrankungen. Unfallchirurgie 20:138–148

Moorahrend U (1993) Die Beschleunigungsverletzung der HWS. G. Fischer, Stuttgart Jena New York

Neuhuber WL, Blankoul S (1992) Der Halsteil des Gleichgewichtsapparates – Verbindung zervikaler Rezeptoren zu Vestibulariskernen. Manuelle Medizin 30:53–57

Radanov BP, Dvorak J, Valach L (1990) Folgezustände der Schleuderverletzung der Halswirbelsäule. Manuelle Medizin 28:28–34

Radanov BP, Sturzenegger M, DiStefano G, Schnidrig A, Mumenthaler M (1993) Ergebnisse der einjährigen Verlaufsstudie nach HWS-Schleudertrauma. Schweiz Med Wochenschr 123:1545–1552

Radanov P, Sturzenegger M, DiStefano G (1994) Vorhersage der Erholung nach HWS-Distorsion. Orthopäde 23:282–286

Raglan E, Prasher D, Ceranic B (1997) Abnormalities of the efferent control of cochlear mechanics in patients with minor head injury. 3rd European Conference on Audiology Prague, Abstr, p 184

Risser D, Bauer G (1992) Zum falsch positiven Röntgenbefund bei der Begutachtung des Schleudertraumas der Halswirbelsäule. Beitr Gerichtl Med (Wien) 50:297–300

Rothhaupt D, Liebig K (1994) Diagnostik, Analyse und Bewertung von Funktionsstörungen der oberen HWS im Rahmen von Beschleunigungsverletzungen unter Einsatz der Kernspintomographie. Orthopäde 23:278–281

Rothhaupt D, Liebig K (1997) Stellenwert diagnostischer Maßnahmen bei der HWS-Beschleunigungsverletzung. Manuelle Medizin 35:66–77

Rubin AM, Woolley SM, Dailey VM, Goebel JA (1995) Postural stability following mild head or whiplash injuries. Am J Otol 16:216–221

Saternus KS (1979) Die Verletzung von HWS und Halsweichteilen. Hippokrates, Stuttgart

Scherer H (1997) Das Gleichgewicht. Springer, Berlin Heidelberg New York Tokio

Seifert K (1981) Cervical-vertebragene Schluckschmerzen in der HNO-Heilkunde. Manuelle Medizin 19:85

Seifert K (1982) Zur Bedeutung der manuellen Medizin für die Hals-Nasen-Ohren-Heilkunde. HNO 30:431–439

Seifert K (1987) Peripher-vestibulärer Schwindel und funktionelle Kopfgelenksstörung. HNO 35:363–370

Seifert K (1989a) Das sogenannte Globussyndrom. Therapiewoche 39:3123–3126

Seifert K (1989b) Funktionelle Störungen des kraniozervikalen Übergangs und HNO-ärztliche Beschwerden – eine Standortbestimmung. HNO 37:443–448

Seifert K (1990) Zur Differentialdiagnose und Therapie des vertebragenen Schwindels. Laryngorhinootol 69:394–397

Seifert K (1994) Theoretische Grundlagen und Systematik der Manualtherapie. Eur Arch Otorhinolaryngol, Suppl II:202–208

Teasell RW, Shapiro AP (1993) Cervical flexion-extension whiplash injury. Spine 7:329–571

Volle E, Kreisler P, Wolff HD, Hülse M, Neuhuber WL (1996) Funktionelle Darstellung der Ligamenta alaria in der Kernspintomographie. Manuelle Medizin 34:9–14

Weh L, Bigdeli-Azari B, Dallmer J, Sablotny J (1995) Persistierende Motilitätsstörungen nach zervikalen Beschleunigungstraumen. Manuelle Medizin 33:139–143

Wiesel S, Rothman R (1982) Spinal terms. Saunders, Philadelphia

Wolff HD (1981) Die Sonderstellung des Kopfgelenkbereiches aus gelenkmechanischer, muskulärer und neurophysiologischer Sicht. Z Orthop 119:542–549

Wolff HD (1982) Die Sonderstellung des Kopfgelenkbereiches. Die Voraussetzungen für die Klinik des „hohen Zervikalsyndroms". Allgemeinmedizin 58:503–508

Wolff HD (1988a) Bewertungskriterien bei der Begutachtung der HWS. BG Unfallmed Tagung, Mainz, S 289–304

Wolff HD (1988b) Die Sonderstellung des Kopfgelenkbereichs. Springer, Berlin Heidelberg New York Tokio

Wolff HD (1997) Neurophysiologische Aspekte des Bewegungssystems. Springer, Berlin Heidelberg New York Tokio

KAPITEL 6

Klinische Syndrome mit HNO-Symptomatik – eine Übersicht

6

H. GANZ

1
Vorbemerkungen

Unter einem **klinischen Syndrom** verstehen wir ganz allgemein ein sich stets mit etwa den gleichen Krankheitszeichen, d. h. einer Symptomatik mit weitgehend identischem „Symptommuster" manifestierendes Krankheitsbild mit unbekannter, vieldeutiger, durch vielfältige Ursachen bedingter oder nur teilweise bekannter Ätiopathogenese. Syndrome sind meist benannt nach dem Erstbeschreiber bzw. einem kompetenten Autor. Die Liste von Leiber-Olbrich umfaßt mittlerweile etwa 4000 Titel. In der Regel handelt es sich um seltene bis sehr seltene Erscheinungsbilder und vorwiegend um vererbte Störungen bzw. Fehler.

Als **Krankheiten** bezeichnen wir dagegen solche klinischen Bilder, die hinsichtlich einheitlicher Ätiologie und Pathogenese weitestgehend abgeklärt sind. Es scheint so, als ob es zur Zeit mehr Syndrome als bekannte Krankheiten gäbe. So dürfte es für einen medizinischen Forscher heute einfacher sein, seinen Namen im Rahmen eines Syndroms zu verewigen als ihn – ewige Sehnsucht der Mediziner – einer Krankheit zu geben.

In der Vergangenheit wurde der *Syndrombegriff* unterschiedlich verstanden. Leiber und die Herausgeber der 8. Auflage seines Standardwerkes haben versucht, Ordnung in den Wirrwar zu bringen mittels folgender Unterteilung:

- *Syndrom 1. Ordnung (Syndrom in engerem Sinne)*: ätiologisch bestimmtes, jedoch pathogenetisch unklares Krankheitsbild,
- *Syndrom 2. Ordnung (Sequenz)*: pathogenetisch bestimmtes, jedoch ätiologisch unklares Krankheitsbild,

HNO Praxis Heute 18
H. Ganz, H. Iro (Hrsg.)
© Springer-Verlag Berlin Heidelberg 1998

● *Syndrom 3. Ordnung (Symptomenkomplex)*: weder ätiologisch noch pathogenetisch klares d. h. kausal unbestimmtes Erscheinungsbild.

Hierbei handelt es sich lediglich um abgrenzbare Muster klinischer Symptome
ohne Berücksichtigung der Ursachen.

Leider wird diese Einteilung nicht überall übernommen. In der nachstehenden Liste bleiben diese Unterschiede unberücksichtigt.

Man mag zum „Syndromunwesen" stehen, wie man will; um die Beschäftigung damit kommt man nicht herum. Diese ist vielmehr ärztlicher Alltag, ist
Wesensmerkmal der klinischen Diagnostik schlechthin (J. Spranger).

Niemand kennt alle klinischen Syndrome. So mancher HNO-Arzt wird beim
Lesen eines Arztbriefes/eines Zeitschriftenartikels zu tiefem Nachdenken oder
zum Griff nach dem medizinischen Wörterbuch veranlaßt, wenn er nicht überhaupt mit resignierendem Achselzucken reagiert. Alles wird um so schlimmer,
als die heute ausufernde „*Abkürzeritis*" auch auf die Syndromnamen überge-
griffen hat. Was kann man sich schon unter einem ICF- oder EEC-Syndrom vor-
stellen? Dabei ergibt sich der Syndromname meist aus den Anfangsbuchstaben
der wichtigsten Symptome und wird dann groß geschrieben, z. B. NARES =
Nicht allergische Rhinitis mit Eosinophilie-Syndrom.

2
Klinische Syndrome mit HNO-Symptomatik

Unter diesen Umständen schien den Herausgebern dieser Fortbildungsserie
eine Zusammenstellung wenigstens derjenigen Syndrome sinnvoll, die HNO-
Symptome enthalten. Einer entsprechenden Teilaufgabe, mit Einbeziehung ausschließlich der hereditären Hörsymptomatik, hatte sich Tymnik (in Keßler et al.
1977) unterzogen, doch wurde diese Zusammenstellung hierorts kaum bekannt.

Da es vor allem auf eine rasche Auffindbarkeit ankommt, ist die nachstehen-
de Liste alphabetisch und nicht etwa topographisch oder nach ätiopathogene-
tischen Gesichtspunkten geordnet. Sie soll zur raschen Information dienen und
nicht das Studium der dickleibigen, ausgezeichneten Bücher zum Thema ersetzen, unter denen an erster Stelle als alphabetisch geordnete Standardwerk von
Leiber (2 Bände, 1996) genannt werden muß. Die von G. Schneider herausgegebene Zusammenstellung klinischer Syndrome der Kiefer- Gesichts-Region
(1975) bemüht sich besonders um die Klarstellung von Häufigkeit, Entstehung
und Zusammenhängen der Kopf- und Hals-Syndrome.

Trotz der eindrucksvollen Länge der Liste ist diese sicher nicht vollständig.
Auch schien mir bei einer ganzen Reihe von klinischen Bildern, die im
Syndromwerk von Leiber (1996) aufgelistet sind, mehr die Natur einer Krankheit
gegeben, so daß sie in die vorliegende Zusammenstellung nicht aufgenommen
wurden. Seltenere bzw. fakultative Symptome sind aus Platzgründen nicht
berücksichtigt. Auf Angaben zur Therapie wurde verzichtet. Diese finden sich
in der unter Bemerkungen zitierten Literatur. In der Regel wurde auf das
Standardwerk von Leiber (1996) Bezug genommen. Andere Literatur ist nur dort
angegeben, wo sie darüber hinausgehende Informationen lieferte.

Tabelle 1. Alphabetische Liste von Syndromen mit HNO-Symptomatik (HNO-Symptome in Fettdruck)

Nr. Name	Symptomatik	Ätiopathogenese	Literatur
1. Ablepharon-Makrostomie (syn. AMS)	Fehlen von Augenlidern, Wimpern, Brauen, Telekanthus *Ohrmuscheldysplasie und -dystopie, Makrostomie*	Ungeklärt, vielleicht autosomal-dominante Mutation	18
2. Adrenoleukodystrophie	Seh- *Hör- und Gangstörungen,* Demenz, NNR-Insuffizienz	Morbus Addison mit Hirnsklerose. X-chromosomal-rezessiv erblich, nur männliches Geschlecht	18
3. Akrokeratose, paraneoplastische	s. Bazex-Syndrom		
4. Albinismus-Taubheit	s. Tietz-Syndrom		
5. Alport	Chron. Nephritis, *progrediente IOS (Hochtonbereich),* Augenanomalien	Autosomal-dominant bzw. X-chromosomal erblich. Vorwiegend bei Männern	18
6. Alström-Hallgren	Retinopathia pigmentosa, Diabetes, *IOS seit Kindheit,* Nierendysfunktion	Autosomal-rezessiv erblich	18
7. Angelman	*(Sprach-)Entwicklungsverzögerung, Ataxie,* Krämpfe, Schädeldysplasie, unmotivierte Fröhlichkeit	Mutation (?) an Chromosom 15. Pathogenese unklar	18
8. Aortenobliterations-, mittleres	Hypertonie obere, Hypotonie untere Körperhälfte, mit Kopfschmerz, *Nasenbluten, Tinnitus*	Obliterierende Arteriitis mittlere Aorta, vorwiegend bei jüngeren Frauen	18
9. Apallisches	*Agnosie, Apraxie, Aphasie* infolge Großhirnblockade	Hirndrucksteigerung versch. Ursache (Trauma, Enzephalitis, Hypoxie)	18
10. ARDS („acute respiratory distress")	Akute Lungeninsuffizienz 12–24h nach äußerer Noxe („catastrophic event")	z.B. nach hyperbarer O_2-Therapie. Später Übergang in Lungenfibrose	18, 24
11. Arias	Radiusstrahl-Hypoplasie, *kombinierte Schwerhörigkeit,* Blutbildveränderungen	Autosomal-dominantes Gen	18
12. Ariboflavinose	*Cheilitis und Glossitis sicca, Zungenbrennen,* hypochrome Anämie	Vitamin B_2-Mangel	18

Tabelle 1 (Fortsetzung)

Nr. Name	Symptomatik	Ätiopathogenese	Lite-ratur
13. Armendares	Minderwuchs, Mikro-zephalie. Augen-mißbildungen, *Nasen- und NH-Hypo-plasie*, hoher Gaumen, Mikrognathie	Sehr selten, auto-somal-rezessiv? Pathogenese unbekannt	18
14. A.-carotis interna	Erblindung einsei-tig, Hemiparese Gegenseite. Bei Verschluß domi-nante Hirnseite: *Aphasie, Agraphie, Akalkulie, Alexie*	Arterienverschluß	18
15. A.-cerebelli superior	Ipsilateral: Horner, *Vorbeizeigen.* Kontralateral: *IOS*, Analgesie, *evtl. zentrale Facialisparese*	Arterienverschluß	18
16. A. cerebri media	Hemiparese kon-tralateral mit *zentr. Facialis-parese* und Hemi-anästhesie, Hemi-anopsie, *ggf. Aphasien, Augen-/ Kopfdeviation*	Arterienverschluß häufig (Thrombo-embolien)	18
17. A.-cerebri posterior	Kontralaterale homonyme Hemi-anopsie, *amnesti-sche Aphasie, opt. Agnosie*	Arterienverschluß (thromboembolisch)	18
18. A.-tempo-ralis anterior	*Geruchs-/Geschmacks-störung (Uncinatus-anfälle)*, partielle kontralaterale Anopsie	Arterienverschluß (Thromboembolie)	18
19. A.-tempo-ralis posterior	*Wernicke-Aphasie, akust. Agnosie* bei Verschluß bds. *Evtl. Rindentaubheit*	Arterienverschluß (Thromboembolie)	18
20. Ascher	Lid- und *Oberlippen-ödeme, Doppellippe,* später Struma	Unbekannt, möglicher-weise genetisch. Operative Behandlung	18
21. Asperger (ASD)	*Autismus, motorische Sprechstörung*	Unklar, möglicher-weise genetisch	18
22. Ataxie-Taubheits-Retardie-rungs-(ADR)	*Taubheit, Ataxie, geistige Behinderung*	Bei autosomal-re-zessiven Erbleiden, heterogen	18

Tabelle 1 (Fortsetzung)

Nr. Name	Symptomatik	Ätiopathogenese	Lite-ratur
23. Aurikulo-osteodysplasie Beals	*Ohrmuscheldysplasie,* Gelenksdysplasien	Autosomal-dominantes Erbleiden	18
24. Aurikulo-temporales	s. Frey-Baillarger-Syndrom		
25. Autismus, frühkindlicher	s. Kanner-Syndrom		
26. Avellis	*Homolaterale N. IX- und N. X-Parese (Recurrens),* kontralaterale Hemiplegie)	Läsion zwischen Vaguskern und Foramen jugulare	18
27. Barany	*Vestibulärer Schwindel, einseitige IOS mit Tinnitus,* gleichseitiger Hinterkopfschmerz	Basale seröse Meningitis, auch Kleinhirntumoren. DD: Menière	18
28. Barjon-Lestradet-Labauge	Juveniler Diabetes, *progrediente retrocochleäre IOS,* Augenmißbildungen	Autosomal-rezessives Erbleiden	16
29. Barrett	*Refluxösophagitis bei heterotopem Zylinderepithel mit Ulkusbildung*	Kongenitale und erworbene Form möglich	18
30. Bart-Pumphrey	Keratosen der Finger und Zehen seit Säuglingsalter, *mit IOS, auch Schalleitungskomponente*	Seltene autosomaldominante Erbkrankheit	18
31. Bazex	Akrale Erytheme und Hyperkeratosen, *Karzinome oberer Aerodigestivtrakt bzw. LK-Metastasen*	Unbekannt	18
32. Barré-Liéou	s. Zervikalsyndrom		
33. Beare-Dodge-Nevin	Cutis gyrata am Kopf, Hypertelorismus, Mikrogenie, *Ohrmuscheldysplasie u. -dystopie,* Gaumenspalte, Hernien	Sehr selten, Ursache unbekannt	18
34. Beals-Hecht	*Ohrmuscheldysplasie,* „Knautschohr" bei Marfan-Konstitution mit Kontrakturen	Autosomal-dominantes Erbleiden	18
35. Behr	Pyramidenzeichen, Optikusatrophie bds., *Nystagmus, Ataxie, Dysarthrie,* Manifestation vor Pubertät	Autosomal-rezessives Erbleiden, Stoffwechselstörung?	18

Tabelle 1 (Fortsetzung)

Nr. Name	Symptomatik	Ätiopathogenese	Lite-ratur
36. Bell	= idiopathische Fazialis-parese		
37. Bencze	Einseitige Gesichts-hypertrophie, fakultativ *submuköse Gaumenspalte*	Autosomal-dominante Erbkrankheit	18
38. Berndorfer	*LKG-Spalte, meist bilateral, Ohrmuschel-mißbildungen, Schwerhörigkeit bis Taubheit, Spalthände und -füße*	Unklares Erbleiden	17
39. Berlin-Money-McKusick	s. Eldridge-Syndrom		
40. Bindearm	Herdseitige Hemiataxie mit Adiadochokinese, Intentionstremor, Horner, *zerebelläre Sprachstörung, Abduzensparese, fakultativ Hörstörungen, kontralaterale Fazialisparese, Myoklonien Pharynx und Larynx*	Bindearmläsion im Hirnstamm	18
41. Bixler	Hypertelorismus, *laterale Gesichtsspalte (Nase, Lippe, Gaumen) Mikrotie, Gehörgangatresie*, Herz- und Nierenanomalien	Autosomal-rezessives Erbleiden	18
42. Björnstad	Gedrehte Haare, *angeborene hochgradige IOS*	Autosomal-rezessive Erbkrankheit	18
43. Bland-White-Garland	*Beim Säugling Dyspnoe und Nahrungserbrechen mit Heiserkeit*, EKG: Infarkttyp	Gefäßanomalie, linke Koronararterie aus A. pulmonalis	18
44. Blegvad-Haxthausen	*Osteogenesis imperfecta mit Otosklerose*, Dermatitis atrophicans maculosa, Katarakt	s. Lobstein-Syndrom	17
45. Blepharo-nasofaziales	s. Pashayan-Pruzansky-Syndrom		
46. Brachmann-de Lange	s. de Lange-Syndrom		
47. Brown-Vialetto-van Laere	*In Kindheit Ausfälle der Hirnnerven (III, V, VI) VII, IX, XI, Ertaubung bds.*	Autosomal-rezessive Erbkrankheit	18
48. Brücken-hauben	s. Bindearm-Syndrom		

Tabelle 1 (Fortsetzung)

Nr. Name	Symptomatik	Ätiopathogenese	Literatur
49. Brücken-hauben-, unteres	s. Gasperini-Syndrom		
50. van Buchem	Hyperostosen, *progrediente IOS ab 2. Jahrzehnt mit N. VII*-Parese, Sehstörungen, alkal. Phosphatase erhöht	Wohl autosomal-rezessives Erbleiden	17
51. Burns	Ab Säuglingsalter *rote Plaques an den Akren (auch Ohren, Nase) Schwerhörigkeit aller Grade*, Augenentzündungen	Autosomal-erblich	18
52. Camurati-Engelmann	Hyperostosen, Myopathie (Entengang), *Taubheit, N. VII-Parese*	Erbkrankheit, autosomal-rezessiv (?)	17
53. Cannon	*Leukoplakien Mund, auch Nase, absteigend bis Kehlkopf,* sowie anal-rektal, primär benigne = Leukokeratosis congenita	Autosomal-dominantes Erbleiden	21
54. Capute-Rimoin-Konigsmark	*Pigmentflecken Gesicht, Taubheit,* Zehenverschmelzung	Erbleiden, wohl autosomal-dominant	17
55. Carmi	Epidermolysis bullosa, Pylorusatresie, *Erosionen in Atmungs-*Gastrointestinal- und Harn*trakt,* früh letal	Autosomal-rezessive Erbkrankheit. Pränatale Diagnostik möglich	18
56. Carraro	*Taubheit,* Hypo- bis Aplasie der Tibia	Erbleiden, wohl autosomal-rezessiv	17
57. Castleman	*Lymphknotenhyperplasie,* lokalisiert (benigne) oder generalisiert-	Ursache unklar. Hyalin-vaskulärer (80–90%) und plasmazellulärer Typ	18
58. Cat-eye	Multiple besonders Augenmißbildungen, *Ohrmißbildungen mit Fisteln, Gehörgangatresie*	Überzähliges Chromosom 22. DD: partielle Trisomie	18
59. CHARGE	Augenmißbildungen, *Choanalatresie (100%),* Hirn-, Herz- und Genitalmißbildungen, *Ohrmuscheldysplasie, Ösophagusatresie mit Ösophagotrachealfistel Schwerhörigkeit*	Unbekannt, Therapie interdisziplinär, Hörgerät!	18

Tabelle 1 (Fortsetzung)

Nr. Name	Symptomatik	Ätiopathogenese	Lite-ratur
60. Charlin-Sluder	Neuralgie des N. naso-ciliaris und des Ggl. ciliare (Schmerz und „Rhinitis", einseitig, Iridozyklitis)	Entzündlich (Sieb-bein), auch durch A.-carotis interna-Verschluß	18
61. Cherubismus	Beim Kleinkind Kiefer-hyperplasie mit Zysten und „Himmelsblick", Zahnungsprobleme	Autosomal-domi-nantes Erbleiden. Partielle Spontan-remission. Auch erworbene Formen (fibröse Dysplasie, Riesenzelltumor)	11, 18
62. Choroide-remie-Taub-heits-Obesitas	Chorioretinale Dege-neration, Fettsucht, *angeborene Schwer-hörigkeit (IOS, auch Schalleitung)*	Genetisch. Patho-genese unbekannt	18
63. Chromosom-5p-	s. Cri-du-chat-Syndrom		
64. Chromosom-4p-	s. Wolf-Hirschhorn-Syndrom		
65. Chromosom-4q-	*(Lippen-Kiefer-) Gaumenspalte, Nasen-u. Ohrmuscheldyspla-sie, (Choanalatresie, Ösophagusatresie),* Endphalangendysplasie	Mutation am Chromosom 4	18
66. Chromosom-8p-	Mikrozephalie, „grie-*chische" Nase, Ohr-muscheldystopie und -dysplasie,* Genital-u. Herzmißbildungen	Mutation am Chromosom 8	18
67. Chromosom-9p-	Hypertelorismus, *Sattelnase, prominente Stirn, Ohrmuschel-dysplasie, (Gaumenspalte),* Herz-, Extremitäten- und Genitalmißbildungen	Mutation am Chromosom 9	18
68. Chromosom-10p-	Wachstumsrückstand, quadratisches Gesicht, *Sattelnase, Ohrmuschel-dystopie und -dysplasie, (LKG-Spalte, Ohrfistel),* Herz- und Genital-mißbildungen	Mutation am Chro-mosom 10 Ähnlich: 10-q-Syndrom	18
69. Chromosom-11q-	s. Jacobsen-Syndrom		
70. Chromosom-18p-	s. de Grouchy-Syndrom		
71. Churg-Strauss	*Asthma bronchiale,* Bluteosinophilie, *Sinusitis* chronica, Neuropathie	Allergische Granulomatose mit eosinophilen Infil-traten um Blutgefäße	12, 18

Tabelle 1 (Fortsetzung)

Nr. Name	Symptomatik	Ätiopathogenese	Literatur
72. Clarke-Howel/Evans-McConnell	Palmoplantarkeratose bei Adoleszenten, später *Ösophaguskarzinom*	Autosomal-dominante Erbkrankheit	18
73. Clefting ectropion-conical teeth	*Lippen-Kiefer-Gaumen-Spalte*, Ektropion, Unterlied, konische Zähne	Unklar	18
74. Cockayne	Mikrozephalie, Augenmißbildungen, *Ohrmuscheldysplasie, IOS bis Taubheit*, neurologisch Ataxie, Photodermatitis, Nierenschaden	Autosomal-rezessives Erbleiden	18
75. Cogan	Bds. Keratitis interstitialis, *Ausfälle des N. VIII mit peripherer vestibulärer Störung, Tinnitus, IOS bis Ertaubung*	Autoimmunerkrankung? Sofortige Glukokortikoidtherapie!	18
76. COVESDEM	s. Robinow-Syndrom		
77. Cowden	Kolonpolypen, Neigung zu Entartung, Mammakarzinom, multiple *Hamartome* Haut, bes. *Mundschleimhaut*	Erbleiden, autosomal-dominant	18
78. coxoaurikuläres	s. Duca-Syndrom		
79. Cranial-nerve	s. Garcin-Guillain-Syndrom		
80. Cri-du-chat	Idiotie, Mikrozephalie, *keine Sprachentwicklung*, Miauen, später hohe Stimme, *Larynxhypoplasie?* Mondgesicht, *Sattelnase*, Hypogenie, antimongol. Lidachse	Störung am Chromosom 5 (Deletion)	18
81. Crouzon	Turmschädel mit prominenter Stirn, Exophthalmus, Zahnfehlstellungen, *Gehörgang- u. Mittelohrmißbildung, evtl. Taubheit (Gaumenspalte)*	Vorzeitige Synostose der Schädelnähte. Dominante Mutation	18
82. CUP	Zervikale Lymphknotenmetastase bei unbekanntem Primärtumor	Wichtig: Histologie des Tumors	8, 14
83. de Grouchy-I-	Imbezillität, Kleinwuchs, Hypertelorismus, *Breitnase, abstehende große Ohren*, II-Ähnlich Typ I, *Nase aber schmal, Ohrmuscheldysplasie, Gehörgangatresie*	Mutation an Chromosom 18, kurzer Arm	18 18

Tabelle 1 (Fortsetzung)

Nr. Name	Symptomatik	Ätiopathogenese	Lite-ratur
84. de Lange	Mikrozephalie, *Nasen- und Septummißbildung, Ohrmuscheldysplasie und Rotation, Heiserkeit, verzögerte Sprachentwicklung,* multiple vorwiegend Extremitätenmißbildungen	Unbekannt	18
85. de Myer	*Spaltnase, mediane oder doppelseitige LKG-Spalte,* ZNS-Mißbildungen mit Imbezillität, Augenfehlbildungen	Unbekannt	18
86. Derka	„Segmetsyndrom" Vom Kiefergelenk ausgehende Unterkieferhypoplasie, auch mit *Ohrmißbildung*	Wachstumsstörung der zum 1. Kiemenbogen gehörenden Gesichtsschädelknochen, exogen oder endogen	19
87. Dermatoosteolysis, kirgis. Typ	Im Kindesalter, *Haut- u. Schleimhautulzera mit Fisteln, Tatzenhände u. -füße,* Zahnanomalien	Autoimmunerkrankung?	18
88. Diallinas-Amalric	Makuladystrophie ohne Sehstörung, *angeborene IOS bis Taubheit*	Familiär auftretend, erblich	18
89. Diastrophische Dysplasie	Zwergwuchs mit Kontrakturen, *Blumenkohlohren, Gaumenspalte*	Mutation an Chromosom 5q	18
90. DIDMOAD	s. Wolfram-Syndrom		
91. DOOR	*IOS bis Taubheit,* Dysplasie an Händen und Füßen, Oligophrenie	Erbleiden, wohl autosomal-rezessiv	18
92. Down	„Mongolismus", Imbezillität, Kleinwuchs, Gesichtsdysmorphien mit *Sattelnase, Lingua scrotalis, Nebenhöhlenhypoplasie, Darwin-Höcker der Ohren*	Trisomie des Chromosoms 21, meist von der Mutter	18
93. Duca	Minderwuchs, *Außen- u. Mittelohrmißbildung, Schall*leitungsschwerhörigkeit	Erbkrankheit, Letalfaktor männl. Geschlecht möglich	18

Tabelle 1 (Fortsetzung)

Nr. Name	Symptomatik	Ätiopathogenese	Literatur
94. Eagle	*Schluckstörung* mit FK-Gefühl, Hals-schmerzen, häufiger bei Frauen	Verkalkung des Lig. stylohyoideum, oft asymptomatisch	18
95. EEC	*Doppelseitige LKG-Spalte*, Spalthände u. -füße, (*Choanalatresie, Ohrmuscheldysplasie, Schwerhörigkeit*), Genitalhypoplasie, ektodermale Dysplasie	Genetisch, autosomal-dominant	18
96. Effort	*Hyper- und Dysventilation*, neurologisch Tremor, Parästhesien, Herzschmerzen, kalte Akren, Tetanie	Psychosomatisches Bild mit Hyperventilationstetanie	18
97. Ehlers-Danlos	Teigige, zerreißliche *Haut bes. Ohrmuscheln und Nasenspitze*, verzögerte Narbenbildung	Zehn Typen, erblich	18
98. Ektodermose, pluriorifizielle	s. Fiessinger-Rendu-Syndrom		
99. Eldridge-	*Angeborene IOS bds.*, Myopie, psychomotorische Beeinträchtigung	autosomal-rezessives Erbleiden (?)	18
100. Epstein	Thrombopenie und -pathie, mit *Nasenbluten, IOS*, Nephritis	Erbkrankheit, kann tödlich enden	18
101. Erythrokeratodermia progressiva Typ Burns	s. Burns-Syndrom		
102. Escher-Hirt	*Ohrmuschel- und Mittelohrmißbildung mit Schalleitungsschwerhörigkeit*	Autosomal-dominant erblich	16
103. Fara-Chlupackova-Hrivnakova	*Schalleitungsstörung bds. infolge Ohrdysplasie, auch mit Fisteln*, Hals-Schulteranomalien	autosomal-dominant erblich	16, 18
104. Farber	Beim Neugeborenen: *Schmerzhafte rote Knoten nahe Gelenken, auch im Kehlkopf, mit Heiserkeit*, Gedeihstörung	Rasch tödlich verlaufende Ceramidablagerungen, Erbleiden	18

Tabelle 1 (Fortsetzung)

Nr. Name	Symptomatik	Ätiopathogenese	Lite-ratur
105. Fazio-aurikulo-radiales	Extremitätemanoma-lien, *Gesichtsdys-plasien mit Breitnase, Ohrmuscheldysplasie, Schalleitungs-schwerhörigkeit*	Unbekannt	18
106. Fazio-oculo-akustisch-renales	s. HOAR-Syndrom		
107. Feinmesser-Zelig	Kongenitale Nagelhypo-plasie, *IOS bis Taubheit,* Strabismus convergens	Erbleiden, wohl autosomal-rezessiv	17
108. Fiessinger-Rendu	*Pseudomembranöse Ostienentzündung, auch* Auge und *Mund*	Multifaktoriell, wohl Typ-IV-Allergie	18
109. Floating-Harbor	Minderwuchs mit *Langnase*, Progenie, *verzögerte Sprach-entwicklung*	Unklar	18
110. Flynn-Aird	*Ab Schulalter IOS bis Taubheit bds.,* neurolog. Symptome mit *Aphasieattacken,* Augenmißbildungen, „Sklerodermie"	Erbleiden	18
111. Foix	Ophthalmoplegie mit Exophthalmus, Che-mosis, *N. V, 1-Neuralgie*	Laterales Sinus-cavernosus-Syndrom durch Tumoren und Thrombosen	21
112. Foramen-jugulare	s. Vernet-Syndrom		
113. Forney-Robinson-Pascoe	Angeboren: Mitral-insuffizienz, *Stapes-fixation bds. mit Schall-leitungsschwerhörigkeit,* Kleinwuchs, Skelett-fehlbildungen	Erst eine Familie bekannt	18
114. Fourman-Fourman	*Ohrmuscheldyspla-sie mit Fisteln, Ge-hörgangstenose, IO-Mißbildungen, Schwerhörigkeit aller Formen und Grade, Kiemengangfisteln,* Nierenanomalien	Genetisch	16, 18
115. Foville	*Gleichseitige N. VI und VII-Lähmung,* kontralaterale Halb-seitensymptomatik m. Hemianästhesie	Tumoren oder Ge-fäßstörungen untere Brücke, Teilbilder möglich	18

Tabelle 1 (Fortsetzung)

Nr.	Name	Symptomatik	Ätiopathogenese	Literatur
116.	Franceschetti	s. Treacher-Collins-Syndrom		16, 18
117.	François	Schwere ophthalmo-kraniofaziale Miß-bildung mit Kryptoph-thalmie, *fakultativ Taubheit, Kehlkopfatresie*	Erbleiden, wohl autosomal-rezessiv	17
118.	Freeman-Sheldon	*„Pfeifmund", Mikro-glossie, Näseln,* *Sattelnase,* Augen- und Extremitäten-mißbildungen	Wahrscheinlich erbliche kongeni-tale Myopathie	18
119.	Frey-(Baillarger)	*Schwitzen Parotis-gegend beim Essen*	Häufig nach Paro-tisoperation, parasympathische Fehlregeneration	2, 18 28
120.	Fronto-metaphysäre Dysplasie	s. Gorlin-Cohen-Syndrom		
121.	Frontonasale Dysplasie	s. De Myer-Syndrom		
122.	Garcin-Guillain	Halbbasiszeichen mit einseitiger Lähmung aller Hirnnerven	(Nasenrachen)-Tumoren, -Traumen	18
123.	Gardner-Turner	Doppelseitiges Akusti-kusneurinom	v. Recklinghausen-Erkrankung, autosomal-dominan-tes Erbleiden	17
124.	Gasperini	Brückenhaubensympto-matik mit gleichseitiger *Nn. V-, VI u. VII-Parese und Nystagmus*	Tumoren, vaskulär	18
125.	Gaumenspalte-Taubheit-Oligodontie	Weiche *Gaumenspalte,* Zahnbildungsfehler, *Stapesfixation bds.* mit *Schalleitungsstörung*	Erbleiden	18
126.	Gillespie	Irisatrophie bds. zerebelläre *Ataxie m. Dysarthrie, Ohrmu-scheldysplasie und -tiefstand,* Oligophrenie	Erbleiden, wohl autosomal-rezessiv	18
127.	Godtfredsen	*Einseitige Parese der Nn. I, III, IV, VI mit Horner*	Maligne Nasen-rachentumoren	18
128.	Goldenhar	Gesichtsasymmetrie m. *einseitiger Hypoplasie Ohrmuschel, Unter-kiefer, Lippenspalte, Mittelohrfehlbildung mit Schalleitungs-*	Unbekannt	18

Tabelle 1 (Fortsetzung)

Nr. Name	Symptomatik	Ätiopathogenese	Lite-ratur
128. Goldenhar	*schwerhörigkeit,* multiple weitere Fehl-bildungen		
129. Gordon	*Gaumenspalte,* Naevi, Kleinwuchs, Finger- und Zehenmißbildung (Klumpfuß)	Erbleiden	18
130. Gorlin-Chaudry-Moss	Kraniofaziale Dys-ostose mit konkavem Gesicht, *Ohrmuscheln tiefstehend, Schall-leitungsstörung bei engen Gehörgängen,* Hypertrichose u. a.	Erbkrankheit	16, 18
131. Gorlin-Cohen	Supraorbitalwulst, *Sattelnase,* Zahn-fehlstellungen, *kombinierte Schwer-hörigkeit* (progredient) Rö: Stirnbeinhyper-ostose mit *Aplasie der Sth.*	Genmutation	16, 18
132. Gradenigo-Lannois	*Mastoiditis Pyrami-denspitze mit Trigemi-nusschmerzen, gleich-seitige N. VI-(III- u. IV-)Parese*	Seltene Otitis-komplikation, operative Therapie dringend	18
133. v. Graefe-Sjögren	Retinitis pigmentosa, *Taubheit, Ataxie mit Nystagmus,* Debilität	Erbleiden, auto-somal-rezessiv	17
134. Greenfield	Leukodystrophie beim Kleinkind, *Sprach-störungen,* Erblindung, *Taubheit,* spastische Paresen	Erbleiden, autoso-somal-rezessiv, nach 1–3 Jahren Exitus, Harnsedi-ment untersuchen	17
135. Gregg	Rötelnembryopathie mit Herzfehler, Kata-rakt, *Außen- u. Mittel-ohrmißbildung mit* Mikrozephalie *u. Gleich-gewichtsstörung,*	Fetale Röteln-infektion	16, 18
136. Groll-Hirschowitz	*Ab Kindesalter fort-schreitende IOS, Vestibulär ungestört.* Multiple neurologische Ausfälle bes. im Magen-Darm-Trakt sowie am Auge, *Dysarthrie*	Fortschreitende Nervendemyeli-nisation, auto-somal-rezessiv erblich	18
137. Happy puppet	s. Angelman-Syndrom		

Tabelle 1 (Fortsetzung)

Nr.	Name	Symptomatik	Ätiopathogenese	Literatur
138.	Heerfordt	*Speicheldrüsenschwellung (vorwiegend Parotis) bds.*, subfebril, Iridozyklitis, *Fazialisparese*	Sonderform der Sarkoidose	18
139.	Heller-Zappert	Beim Kleinkind *Sprach- und Sprachverständnisverlust, Unruhephase,* dann Demenz	Ätiologisch unklare Hirnatrophie	18
140.	Helweg-Larsen	Hauttrockenheit infolge Drüsenhypoplasie, *fortschreitende IOS* ab 4. Jahrzehnt	Erbleiden, wohl autosomal-dominant	17
141.	Hennebert	*Mikrotie*, Mikrognatie, Iriskolobome	Wahrscheinlich Erbleiden	21
142.	Herrmann-Aguilar-Sacks	Epilepsie, Demenz, Diabetes, chron. Nephritis, *progrediente IOS*	Autosomal-dominantes Erbleiden	18
143.	Heycock-Wilson	Kombination des *Refsum*-Syndroms mit Diabetes mellitus	Erbleiden, wohl autosomal-rezessiv	17
144.	Hiob	*Staphylokokkeninfektion Kopf/Hals und Luftwegschleimhäute (Sinusitis, Otitis media, Pneumonie), rezidivierend,* auch Mykosen	Hohe staph- und candidaspezifische IgE-Titer im Serum	18
145.	HMC	s. Bixler-Syndrom		
146.	Hoignè	Todesangst, Halluzinationen, *Atemnot,* evtl. Krämpfe	Intravasale Injektion von Penicillin-Depot	18
147.	Holmes	Im mittleren Alter: zerebelläre *Ataxie, Dysarthrie,* Tremor, evtl. *Nystagmus,* Sphinkterstörungen	Erbliche Kleinhirndegeneration	18
148.	Holoprosenzephalie	Zyklopie mit *Nasenfehlbildung, mediane Lippenspalte, Riechstörung,* Debilität	Mesodermale Entwicklungsstörung meist unbekannter Ursache	18
149.	Horner	Miosis, Ptosis, Enophthalmus, vermindertes Schwitzen homolateral	Sympathikusläsion, auch angeboren	18
150.	Horton-Magath-Brown	= Arteriitis temporalis		
151.	Hunt	s. Ramsay-Hunt-Syndrom		
152.	Hutchinson	Tonnenzähne, Keratitis parenchymatosa, *IOS, Sattelnase*	Lues connata	18

Tabelle 1 (Fortsetzung)

Nr.	Name	Symptomatik	Ätiopathogenese	Literatur
153.	Hyper-IgE	s. Hiob-Syndrom		
154.	Hypertelorismus-Hypospadie	s. Opitz-Syndrom		
155.	Hypogonadismus-Taubheit	*Kombinierte Schwerhörigkeit beim Manne* mit Hypogonadismus	X-gebunden rezessives Erbleiden. Stapesfixation	18
156.	Hypopigmentierungs-Taubheit	s. Ziprkowski-Margolis-Syndrom		
157.	ICF	Hypertelorismus. *Sattelnase, Makroglossie, Sprachentwicklungs-* und *Wachstumsstörung,* Immundefekt	Autosomal-rezessives Erbleiden	18
158.	Immotile cilia	s. Kartagener-Syndrom		12
159.	Immunoossäre Dysplasie Schimke	Kleinwuchs, *Breitnase*, Pigmentnävi, *piepsige Stimme*, Nephropathie	Zellulärer Defekt mit Immunkomplexnephritis	18
160.	IVIC	s. Arias-Syndrom		
161.	Jackson-McKenzie	*Herdseitige Zungen-, Schluck- und Kehlkopflähmung, Dysarthrie,* gegenseitige Hypästhesie u. spastische Parese	Tumoren bzw. vaskuläre Prozesse Foramen jugulare mit Hirnstammläsion	18
162.	Jacobsen	Dreiecksschädel mit prominenter schmaler Stirn, Lidptose, *Sattelnase,* *Ohrmuscheln rotiert,* *Tiefstand,* Herzfehler	Chromosom-11-Störung	18
163.	Jacod	Einseitige Lähmung *der Nn. I, III, IV, V und VI.* S. Godtfredsen-Syndrom	Maligne Epipharynxtumoren, zum Foramen lacerum bzw. großen Keilbeinflügel vorwachsend	18
164.	Jerwell-Lange/Nielsen	*Angeborene IOS bis Taubheit,* Neigung zu Kammerflattern bzw. -flimmern	Autosomal-rezessives Erbleiden. QT-Syndrom	18
165.	Jeune-Tommasi-Freycon-Nivelon	Kleinwuchs, Debilität, *progrediente IOS bds.,* *zerebelläre Ataxie, Dysarthrie,* Kariesneigung	Autosomal-rezessive Erbkrankheit	18
166.	Johanson-Blizzard	Pankreasinsuffizienz, *Nasendysplasie, IOS -* *bis Taubheit,* Debilität	Autosomal-rezessives Erbleiden	18

Tabelle 1 (Fortsetzung)

Nr.	Name	Symptomatik	Ätiopathogenese	Literatur
167.	Joubert-Boltshauser	Kleinhirnhypoplasie mit *Tachy- bis Apnoe ab Geburt*, Augensymptome, *Heiserkeit, verzögerte* motorische und *Sprachentwicklung*	Autosomal-rezessives Erbleiden	18
168.	Juberg-Hayward	*LKG-Spalte*, Hypertelorismus, *Sattelnase*, Daumen- und Zehenmißbildung	Autosomal-rezessives Erbleiden	18
169.	Juberg-Marsidi	Geistige und Wachstumsretardierung, Epikanthus mit *Sattelnase, Ohrmuscheldysplasie mit Schwerhörigkeit bis Taubheit*	X-chromosomal rezessives Erbleiden	18
170.	Kabuki-make-up	„Kabuki-Fazies" mit Epikanthus, *Sattelnase, retrahiert, abstehende Ohren, (Hörstörung, Gaumenspalte)* bei Skelettanomalien	Unbekannt	18
171.	Kallmann	*Anosmie*, Gonadotropinmangel, *(LKG-Spalte, Schwerhörigkeit)*	X-chromosomales Erbleiden mit Olfactorius-Mißbildung	18
172.	Kanner	*Frühkindlicher Autismus, bei Knaben häufiger*	Unklar	18
173.	Kartagener	Bronchiektasie mit chron. Bronchitis bei Zilienstörung, Situs inversus, *chron. Sinusitis mit Polypen*	Automal-rezessives Erbleiden	12, 13 18
174.	Kaspar Hauser	Massive Entwicklungsstörung intellektuell, sprachlich und sozial, kaum resozialisierbar	Langdauernde soziale Isolation	18
175.	Kearns-Sayre	Augenmuskellähmung, dann Retinadegeneration, zerebellare *Ataxie* und *Dysarthrie, Schwerhörigkeit*, Herzrhythmusstörungen	Mitochondriale Enzephalomyopathie	18
176.	Kennedy	Frontalhirnsymptomatik mit herdseitiger Optikusatrophie, *Riechstörung*	Tumor oder Abszeß vordere Schädelgrube	18

Tabelle 1 (Fortsetzung)

Nr.	Name	Symptomatik	Ätiopathogenese	Literatur
177.	Keutel	Mittelgesichtshypoplasie mit *Sattelnase,* Hypertelorismus, *abstehende Ohren,* Knorpelverkalkungen, *kombinierte Schwerhörigkeit (30–40 dB)*	Erbleiden, wohl autosomal-rezessiv	18
178.	KID	s. Burns-Syndrom		
179.	Kiemenbogenhypoplasie	Mikrozephalie mit Dreiecksgesicht, *präaurikuläre Fisteln, gedrehte Ohrmuscheln,* tiefsitzend, *kombinierte Schwerhörigkeit bds.,* Debilität	Erbleiden, wohl autosomal-rezessiv	18
180.	Klein-Waardenburg	s. Waardenburg-Klein-Syndrom		
181.	Klippel-Feil	HWS-Fehlbildung, *tiefe abstehende Ohren,* Ausfälle unterer Hirnnerven mit *Ertaubung,* Nystagmus, Hemiplegie, selten *Gaumenspalte*	Unklar bzw. uneinheitlich	18
182.	Kniest	Beim Säugling dysproportionierter Minderwuchs, Tellergesicht mit *Sattelnase.* In *50% Gaumenspalte und Schwerhörigkeit*	Autosomal-dominante Genmutation, Knorpelvakuolen	18
183.	Konigsmark-Hollander-Berlin	Ab frühem Kindesalter stationäre bis *mittelgradige IOS,* später atopische Dermatitis	Erbleiden, autosomal-rezessiv	18
184.	Koussef	Sakraler Neuralrohrdefekt, Vitium cordis, *tiefe gedrehte Ohrmuscheln,* Retrognathie, kurzer Hals	Wohl autosomal-rezessives Erbleiden	18
185.	kraniometaphysäres	*Höckernase* infolge frontaler Hyperostose, *NNH-Aplasie,* N. I-, *VII- und VIII-Ausfälle*	Autosomal-dominant erbliche Genopathie	18
186.	LADD	Tränenwegmißbildung, *Ohrmuscheldysplasie, kombin. Schwerhörigkeit, Speicheldrüsenhypoplasie,* Fingermißbildungen	Erbleiden, autosomal-dominant	18
187.	Lejeune	s. Cri-du-chat-Syndrom Chromosom-5p-Syndrom		
188.	Lermoyez	*IOS mit Tinnitus, nach Schwindelanfall Besserung*	Sonderform des Morbus Menière	18

Tabelle 1 (Fortsetzung)

Nr.	Name	Symptomatik	Ätiopathogenese	Literatur
189.	Laurence-Moon-Biedl-Bardet	Dienzephaloretinale Degeneration mit Fettsucht, Oligophrenie, weitere Mißbildungen, *fakultativ IOS bis Taubheit*	Erbleiden, meist autosomal-rezessiv	17
190.	LEOPARD	Pigmentflecke Rumpf, multiple Mißbildungen mit Genitalhypoplasie Prognathie, *fakultativ Taubheit*	Erbleiden, autosomal-dominant	17
191.	Lobstein	s. van-der-Hoeve-Syndrom		
192.	Mallory-Weiss	Rezidivierendes Erbrechen mit Blutung, *Einrisse Kardiaschleimhaut, Verbluten möglich*	Alkoholabusus	18
193.	Marian-Amat	Einseitige Ptose bei *N. VII-Parese, Mitbewegungen, Tränenträufeln*	Unklar, erworben	18
194.	Marshall	*Sattelnase*, Augenmißbildungen, *IOS bis Taubheit*	Autosomal-dominantes Erbleiden	18
195.	MASA	Extremitätenmißbildungen, ZNS-Symptome mit Debilität, *Aphasie*, Spasmen	X-gebundene rezessive Erbkrankheit	18
196.	McDonough	Debilität, Herzfehler, *Großnase, Ohrmuscheldystopie*	Erbleiden, autosomal-rezessiv	18
197.	MCS	*Schleimhautreizung Atemwege, ZNS-Symptome*	Erworbene Hyperreagibilität gegen chem. Substanzen	1, 12
198.	MELAS	Epilepsie, Myopathie, *Aphasieanfälle, IOS*	Punktmutation der mitochondrialen DNS	18
199.	Melkersson-Rosenthal	*(Gesichts-)Lippenschwellungen*, Lingua plicata, rezidivierende *N. VII-Parese*	Unbekannt	18
200.	Mende	Partieller Albinismus, mongoloide Fazies, *IOS bis Taubheit, Lippenspalte, angewachsene Ohrläppchen*	Wohl Abortivform des Waardenburg-Klein-Syndroms	17
201.	Mengel-Konigsmark-Berlin-McKusick	*Ohrmuscheldysplasie bds., Hypertelorismus, Sattelnase, Ossiculafehlbildung mit Leitungsstörung bds., Debilität*	Erbleiden, autosomal-rezessiv	16, 18
202.	Menière	= Menière-Erkrankung		4
203.	MERRF	Epilepsie beim Kinde, *Ataxie*, Myopathie, *IOS*	Punktmutation der mitochondrialen DNA	18

Tabelle 1 (Fortsetzung)

Nr.	Name	Symptomatik	Ätiopathogenese	Literatur
204.	Middle turbinate headache	Rhinogener Kopfschmerz infolge Muschelkontakt (MM) mit Septum oder lateraler Nasenwand, neuralgiform	Kokaintest für OP-Indikation wichtig	12
205.	Miescher	weiche, indolente *Lippenschwellung* auch *LK-Schwellungen*	Teilbild des Melkersson-Rosenthal-Syndroms	21
206.	Mikrotie-Gehörgangs-atresie-Schalleitungs-schwerhörigkeit	*Ein- oder beidseitige Ohrmißbildung mit Leitungsstörung*	Entwicklungs störung 1. und 2. Kiemenbogen	9, 18
207.	Millard-Gubler	s. Foville-Syndrom		
208.	Minamata	Ataxie, Tremor, Gesichtsfeldeinengung, *Dysarthrie, Ertaubung,* patholog. EEG	Quecksilbervergiftung	18
209.	Minkowski-Chauffard-Gänsslen	Hämolytischer Ikterus, Schädelanomalien mit *Otosklerose*, Pigmentstörungen	Hämolytische Kugelzellanämie, erblich	16, 17
210.	MISHAP	s. Pallister-Hall-Syndrom		
211.	Moebius	Hirnnervenparesen: N. III, IV, VI (bds.) *VII (bds.)*, fakultativ *Ohrmuschel-* und Man-dibula*dysplasie,* „Maskengesicht"	Infantiler Hirn-kernschwund, heterogener Defekt	18, 21
212.	Mohr	Mediane Nasen-, Zungen- und Lippenkerben, *Gaumenspalte*, Extremitäten- und Hirnfehlbildungen, *Schalleitungsstörung*	Autosomal-rezessives Erbleiden	18
213.	Mondini	*Hör- und Gleichge-wichtsstörung aller Schweregrade*, auch mit *Mikrotie und Gehörgangatresie* kombiniert	Inneohrmißbildung, CT!	18
214.	Muckle-Wells	Amyloidose, ab Jugendalter Urtikaria, Schüttelfröste, *fortschreitende IOS bis Taubheit*, Tod an Urämie	Erbleiden, autosomal-dominant	18
215.	Mutchinick	Schädelmißbildung mit Hypertelorismus, *Höckernase*, Prognathie, *Makrotie*, Imbezillität	Erbleiden bei Konsanguinität (?)	18

Tabelle 1 (Fortsetzung)

Nr.	Name	Symptomatik	Ätiopathogenese	Literatur
216.	Myhre	Knochendysplasie mit Minderwuchs, Gelenksteife, Progenie, *IOS*	Unbekannt	18
217.	NARES	*Periennale Rhinitis, Nasenpolypen*, Asthma, Urtikaria, Eosinophilie	Analgetika-Pseudoallergie	1, 13
218.	Nathalie	Katarakt, *frühe Ertaubung*, Muskelatrophie, EKG-Veränderungen	Erbleiden, selten, autosomal-rezessiv	18
219.	Nielson	Wirbelanomalien mit Minderwuchs, Pterygium colli, *Gaumenspalte*, Hypertelorismus	Erbleiden, wohl autosomal-dominant	18
220.	Nockemann	Palmoplantarkeratose, *IOS*, ab Kleinkindalter	Erbleiden, wohl autosomal-dominant	17
221.	Noonan	s. Turner-Ullrich-Syndrom		
222.	Norrie-Warburg	Beim Säugling Augenpseudotumor mit Erblindung, Oligophrenie, *IOS*	Gen-Punktmutation	17, 18
223.	Nyssen-van Bogaert	Ab Kindheit motorische Störungen, Erblindung, *IOS bis zur Taubheit fortschreitend*	Zentrale Kernatrophie	18
224.	Odontome-Dysphagie	Multiple angeborene Odontome, *progrediente Schluckstörung* durch Hypertrophie der Ösophagusmuskulatur	Erbleiden, wohl autosomal-dominant	18
225.	Ohdo-Blepharophimose	Blepharophimose, *Sattelnase, Mikrostomie, Taubheit, fakultativ Gehörgangsstenose u. Ohrmuscheldysplasie*, allgemein. Retardierung	Erbleiden, wohl autosomal-rezessiv	18
226.	Ohlsson	Frühkindliche Myopie, *progrediente IOS*, Urinbefunde	Dem Alport-Syndrom verwandt	18
227.	Okulopalatoskelettales	Kraniosynostose mit Augenmißbildungen, *verzögerte Sprachentwicklung, Fakultativ Gaumenspalte, Taubheit*	Erbleiden	18
228.	Olfactogenitales	s. Kallmann-Syndrom		
229.	Opitz	Hypertelorismus mit *Breitnase ("widows peak"), LKG-Spalte, Ohrmuscheldysplasie und -rotation*, Hypospadie	Erbkrankheit, autosomal-dominant, beim Manne ausgeprägter	18

Tabelle 1 (Fortsetzung)

Nr.	Name	Symptomatik	Ätiopathogenese	Lite-ratur
230.	Ortner	*Wechselnde Heiserkeit* links bei Vitium cordis	Recurrensparese	18
231.	OSAS	= obstruktives Schlafapnoe-Syndrom		
232.	OSMED	s. oto-spondylo-mega-epiphysäres Syndrom		
233.	Otodentales	Zahnmißbildungen, *kochleobasale IOS*	Erbleiden, auto-somal-dominant	18
234.	Otofazio-zervikales	s. Fara-Chlupackova-Syndrom		
235.	Otopalato-digitales	Schädel- und Extremi-tätenmißbildung mit *Sattelnase,* Hyperte-lorismus, *Ohrmuschel-dysplasie mit Tief-stand, IOS bis Taubheit*	Erbleiden, autoso-mal bzw. X-chro-mosomal rezessiv	17
236.	Otospon-dylomega-epiphysäres	*IOS,* Extremitätenkno-chenmißbildungen, Tellergesicht mit *Sattel-Stupsnase, Gaumenspalte*	Heterogen	18
237.	Otozephalie	Mandibulahypoplasie, *Mißbildungen Zunge, Mund, Pharynx, Ohrmu-scheldysplasie und -topie, Ossikulamiß-bildung mit Schal-leitungsstörung*	Hypoplasie 1. Kiemenbogen, beim Menschen sehr selten	18
238.	Pallister-Hall	Tellergesicht, *Breit-nase, Ohrmuscheldys-plasie und -topie, LKG-Spalte,* Extremi-täten-, Anogenital- und *Kehlkopfmißbildungen*	Unklar, geringe Lebenserwartung	18
239.	Parotis-Masseter-Hyperplasie	Masseterhyperplasie bds. mit Stenose des Stenon-Ganges und *Parotitis*	Bruxismus	18
240.	Patau	Hirnmißbildung, *LKG-Spalte, Sattelnase, Mikrotie, Taubheit,* Augenmißbildungen	Trisomie des Chro-mosoms 13, wahr-scheinlich exogen (Strahlen, Viren)	17
241.	Pendred	*Angeborene IOS bis Taubheit, vestibuläre Störung,* Struma	Erbleiden, auto-somal-rezessiv	16, 18
242.	Perrault	Gonadenmißbildung, *IOS, konnatal-schwer*	Erbleiden, auto-somal-rezessiv	18

Tabelle 1 (Fortsetzung)

Nr.	Name	Symptomatik	Ätiopathogenese	Literatur
243.	Peutz-Jeghers	Dünndarmpolypen mit Blutungen, *Pigmentflecken Lippen, Mund*	Erbleiden, autosomal-dominant. Maligne Entartung d. Darmpolypen möglich	18
244.	Pfaundler-Hurler	Grobes Gesicht mit *Sattelnase, Makroglossie*, Demenz, *Lymphknotenschwellungen*. Skelettveränderungen	Speicherkrankheit durch α-Iduronidasemangel. Röntgenbefunde Skelett!	16, 18
245.	Piebaldismus-Taubheits	*Angeborene hochgradige IOS, Vestibularis normal,* Depigmentierung Stirnhaare und Iris	Erblich? Sehr selten	18
246.	Pierre-Robin	Mikrogenie mit *Glossoptose, Gaumenspalte, Stridor*. Herz-, Extremitäten- und Augenmißbildungen. Teils Imbezillität	Heterogen. Geringe Lebenserwartung	18, 20, 25
247.	Pietrantoni	Trigeminusneuralgie 2. Ast	Malignome Kieferhöhle/Siebbein	18, 21
248.	Pitt-Rogers-Danks	Minderwuchs, Gesichtsmißbildung mit breitem Mund, *Rüsselnase, Ohrmuscheltiefsitz,* Exophthalmus, *IOS,* Extremitätenmißbildungen	Erbleiden, wohl autosomal-rezessiv	18
249.	Potter	Hypertelorismus, Retrogenie, *Sattelnase = Potter face, Ohrmuscheltiefstand und -dysplasie*, Lungenhypoplasie, Klumpfüße	Fruchtwassermangel infolge Ausfalls der fetalen Nierenfunktion, Prognose meist infaust	18
250.	Processus styloideus	Neuralg. *Schmerzen* einseitig Rachen – Zunge, *ins Ohr ausstrahlend, mit FK-Gefühl*	Verlängerter Processus styloideus	18
251.	Pterygium, antekubitales	Extremitätenmißbildung mit Flughaut der Ellenbeugen *Gaumenspalte, Ohrdysplasie*	Erbleiden, wohl autosomal-dominant	18
252.	Purtilo	*Mononukleose* bei fehlender Antikörperbildung	Akut letal oder chronisch verlaufend	18, 23
253.	RALPHA	s. Pallister-Hall-Syndrom		

Tabelle 1 (Fortsetzung)

Nr.	Name	Symptomatik	Ätiopathogenese	Literatur
254.	Ramon	*Gingivafibrose mit progredientem Cherubismus*, Epilepsie	Erbleiden, autosomal-rezessiv	18
255.	Ramsey-Hunt	= Zoster oticus		6, 18
256.	Refetoff-Wind-Groot	Angeborene Struma und *Taubheit, Vogelgesicht*, erhöhte T_3- und T_4-Serumspiegel	Störung der Thyroxinbindung, wohl autosomal-rezessives Erbleiden	18
257.	Refsum	Polyneuropathie bds., Kleinhirnsymptome, Erblindung, *IOS, Hyposmie*, erhöhte Phytansäurespiegel	Phytansäureoxydasemangel, autosomal-rezessiv erblich. Diätetische Therapie!	3, 18
258.	Richter	Chron. lymphatische Leukämie, *rasche Lymphombildung* unter schweren Krankheitszeichen	Entstehung eines malignen Lymphoms, Ursache unklar	18
259.	Robinow-Silverman-Smith	Gesichtsfehlbildung, prominente Stirn, *Sattelnase*, Hypertelorismus, Kleinwuchs, Skelett- und Genitalmißbildungen	Meist beim männlichen Geschlecht, Erbleiden	18
260.	Robinson-Miller-Bensimon	*Angeborene progrediente IOS*, Zahnschäden, Finger- und Zehenmißbildung	Erbleiden, autosomal-dominant	18
261.	Rogers	Megaloblastenanämie, *IOS bis Taubheit*, Diabetes	Thiaminabhängige Enzymstörung	18
262.	Rose	= Kopftetanus mit Trismus, *Schlingkrämpfen und N. VII-Parese*, seltener Augenmuskel- und N. XII-Läsion	Lokale Tetanusinfektion	20
263.	Rosenberg-Chutorian	In früher Kindheit *bis Taubheit fortschreitende IOS*, Polyneuropathie, später Optikusatrophie	Erbleiden	18
264.	Rowley	s. Fourman-Fourman-Syndrom		
265.	Rubinstein-Taybi	*Großnase mit langem Septum*, Maxillahypoplasie, antimongoloide Lidstellung, buschige Brauen, *Ohrdysplasie*, Imbezillität, Kleinwuchs u. a.	Genmutationen	18

Tabelle 1 (Fortsetzung)

Nr. Name	Symptomatik	Ätiopathogenese	Lite-ratur
266. Rust	Nacken-Neuralgie, *Ausfälle Nn. V, IX, X, XII*, Meningismus. Pat. hält den Kopf fest (!)	Destruierende Prozesse HWK 1 – 2 (Malignome, Tbc, Lues)	21
267. Saldino-Mainzer	Zerebelläre *Ataxie*, Sehstörungen, Nieren-insuffizienz, *IOS*, Skelettmißbildungen	Erbleiden, autoso-mal-rezessiv. Tod durch Nierenversagen	18
268. Schilder	Kopfschmerzen, Fieber, Optikusatrophie, Paresen, Krämpfe, *Aphasie*, *Riech- und Hörstörung*, Demenz	Sonderform der multiplen Sklerose	17
269. Schmid-Fraccaro	s. Cat-eye-Syndrom		
270. Schmidt	Einseitige *Recurrens*-und N. (IX), XI-*Lähmung*	Prozeß am Foramen jugulare (Trauma, Tumor u. a.)	18
271. Scholz	Seit Kleinkindesalter, tödlich verlaufende Hirnstoffwechselstörung mit Zerebrosidsulfat-speicherung, zentrale Symptomatik mit *Schwer-hörigkeit, Schluckstörung, skandierender Sprache*	Erbleiden, meist autosomal-rezessiv	17
272. Schwann	Palmoplantare Keratose, weiße Nägel, „*gotischer Gaumen"*, *Taubheit*	Erbleiden, wohl dominant	17
273. Schwartz-Jampel	Chondrodystrophie mit Gesichtsstarre, *Stridor*, *Larynxhypoplasie*, Augensymptome	Erbleiden, autoso-mal-rezessiv, mit Myotonie	18
274. Seckel	Zwergwuchs, Debilität, *Großnase* gegen flie-hende Stirn, Mikrogenie, hoher Gaumen bzw. *Gaumenspalte, Ohr-muscheldysplasie*	Erbleiden, auto-somal-rezessiv	18
275. Sedlackova	Gaumensegelhypoplasie und *N. VII-Schwäche mit Näseln*, Masken-gesicht	Unterfunktion des N. facialis, unbekannt	18
276. Seitelberger	Tödlich verlaufend zur amaurotischen Idiotie, *HNO: Taubheit und vestibuläre Untererreg-barkeit, Schluckläh-mung*, Muskelunruhe Kopfbereich	Lipidstoffwech-selstörung im ZNS, erblich	18

Tabelle 1 (Fortsetzung)

Nr.	Name	Symptomatik	Ätiopathogenese	Literatur
277.	SHORT	Kleinwuchs, Dreiecksgesicht, *Sattelnase*, Mikrognathie, *abstehende Ohren, IOS bis Taubheit*, Diabetes	Unklar	18
278.	Shprintzen	Gesichtsfehlbildung mit *Breitnase, Rachen- u. Kehlkopfhypoplasie*. Nabelbruch, Lernbehinderung	Erbleiden, autosomal-dominant	18
279.	Sicard	Einseitige *Schmerzattacken Gaumen – Zunge-Hals – Ohr beim Essen, Geschmacksstörung, „Schonungsaphasie"*	N. IX-Reizung, idiopathisch und symptomatisch (Tumor, Neuritis)	18, 21
280.	Sicca	*Schleimhauttrockenheit*, trockene Augen, *Riech- und Schmeckstörung*, auch rheumatoide Arthritis. *Speicheldrüsenschwellung.* Meist bei älteren Frauen	Symptomatik des Sjögren-Syndroms = Autoimmunerkrankung. Labor!	18
281.	„sick building"	*Nasenverstopfung*, Kopfschmerzen, Schwindel, Schlaf- und Konzentrationsstörung	Beschwerden bei Arbeit in neuen Büros, Massenphänomen	1
282.	Siemerling-Kreutzfeldt	s. Adrenoleukodystrophie-Syndrom		
283.	Sinus cavernosus-, vorderes	Einseitiger Augenkopfschmerz, *Parese der* Nn. III, IV, *V/1*, weite Pupille	Aneurysma der A. carotis interna	18
284.	Sjögren	s. Sicca-Syndrom		7
285.	Sklerosteose	Beim Kleinkind Verformung Gesichtsschädel, prominente Stirn, Einengung von Nervenkanälen mit *Paresen von Nn. I, II, VII, VIII (IOS)* Syndaktilie	Genmutation	18
286.	Sluder	Niesreiz, neuralgische Schmerzen vom inneren Augenwinkel ausstrahlend, Tränenfluß, *Hypästhesie Oberkiefer/Rachen*	Neuralgie des Ganglion pterygopalatinum	18
287.	Smith-Lemli-Opitz	Mikrozephalie mit Gesichtsfehlbildungen: *Epikanthus, Ohrmuscheldystopie und -plasie, Gaumenspalte*. Debilität, Pseudohermaphroditismus	Erbleiden, autosomal-rezessiv	18

Tabelle 1 (Fortsetzung)

Nr. Name	Symptomatik	Ätiopathogenese	Literatur
288. Sohar	Seit Kindheit chronische Nephropathie, Marfan-Statur, *gotischer Gaumen, progrediente IOS*	Unklares Erbleiden	17
289. Stickler	Gelenkschmerzen, progrediente Myopie, *kombinierte Schwerhörigkeit*, Epikanthus mit *Sattelnase*, auch *Gaumenspalte*	Bindegewebserkrankung durch autosomal-dominantes Gen	17, 18
290. Stilling-Türk-Duane	Einseitige Augenmißbildungen mit Abducensparese, *N. VII-Parese, Mikrotie*	Erbleiden	17
291. Strasburger-Hawkins-Eldridge	Mißbildung der Akren mit Finger-/Zehenverwachsungen, *Schallleitungsstörung (Stapesfixation)*	Erbleiden, autosomal-dominant	18
292. Sturge-Weber	*Naevus flammeus im N. V-Versorgungsbereich* mit Hirn- und Augenangiomen, Epilepsie	Vasale Entwicklungsstörung, autosomal-dominant erblich	18
293. Stylokeratohyoides	s. Lesoine-Syndrom		
294. Takayasu	Hypotension obere Körperhälfte infolge brachiozephalen Arterienverschlusses. Fakultativ mit *Tinnitus und IOS bis Taubheit.* Gefäßgeräusche, Kopfschmerzen, Schwindel	Exogen durch Entzündung, Trauma, Tumor bedingt (Takayasu-Riesenzellarteriitis, vorwiegend Aortenbogen)	17
295. Tangier	Progredient seit Kindheit: *Tonsillenhypertrophie mit gelbgrauen Belägen, gelbe Schleimhaut Pharynx* und Gastrointestinaltrakt, Polyneuropathie, Splenomegalie	Erbliche Lipidstoffwechselstörung (autosomal-rezessiv), mit Cholesterineinlagerungen	18
296. Tapia	*Gleichseitige Gaumen-, Zungen-, Rachen- und Kehlkopflähmung,* kontralaterale spastische Hemiparese	Hirnstammläsion bzw. Schädigung unterer Hirnnerven durch Trauma oder Tumor	18
297. Tetrasomie 9p	Offene Schädelnähte, Hypertelorismus, *Großnase,* Retrogenie, *abstehende dystopische Ohren, LKG-Spalte, fakultativ IOS, Aurikularanhänge,* weitere innere und Gelenkmißbildungen	Überzähliges Isochromosom 9p	18

Tabelle 1 (Fortsetzung)

Nr.	Name	Symptomatik	Ätiopathogenese	Lite-ratur
298.	Tibiahypo-plasie-Schwer-hörigkeit	s. Carraro-Syndrom		
299.	Tietz	Albinismus, hellblaue Iris, fast keine Au-genbrauen, *IOS bis Taubheit, fehlende Sprachentwicklung*	Autosomal-domi-nantes Erbleiden	18
300.	Townes-Brocks	Analatresie, Finger-Zehen-Mißbildungen, *Aurikularanhänge, Ohr-dysplasie (Satyrohren) kombin. Schwerhörigkeit*	Erbleiden, auto-somal-dominant	18
301.	Treacher-Collins	Dysostosis mandibulo-fazialis = antimongo-loide Lidstellung, *Großnase,* Hypoplasie Maxilla, *Ohrdysplasie bis Atresie, Schall-leitungsstörung, Fakultativ Gaumen-spalte, Aurikularanhänge*	Erbleiden, auto-somal-dominant	18
302.	Trisomie	s. Down-Syndrom. Zahlreiche weitere Trisomie Syndrome s. bei Leiber (1996)		21
303.	Trotter	N. V-Neuralgie 2/3, *Gaumenparese, Schall-leitungsstörung* (= Trotter-Trias)	Nasenrachen-malignome	21
304.	Troyer	Verzögerte motorische Entwicklung, Paresen, *Näseln, verzögerte Sprachentwicklung,* emotionale Labilität	Erbleiden, sehr selten	18
305.	TSS = „toxic shock"	Hohes Fieber, Schock	Komplikation Nasentamponade durch bakterielle Infektion	12
306.	Ullrich-Feichtiger	Prominente Stirn, *Sattelnase,* Augenmiß-bildungen, *LKG-Spalte, Katzenohren* mit *Taubheit,* Polydaktilie	Unklar	17
307.	Ullrich-Turner	Minderwuchs, Gonaden-mißbildung, Gesichts-starre, antimongoloi-der Lidspalt mit Epi-kanthus, *abstehende Ohren,* multiple Naevi, kurzer Hals mit Flügelfell, *IOS*	Lymphgefäßdys-plasie, Chromo-somenaberration 45, X	18

Tabelle 1 (Fortsetzung)

Nr. Name	Symptomatik	Ätiopathogenese	Literatur
308. Usher	Retinitis pigmentosa, *angeborene IOS bis zur Taubheit*, Bronchiektasien, *chron. Sinusitis*	Erbleiden, bei 6% aller tauben Kinder, autosomal-rezessiv	18
309. VACTERL	Hirnmißbildungen mit Zelen, *Trachealstenose mit Fistel, Ösophagusstenose bis -atresie.* Lungenhypoplasie, multiple weitere Organmißbildungen	Erbleiden, geringe Lebenserwartung	18
310. van Buchem	Nach Pubertät Hyperostosen, Progenie, *progrediente IOS,* N. *VII-Parese*, Sehstörungen	Osteosklerose, alkal. Phosphatase erhöht. Erbleiden	17
311. van der Hoeve	Osteogenesis imperfecta mit Knochenbrüchigkeit, blauen Skleren und *Stapesfixation*	Genmutation	18
312. Van der Woude	Atypische Speicheldrüsen mit *Unterlippenfistel bds., Gaumenoder LKG-Spalten mit Schalleitungsstörung*, Zahnfehler	Erbleiden, autosomal-dominant	18
313. VATER	Wirbelanomalien, Analatresie, *Ösophagusatresie, auch mit Ös.-Trachealfistel, Ohranomalien. Fakultativ LKG-Spalte, Kehlkopfmißbildungen* u. a.	Unbekannt	18
314. Vernet	*Parese der Nn. IX, X, XI,* kontralaterale spast. Hemiplegie	Pyramidenbahnschädigung im verlängerten Mark	18
315. Vesell	s. Straßburger-Hawkins-Eldridge-Syndrom		
316. Villaret	*Einseitige Parese der Nn. IX – XII und des Halssympathikus*	Prozesse im retroparotidealen Raum	18
317. Vogt-Koyanagi	Augenentzündung mit Erblindung, *Schwerhörigkeit mit Dysakusis*, Störungen der Behaarung, Vitiligo	Viruserkrankung, Rötelnembryopathie?	17
318. Waardenburg-Klein	Pseudohypertelorismus, *IOS*, helle bis heterochrome Iris, *Breitnase* und partieller Albinismus mit weißer Stirnhaarsträhne, *LKG-Spalte*	Erbleiden, autosomal-dominant, elterliche Konsanguinität	16, 17 18, 22

Tabelle 1 (Fortsetzung)

Nr.	Name	Symptomatik	Ätiopathogenese	Lite-ratur
319.	Wallenberg	Ataxie, *Nystagmus, Fallneigung zur Herdseite, Horner* und *Gaumen-Rachen-* und *Kehlkopfparese* herdseitig, Sensibilitätsstörung Gegenseite	Läsion Medulla oblongata dorsolateral, meist Thrombose A. cerebelli inferior posterior	18
320.	Warfarin	*Sattelnase mit Kerben der Öffnungen,* Chondrodysplasie, Extremitätenmißbildungen, Erblindung. Fakultativ *Choanalatresie, Taubheit*	Cumarin-Embryopathie (Einnahme 6.–9. Woche)	18
321.	Weaver	Großwuchs, Epikanthus, prominente Stirn, *Sattelnase, Makrotie*	Unbekannt	18
322.	Wegener-Granulomatose	*Indolente Ulzerationen Nase, NNH, Mund,* Befall innerer Organe bes. Lungen und Nieren (Urämie)	Autoimmunerkrankung mit ernster Prognose, ANCA im Serum	18
323.	Weissenbacher-Zewymüller	s. otospondylo-megaepiphysäre Dysplasie		
324.	Wernicke-Mann	Kontralaterale spastische Parese, zentrale *N. VII-Parese,* auch Hypästhesie kontralateral	Prozeß der inneren Kapsel, meist vaskulär	18
325,	Wiedemann-Beckwith	*Kerbenohren, Makroglossie* bei Mittelgesichtshypoplasie, Nabelbruch, Tumorrisiko!	Wohl autosomale Genstörung	18
326.	Wiedemann-Rautenstrauch	Greisengesicht, *tiefsitzende Ohren,* offene Schädelnähte, *Schnabelnase*	Wohl autosomalrezessives Erbleiden	18
327.	Wildervanck	*Angeborene kombinierte Schwerhörigkeit, hochgradig, Ohrdysplasie,* auch *Gehörgangsatresie, Aurikularanhänge,* Klippel-Feil-Symptomatik, Enophthalmus mit N. VI-Parese, *evtl. Gaumenspalte,* WS-Fehlbildungen	Erbleiden, autosomal-dominant	18
328.	Williams-Beuren	Minderwuchs, „Faunsgesicht", *Sattelnase,* Wulstlippen, Zahndysplasien, *rauh-tiefe Stimme,* Progenie, Aorten- u. Pulmonalstenose, Debilität, Strabismus convergens	Unklar	18

Tabelle 1 (Fortsetzung)

Nr. Name	Symptomatik	Ätiopathogenese	Lite-ratur
329. Winter-Kohn-Mellmann	*Tiefe kleine Ohren,* Gehörgangsstenose mit *Leitungsstörung (Amboß-dysplasie),* Nierendys-bis -aplasie, Genital-mißbildungen	Unklar	16, 18
330. Woakes	*Exzessive destruie-rende Polyposis nasi mit Auftreibung der Nasenpyramide*	Unklar, schon in früher Kind-heit beobachtet	5, 15, 27
331. Wolf-Hirschhorn	Wachstumsrückstand, Mikrozephalie, *Höckernase, Hämangiom Stirnmitte, Ohrdys-plasie mit Anhängen oder Fisteln, fakul-tativ LKG-Spalte* und weitere Fehlbildungen	Chromosomen-störung 4p, hohe Mortalität Kleinkindesalter	18
332. Wolfram	Iuveniler Diabetes, Optikusatrophie, *pro-grediente IOS bds.,* Diabetes insipidus	Erbleiden, auto-somal-rezessiv	18
333. Woolf-Dolowitz-Aldous	Pigmentstörungen Auge, weiße Stirnlocke *angeborene IOS bis Taubheit*	Erbleiden (Waardenburg-S.)?	17
334. W-(Palli-ster-W)	Epilepsie mit Debi-lität, *mediane Lip-pen-Gaumenspalte, Sattelnase,* antimongo-loide Lidachse, Hypo-plasie Maxilla, Extre-mitätenmißbildungen	Sehr selten. Unbekannt	18
335. Yellow nail	Gelbe geriffelte Nägel kaudales Lymphödem, Pleuraerguß, *respira-torische Infektionen (chron. Sinusitis,* auch *Polypen,* Broncho-pneumonie)	Lymphgefäßhy-poplasie, Ursache unbekannt	12, 13, 18
336. Young	*Chron. Sinubronchitis* in Adoleszenz, muko-ziliäre Clearance gestört. Sterilität beim Mann	Unklar, wohl Erbleiden	12, 18
337. Zellweger	Hohe Stirn, Mikrogna-thie, Epikanthus, offene Nähte, *Ohrdysplasie.* Muskelhypotonie = „floppy baby", *Schwerhörigkeit.* Ikterus, Zystennieren	Erbleiden, autosomal-rezessiv	18

Tabelle 1 (Fortsetzung)

Nr.	Name	Symptomatik	Ätiopathogenese	Literatur
338.	Zervikal-	Neurovaskuläre Störungen, akut und chronisch: *neuralgische Schmerzen* und Durchblutungsstörungen Hals – Schulter – Arme, auch Störungen in den Beinen, der Blase	HWS-Erkrankungen (Schleudertrauma, Bandscheiben- und Gelenkstörungen)	11, 18
339.	Zimmermann-Laband	Gingivafibromatose, *Knorpelhyperplasie Ohren und Nase,* Hirsutismus	Erbleiden, autosomal-dominant	18
340.	Ziprkowski-Margolis	Pigmentverschiebungen, weiße Haare, auch Irisheterochromie, *IOS bis Taubheit mit vestibulären Störungen*	X-chromosomal rezessives Erbleiden	18

3
Vom Symptom zum Syndrom

Zur Erleichterung der Suche nach einem bestimmten Syndrom angesichts einer beobachteten Symptomkombination wurde Tabelle 2 erarbeitet. Gehören mehr als zwei der beobachteten Symptome zu einem der aufgelisteten Syndrome, sollte eine gezielte Suche einsetzen. Im Rahmen dieser Suche wird das Studium des Standardwerks von Leiber mit seiner reichhaltigen Literatursammlung besonders empfohlen. Da in der vorliegenden Tabelle 2 nicht alle möglichen Symptome der 340 Syndrome berücksichtigt werden konnten, wird sie in vielen Fällen nur für eine Grobauswahl geeignet sein, besonders wenn so vieldeutige klinische Zeichen wie Ohrdysplasie, Schallempfindungsschwerhörigkeit und Fazialisparese zur Diskussion stehen.

4
Schußbemerkung

Die große Zahl der heute bekannten klinischen Syndrome (insgesamt ca. 4000, davon 340 hier erfaßt) ist ein Hinweis darauf, wie viele Wissenslücken es in der modernen Medizin noch gibt. Man ist unwillkürlich an Goethes Ausspruch erinnert „denn wo Begriffe fehlen, da stellt ein Wort zur rechten Zeit sich ein".

Man möchte wünschen, daß es in naher Zukunft – am ehesten aus den Ergebnissen der genetischen Forschung – zu einer erheblichen Reduzierung des Syndromwustes käme. Dies wäre ein verläßliches Zeichen für eine echte Zunahme unseres Wissens.

Tabelle 2. Vom Symptom zum Syndrom

Symptomgruppe	Symptom	Syndrom Nr.
Ohr	Makrotie	83, 215, 321,
	Abstehende Ohren	83, 170, 177, 181, 277, 297, 307
	Dysplasie/Mikrotie	1, 23, 33, 34, 38, 41, 58, 59, 65, 66, 67, 68, 74, 83, 84, 86, 89, 92, 93, 95, 102, 103, 105, 114, 126, 135, 141, 169, 186, 200, 206, 211, 213, 225, 229, 235, 238, 240, 249, 251, 265, 274, 287, 290, 300, 301, 306, 313, 325, 327, 329, 331, 337, 339
	Einseitig	128, 290
	Dystopie	1, 33, 66, 68, 84, 126, 130, 162, 179, 181, 184, 196, 229, 235, 237, 238, 248, 249, 287, 297, 326, 329
	Aurikularanhänge	297, 300, 301, 327, 331
	Ohrfistel	58, 68, 103, 114, 179, 331
	Gehörgangsstenose	81, 114, 130, 225, 329
	Gehörgangsatresie	41, 58, 81, 83, 206, 213, 301, 327
	Mittelohrdysplasie	81, 93, 102, 128, 135, 201, 237, 329
	Stapesfixation	44, 113, 125, 209, 291, 311
	Innenohrdysplasie	114
Schwerhörigkeit	Nicht näher bezeichnet	2, 38, 40, 51, 59, 95, 114, 135, 182, 185, 213, 268, 271, 317, 337
	Einseitige	15, 27, 188, 285
	Progrediente	5, 28, 50, 131, 136, 140, 142, 165, 214, 223, 226, 260, 288, 310, 332
	Angeborene	42, 62, 88, 99, 241, 242, 245, 256, 260, 308, 327, 333, 299
	Schalleitungs-	62, 93, 102, 103, 105, 113, 125, 128, 130, 201, 206, 212, 237, 291, 301, 303, 312, 329
	Schallempfindungs-	5, 6, 15, 27, 28, 30, 42, 50, 62, 74, 75, 88, 91, 99, 107, 110, 136, 140, 142, 152, 165, 166, 183, 188, 189, 194, 198, 200, 203, 214, 216, 220, 222, 226, 230, 235, 236, 241, 242, 248, 257, 260, 261, 263, 267, 277, 285, 288, 294, 297, 299, 307, 308, 310, 332, 333, 340
	Kombinierte	11, 30, 131, 155, 177, 179, 186, 289, 300, 327
	Taubheit	22, 38, 47, 52, 54, 56, 74, 75, 81, 88, 91, 107, 110, 117, 133, 134, 166, 169, 181, 189, 190, 194, 200, 208, 214, 218, 223, 225, 227, 235, 240, 241, 256,

Tabelle 2 (Fortsetzung)

Symptomgruppe	Symptom	Syndrom Nr.
Schwerhörigkeit	Taubheit	261, 263, 272, 276, 277, 294, 299, 306, 308, 320, 333, 340
	Tinnitus	8, 27, 75, 188, 294
Vestibuläre Störung	Ataxie	2, 7, 22, 35, 40, 74, 126, 133, 135, 147, 165, 175, 203, 208, 267, 319
	Nystagmus	16, 35, 75, 124, 133, 147, 181, 319
	Schwindel	27, 75, 188, 213, 241, 276, 281, 294, 340
Gesicht	Cherubin-	61, 254
	Dreieckiges	162, 179, 277
	Fauns-	328
	Flaches	80, 130, 170, 182, 236, 238
	Greisen-	326
	Grobes	244
	Quadratisches	68
	Starres	211, 273, 275, 307
	Vogel-	256
Schädeldysplasie	Nicht näher bezeichnet	7, 130
	Hypoplasie Maxilla	13, 141, 177, 184, 265, 277, 301, 325, 334, 337
	Hypoplasie Mandibula	33, 80, 86, 128, 211, 237, 246, 249, 274
	Hyperplasie Maxilla	61, 190, 215
	Hyperplasie Mandibula	109, 216, 310, 328
	Stirnprominenz	67, 81, 131, 162, 185, 259, 306, 321, 337
Auge	Mißbildungen	1, 5, 6, 28, 44, 58, 59, 73, 85, 88, 110, 117, 118, 133, 135, 136, 148, 194, 222, 225, 227, 240, 246, 290, 306, 308
	Amaurose	14, 35, 134, 176, 222, 223, 257, 263, 317, 320
	Sehstörung, n.n. bez.	2, 16, 17, 18, 50, 60, 75, 138, 152, 167, 175, 176, 208, 218, 267, 310
	Exophthalmus	81, 111, 248
	Irismißbildung	126, 141
	Irisfarbstörung	299, 318, 333, 340
Mundhöhle/Rachen	Schleimhautveränderungen	12, 20, 53, 54, 108, 144, 197, 198, 205, 237, 254, 280, 295, 322, 339
	Makroglossie/ Lingua plicata	92, 157, 199, 244, 325
	Tonsillitis	252, 295
	Geschmacksstörung	18, 279, 280

Tabelle 2 (Fortsetzung)

Symptomgruppe	Symptom	Syndrom Nr.
Mundhöhle/Rachen	Schluckstörung	94, 224, 250, 262, 271, 276
	Speicheldrüsen-schwellung	138, 239, 280, 312
	Hypoplasie	186
Kehlkopf-/Luft- und Speisewege	Hypo-/aplasie Kehlkopf	80, 117, 238, 273, 278, 313
	Heiserkeit	43, 80, 84, 104, 159, 167, 230, 328
	Stridor	43, 146, 167, 246, 273
	Trachealstenose	309
	Ösophagitis	29, 55, 192
	Ösophagus-stenose/-atresie	59, 65, 309, 313
	Ösophago-tracheafistel	59, 309, 313
	Struma	20, 241, 256
Sprache	Nicht näher bezeichnete Störung	40, 134, 139, 271
	Autismus	172
	Entwicklung verzögert	7, 80, 84, 109, 157, 167, 174, 227, 299, 304
	Aphasie	9, 14, 16, 17, 19, 110, 195, 198, 268, 278
Augen	Epikanthus	169, 170, 287, 289, 307, 321, 337
	Hypertelorismus	33, 41, 67, 83, 157, 168, 177, 201, 215, 218, 229, 235, 259, 297, 318
	Lidachse mongoloid	200
	antimongoloid	80, 265, 301, 307, 334
	Myopie	99, 226, 289
	Strabismus	107, 328
Nase	Breit-	83, 105, 159, 229, 238, 278, 318
	Groß-	66, 109, 196, 265, 297, 301, 339
	Höcker	185, 215, 331
	Rüssel-	248
	Sattel-	67, 80, 92, 118, 131, 152, 157, 162, 168, 169, 170, 177, 182, 194, 201, 225, 235, 236, 240, 244, 249, 259, 289, 306, 320, 321, 328, 334
	Schnabel-	326
	Choanalatresie	59, 65, 95, 320
Nebenhöhlen	Hypoplasie	13, 92, 185
	Sinusitis	71, 173, 308, 335, 336
	Nasenpolypen	173, 217, 330, 335
	Riechstörung	148, 171, 176, 257, 268, 280, 285

Tabelle 2 (Fortsetzung)

Symptomgruppe	Symptom	Syndrom Nr.
Nebenhöhlen	Nasenbluten	8, 100, 192
Gaumen	Hoher	13, 272, 274, 288
	Lippenspalte	41, 128, 149, 200, 334
	Gaumenspalte	33, 37, 41, 65, 81, 89, 125, 129, 170, 181, 182, 212, 218, 227, 274, 287, 289, 301, 312, 327, 334
	LKG-Spalte	38, 65, 68, 73, 85, 95, 168, 171, 229, 238, 240, 297, 306, 312, 313, 318, 331
	Dysarthrie	21, 35, 126, 136, 147, 161, 165, 175, 208
	Näseln	118, 275, 304
Neuropsychiatrie	Debilität/ Demenz	2, 22, 80, 83, 85, 91, 92, 126, 133, 139, 142, 148, 165, 166, 179, 189, 195, 196, 201, 215, 222, 244, 246, 265, 268, 274, 276, 278, 287, 328, 334
	Entwicklungsverzögerung	80, 109, 157, 165, 167, 174, 189, 225, 248, 274, 304, 331
	Epilepsie	142, 198, 203, 254, 292, 334
	Hemiplegie	14, 16, 26, 115, 161, 181, 296, 314, 324
	Mikrozephalie	13, 66, 74, 80, 84, 135, 179, 287, 331
	Offene Schädelnähte	297, 326, 337
	Mißbildung ZNS	85, 134, 147, 184, 189, 212, 240, 309
	Polyneuropathie	257, 263, 295
	Spastik	7, 34, 40, 89, 134, 161, 195, 262, 268
	Hypotonie	52, 198, 203, 218, 337
Hirnnervenparesen	N. I s. auch Auge	111, 127, 163, 185, 257, 268, 276, 285, 332
	N. II s. Riechstörung	
	N. III	47, 127, 132, 163, 175, 211, 262, 283
	N. IV	127, 132, 163, 175, 211, 262, 283
	N. V.-Neuralgie	60, 111, 132, 204, 247, 266, 283, 286, 303
	Hypästhesie	47, 124, 163, 283, 286
	N. VI	40, 47, 115, 124, 127, 132, 163, 175, 211, 262, 290, 327
	N. VII	15, 16, 47, 50, 52, 115, 124, 138, 185, 193, 199, 211, 275, 285, 290, 310, 324
	N. VIII s. Ohr	
	N. IX	26, 47, 161, 250, 266, 270, 296, 303, 314, 316, 319
	Neuralgie	250, 279
	N. X-Recurrensparese	26, 161, 230, 270, 296, 319

Tabelle 2 (Fortsetzung)

Symptomgruppe	Symptom	Syndrom Nr.
Hirnnervenparesen	Vaguslähmung	26, 266, 314, 316
	N. XI	47, 270, 314, 316
	N. XII	262, 266, 316
	Horner	15, 40, 127, 149, 316, 319
Sonstige Störungen (nicht vollständig erfaßt)	Asthma	71, 217
	Diabetes mellitus	6, 28, 142, 143, 261, 277, 332
	Tetanie	96
	Fettsucht	62, 189
	Herzmißbildungen	41, 59, 66, 67, 68, 113, 135, 162, 184, 196, 230, 246, 328
	Extremitäten-fehlbildungen	11, 23, 30, 31, 38, 54, 56, 65, 67, 84, 87, 91, 95, 105, 118, 129, 186, 195, 212, 216, 235, 236, 238, 246, 248, 249, 251, 259, 260, 285, 288, 291, 297, 301, 306, 320, 334
	Lungenbefunde	10, 144, 173, 259, 308, 309, 322, 335
	Nierenbefunde	5, 6, 41, 74, 114, 142, 159, 214, 226, 267, 288, 322, 329, 337
	Genitalmißbildungen	59, 66, 67, 68, 95, 155, 171, 190, 229, 238, 242, 259, 287, 307, 329, 336
	Hautveränderungen (mit Anhängen)	44, 51, 55, 72, 74, 87, 97, 104, 107, 110, 140, 144, 183, 200, 209, 214, 217, 220, 245, 272, 317, 318, 333, 335, 339, 340
	Flügelfell	219, 251, 307
	Bluteosinophilie	71, 217
Tumoren	Naevi im Gesicht	54, 77, 129, 159, 190, 243, 292, 307, 331
	ZNS-Tumoren	123
	Lymphome	57, 82, 205, 244, 258
	Sonstige Tumoren	31, 53, 72, 77, 224, 229

Wenn die vorliegende Zusammenstellung bis dahin etwas zum besseren Zurechtfinden beiträgt, hat sie ihren Zweck erfüllt.

Literatur (Auswahl)

1. Bachert C (1996) Klinik der Umwelterkrankungen von Nase und Nasennebenhöhlen. Wissenschaft und Praxis. (Referat). Eur Arch Otorhinolaryngol Suppl 1996/I
2. Drobik C, Laskawi R (1996) Das Freysche Syndrom: Klinik und Therapie. HNO-Leitlinien 4/1996. HNO-Informationen 21 (Beilage)
3. Feldmann H (1981) Refsum-Syndrom: Heredopathia atactica polyneuritiformis in der Sicht des HNO-Arztes. Laryngol Rhinol 60:235–240

4. Feldman H (1993) Die Geburt einer Krankheit, dargestellt am Beispiel des Morbus Ménière. Laryngorhinotologie 72:1–8
5. Ganz H (1985) Die Polyposis nasi – ein ungelöstes Rätsel. In: Ganz H, Schätzle W (Hrsg) HNO-Praxis Heute, Bd 5. Springer, Berlin Heidelberg New York Tokyo, S 60–87
6. Ganz H (1995) Hirnnervenbeteiligung bei Viruserkrankungen im Kopf-Halsbereich. In: Ganz H, Schätzle W (Hrsg). HNO-Praxis Heute, Bd. 15. Springer, Berlin Heidelberg New York Tokyo, S 153–170
7. Grevers B (1997) Aktuelle Aspekte zu Klinik, Diagnostik und Therapie entzündlicher Erkrankungen der Mundhöhle, des Oropharynx und der Speicheldrüsen (Referat). Verhandlungsber Dt Ges Hals- Nasen- Ohrenheilkd, Kopf- Halschir. Springer, Berlin Heidelberg New York Tokio, S 1–46
8. Haas I (1997) Lokale versus Strahlentherapie beim CUP-Syndrom. Eine retrospective Untersuchung. HNO-Informationen 21:119
9. Hefter E, Ganz H (1969) Bericht über vererbte Gehörgangsmißbildungen. HNO 17: 76–78
10. Heumann H (1997) Tonsillektomie beim Schönlein-Hennoch-Syndrom. HNO 45:544
11. Hexal-Lexikon Pädiatrie (1994) Jäcke S, Kulozik A (Bearb.). Urban & Schwarzenberg, München Wien Baltimore
12. Hosemann W (1996) Die endonasale Chirurgie der Nasennebenhöhlen. Konzepte, Techniken, Ergebnisse, Komplikationen, Revisionseingriffe (Referat). Euro Arch Otorhinolaryngol Suppl 1996/I
13. Hosemann W (1996) Die endonasale Chirurgie der Nasennebenhöhlen. Erläuterungen zum Referat. Die Pathogenese der Polyposis nasi. HNO-Informationen 21:24–26
14. Jungehülsing M, Eckel HE, Staar S, Ebeling O (1997) Diagnostik und Therapie des okkulten Primärtumors mit Lymphknotenmetastasen im Kopf-Halsbereich. HNO 45:573–583
15. Kellerhals B, Uthemann B (1979) Woakes syndrome: the problems of infantile nasal polyps. Int J Pediatr Otolaryngol 1:79
16. Keßler L (1988) Hereditäre Hörstörungen einschließlich Otosklerose. In: Ganz H, Schätzle W (Hrsg) HNO-Praxis Heute 8. Springer, Berlin Heidelberg New York Tokyo, S 1–18
17. Keßler L, Tymnik G, Braun H-St (1977) Hereditäre Hörstörungen. In: Herrmann A, Jakobi H (Hrsg) Hals-Nasen-Ohrenheilkunde, zwanglose Schriftenreihe, Bd 26. Barth, Leipzig. (Mit umfassendem Literaturverzeichnis)
18. Leiber B (1996) Die klinischen Syndrome, 8. Aufl. (Hrsg) Adler G, Burg G, Kunze J, Pongratz D, Schinzel A, Spranger J, 2 Bände. Urban & Schwarzenberg, München Wien Baltimore
19. Muska K (1982) Einige neue Erkenntnisse von Transplantation von Rippenknorpel mit Wachstumszone ... bei Segmentsyndrom. HNO-Praxis 3:161–172
20. Rosanowski F, Eysholdt U (1997) Angelman-Syndrom: Genetischer Defekt mit Sprachentwicklungsbehinderung. HNO 45:663–664
21. Schneider G (Hrsg) (1975) Klinische Syndrome der Kiefer-Gesichtsregion. VEB Volk und Gesundheit, Berlin
22. Schulze W, Ganz H (1972) Hörstörungen beim Waardenburg-Syndrom. HNO 20:203–207
23. Schuster V 81995) Epstein-Barr-Virusinfektionen. In: Ganz H, Schätzle W (Hrsg) HNO-Praxis Heute, Bd 15. Springer, Berlin Heidelberg New York Tokio, S 137–151
24. Schwab JA, Pirsig W, Zenkel M (1997) Hyperbare Oxygenation in der Therapie des Hörsturzes. Notfallmedizin 23:42–43
25. Schweckendiek W (1972) Spaltbildungen des Gesichts und des Kiefers. Aktuelle Oto-Rhino-Laryngologie 5 Thieme, Stuttgart
26. Spranger J (1996) Der Syndrombegriff. In: Leiber B (Hrsg) Die klinischen Syndrome, Bd 1, XXV–XXXI. Urban & Schwarzenberg, München Wien Baltimore
27. Woakes E (1885) Necrosing ethmoiditis and mucous polypi. Lancet I:619
28. Zellner M, Levering M (1996) Das Freysche Syndrom nach Parotiseingriffen, Inzidenz und Einflußparameter. HNO-Informationen 21:188

Alternative und komplementäre Diagnose- und Behandlungsverfahren in der HNO-Heilkunde

7

K.-H. FRIESE

HNO Praxis Heute 18
H. Ganz, H. Iro (Hrsg.)
© Springer-Verlag Berlin Heidelberg 1998

1
Einleitung

Die moderne Medizin hat in den letzten 50 Jahren große Fortschritte gemacht, insbesondere durch die Entwicklung der bildgebenden Diagnostik, auf dem therapeutischen Sektor durch moderne Pharmaka und schonende Operationstechniken wie die endoskopischen Operationen. Auch die HNO-Heilkunde im besonderen hat sich enorm weiterentwickelt, die Diagnostik und Therapie wurden allgemein wesentlich verbessert. Krankheiten, die noch vor Jahrzehnten zwangsläufig zum Tode führten, können heute mehr oder weniger problemlos geheilt werden. Die Überlebensfähigkeit in der Akutmedizin bei schweren Traumata ist heute wesentlich günstiger als noch vor wenigen Jahren. Dieser Fortschritt wurde durch die „Schulmedizin" erreicht.

Wenn im folgenden von „Schulmedizin" die Rede ist, ist damit die medizinische Richtung gemeint, die im wesentlichen von den Universitäten gelehrt wird. Man kann sich darüber streiten, ob der Begriff glücklich gewählt ist oder nicht, aber er ist heute einfach üblich.

Im Gegensatz dazu stehen Verfahren, die allgemein entweder nicht oder nur sehr marginal an den Universitäten vertreten sind. Diese Behandlungsverfahren nennt man „alternativ", „komplementär", oder man redet von „Naturheilverfahren"; auch die negativen Begriffe wie „Paramedizin" und „Außenseitermedizin" werden gelegentlich verwendet. Diese Begriffe sind allerdings nicht völlig deckungsgleich, da die Homöopathie nicht zu den Naturheilverfahren gerechnet wird. Dies kommt schon dadurch zum Ausdruck, daß es 2 getrennte Zusatzbezeichnungen gibt, nämlich für „Naturheilverfahren" und „Homöopathie".

Obwohl die Schulmedizin nun insgesamt große Fortschritte erreicht hat, gibt es sehr viele Krankheitsbilder, z. T. leichte, z. T. schwere, auf die sie keine Antworten weiß, oder die Therapie ist mit erheblichen Nebenwirkungen belastet. In dieser „therapeutischen Nische" breiten sich zunehmend **alternative Behandlungsverfahren** aus.

Während in den 50er Jahren dieses Jahrhunderts der Glaube an die Schulmedizin extrem groß war – die Infektionen galten praktisch als besiegt, die Heilbarkeit des Krebses schien nur noch eine Frage der Zeit –, kam in den 60er Jahren die große Ernüchterung. Die alternativen Behandlungsverfahren, die z. T. sehr alt sind, wurden nur noch von sehr wenigen Ärzten durchgeführt, erst seit der Ernüchterung haben derartige Therapieverfahren wieder großen Zulauf. Die „Wiederauferstehung" der alternativen Behandlungsverfahren begann etwa in den 70er Jahren und schreitet bis heute fort. Das Auf und Ab medizinischer Methoden bzw. das „Kreisphänomen" wurde in der letzten *HNO-Praxis Heute* beschrieben (Ganz 1997). Dieser Methodenwechsel findet in der Medizin insgesamt, aber auch innerhalb der verschiedenen Therapierichtungen statt.

Die meisten alternativen Therapieverfahren waren am Anfang unstrukturiert, nicht lehrbar und allgemein nicht nachvollziehbar. Jeder machte gerade das, was ihm recht war. Dies hat sich in den letzten Jahren deutlich gebessert, indem für die meisten Therapieverfahren genaue didaktische Anweisungen bestehen. Es gibt einschlägige Lehrbücher (Abele 1995; Augustin u. Schmiedel 1996; Buchinger 1993; Bühring u. Kemper 1992–1998; Burgerstein et al. 1997; Dosch 1995; Fodor 1994; Friese 1993, 1998a, 1998b; Gleditsch 1979, 1997; Gross 1994; Kasseroller 1996; Kent 1997; Kollath 1998; Lubinic 1997; Marquardt 1997; Mezger 1995; Niewind 1995; Rost 1994; Schaubelt 1995; Schimmel 1994; Schmid et al. 1996; Schmiedel et al. 1997; Stux et al. 1993; Thomas 1997; Wagner et al. 1995; Weber 1995; Weiss et al. 1997; Wiesenauer 1995; Wrba et al. 1996) und für fast alle Therapieverfahren ein spezielles Kurssystem, z. T. mit abschließender Prüfung, das einer gewissen Qualitätskontrolle dient. Auch die Kurse zur Erlangung der Zusatzbezeichnungen „Naturheilverfahren" und „Homöopathie" sind inzwischen exakt strukturiert. Eine sehr hohe Qualität haben auch die Fortbildungsveranstaltungen zur „Chirotherapie", für die sich glücklicherweise immer mehr HNO-Ärzte einsetzen. Für die Akupunktur ist ebenfalls eine Zusatzbezeichnung in Planung, die letztendlich die Qualifikation sicherlich erhöht. Die Methoden sind dadurch lehr- und lernbar geworden.

An den Hochschulen wurden alternative Verfahren am Anfang teilweise als Scharlatanerie belächelt und als absurd abgetan, so daß sich eine weitere Beschäftigung damit überhaupt nicht lohne. An dieser Verachtung waren die Vertreter der alternativen Behandlungsverfahren nicht immer ganz unschuldig, da sie sich dem Dialog mit den Hochschulmedizinern konsequent entzogen haben und die unterschiedlichen Verfahren nicht strukturiert waren. Auch dies hat sich in den letzten Jahren deutlich gebessert. Es gibt viele Foren, auf denen Alternativmediziner mit Universitätsmedizinern sprechen, gemeinsame Veranstaltungen und auch gemeinsame Studien. Insbesondere die Homöopathie wird u. a. auch von verschiedenen Universitäten wissenschaftlich beforscht. Im Bereich der Phytotherapie wissen wir heute recht genau, was die Inhaltsstoffe der Pflanzen sind und wie sie wirken (Wagner u. Wiesenauer 1995; Weiss u. Fintelmann 1997). Auch für die Wirksamkeit der Akupunktur wurde inzwischen ein anatomisches Korrelat gefunden (Heine 1988). Dadurch ist es z. T. möglich, die Phänomene entsprechend der Behandlungsverfahren zu erklären.

Bestimmte Therapieverfahren, die anfangs auch ein Außenseiterdasein führten, sind jetzt sogar etabliert und können schon als „Schulmedizin" bezeichnet werden. Dazu gehören insbesondere

- die manuelle Therapie,
- z. T. auch die Phytotherapie,
- die Kneipptherapie und
- die physikalische Medizin.

Ähnlich wie in der Schulmedizin gibt es auch bei alternativen Behandlungsverfahren **Modeerscheinungen**. Diese kommen einerseits durch publikumswirksame Fernsehsendungen zustande, andererseits auch durch eine aggressive Bewerbung der entsprechenden Verfahren. Derartige Modeerscheinungen sind z. B. die *Bioresonanz*, ein Verfahren, an dessen Entwicklung im wesentlichen Scientologen beteiligt waren und das auch von jenen massiv gefördert wird (Cap 1994, 1995; Schultze-Werninghaus 1994; Wantke et al. 1993; Wüthrich 1995). Das Bicomgerät ist eine Weiterentwicklung des Lügendetektors des Sektengründers Hubbard.

Durch Fernsehsendungen wurde die *Urintherapie* sehr populär. Bei allen möglichen Indikationen wird Urin in verdünnter und unverdünnter Form geschluckt, gegurgelt oder irgendwo eingerieben (Abele 1995; Thomas 1995). Ebenfalls durch Fernsehsendungen oder Werbung plötzlich populär wurden in der letzten Zeit Teebaumöl, z. T. auch Kürbiskernextrakt oder Pampelmusenkernextrakt. Derartige Verfahren mögen zum Teil sogar ihre Berechtigung haben, sicherlich aber erfüllen sie nicht den Indikationsanspruch der Hersteller.

Mit alternativen Behandlungsverfahren ist u. U. viel Geld zu verdienen, an dieser Stelle muß entsprechende Vorsicht walten. Z. T. sind derartige „Medikamente", die rechtlich den Status eines „Nahrungsmittels" haben, bedenklich. Sie durchlaufen nicht das strenge Zulassungsverfahren des Bundesinstituts für Arzneimittel und Medikamente (BfArM). So werden zur Extraktion beim Pampelmusenkernextrakt problematische Chemikalien verwendet, worauf die Hersteller nicht hinweisen.

Es gibt *unspezifische und spezifische alternative Behandlungsverfahren.*

Unspezifische Behandlungsverfahren wollen insgesamt das Immunsystem stärken. Dadurch wird der Allgemeinzustand verbessert und der Patient gesünder. Bei diesen Verfahren ist es prinzipiell nicht von Bedeutung, welche genaue Diagnose besteht. Ob ein Patient etwa rezidivierende Mittelohrentzündungen, rezidivierende Kehlkopfentzündungen, Blasenbeschwerden oder auch eine Krebserkrankung hat, ist nicht unbedingt entscheidend. Üblicherweise werden die unspezifischen Therapieverfahren mehr von Allgemeinärzten und Internisten angewandt, weniger von HNO-Ärzten.

Bei **spezifischen** Therapieverfahren kommt es auf die Grunderkrankung und die Symptome an. Sie setzen im Regelfall eine genaue Diagnostik voraus. Die spezifischen Behandlungsverfahren bieten sich in einer HNO-Praxis eher an. Allerdings können sie oft durch die unspezifischen Verfahren ergänzt werden.

Vor die Therapie haben die Götter die Diagnose gesetzt. Dieser Satz kann nicht oft genug wiederholt werden. Vielen alternativen Behandlern wird vorgeworfen, z. T. auch mit Recht, daß sie eine genaue Diagnostik unterlassen haben und daß dadurch eine wirksame Therapie verschleppt wurde.

Um diesen Fehler zu vermeiden, kann ein Facharzt, der üblicherweise seine fachspezifische Diagnostik beherrscht, gut alternative Behandlungsverfahren anwenden. Während der Therapie kann man häufig recht gut den Therapiefortschritt feststellen. HNO-Ärzte haben gegenüber vielen anderen Fachdisziplinen den großen Vorteil, daß die zugehörigen Organe direkt bzw. indirekt mit dem Auge gesehen werden können. Wieviel schwerer haben es da z. B. Internisten, die die Bauchspeicheldrüse therapieren, ein Organ, das sich jeglicher einfachen Beobachtung entzieht.

Die folgende Beschreibung diverser alternativer Behandlungsverfahren ist selbstverständlich nicht vollständig. Es gibt Behandlungsverfahren, die z. T. nur von ganz wenigen Kollegen durchgeführt werden. Möglicherweise wird sich dabei das eine oder andere Therapieschema durchsetzen, die meisten exotischen Methoden dürften aber über kurz oder lang wieder verschwinden. Bei der Bewertung geben sie die persönliche Meinung des Autors wieder. Eine abschließende Beurteilung kann zu den einzelnen Verfahren noch nicht gegeben werden.

2
Unspezifische alternative Behandlungsverfahren

2.1
Bäder- und Klimatherapie

Die therapeutische Anwendung natürlicher Heilwasser und Heilgase, wie sie meist in besonderen Heilbädern und Kurorten geschieht, stellt einen zentralen Bereich der Naturheilkunde dar. Dabei werden die natürlichen Fähigkeiten des Organismus zu Reaktion, Kompensation, Regulation, Regeneration und Adaptation angeregt und in den Dienst eines therapeutischen Prozesses gestellt. Die Wirkungen können sich normalerweise nicht auf ein einzelnes Kurmittel beziehen, im Regelfall findet die Anwendung im Rahmen eines komplexen Kurprozesses statt. Hierbei spielen neben den Anwendungen der Bäder- und Klimatherapie auch die Milieureize, die diätetische Umstellung und die neue Lebensordnung eine Rolle. Speziell bei chronischen Infekten und auch in der Allergologie kommt diese Therapieform häufig zum Einsatz. Besonders günstig ist ein Aufenthalt in allergenarmen Gegenden, z. B. auf Nordseeinseln oder in Davos (Augustin u. Schmiedel 1996; Bühring u. Kemper 1992–1998; Schimmel 1994). Eine gute Übersicht gibt der Deutsche Bäderkalender (1995).

2.2
Kneipptherapie

Das zentrale Element bei der Kneipptherapie ist die *Anwendung von Wasser (Hydrotherapie)*. Es wird unterschieden zwischen

- der *kleinen Hydrotherapie* mit milden hydrotherapeutischen Reizen (Waschungen, Abreibungen, Trockenbürstungen, ansteigende Teilbäder, wechselwarme Fußbäder, kalte Güsse bis Knieguß, Wassertreten, Brustwickel, warmer Heusack),
- der *mittleren Hydrotherapie* mit mittelstarken Reizen (ansteigende Bein-, Sitz- und Halbbäder, Schöpfbäder, warme Zusatzhalbbäder, kaltes Reibesitzbad, wechselwarme Sitzbäder, Rumpfwickel und feuchte Dreiviertelpackungen mit einer mittleren Liegedauer von 45 min, Sitzdampf und Sauna) und
- der *großen Hydrotherapie* mit stark wirksamen Reizen (Überwärmungsbad, russisch-römisches Dampfbad, subaquales Darmbad, kalter oder heißer Vollblitzguß, lang anliegende feuchte Dreiviertel- oder Ganzpackung).

Die Reizstärke wird dem Befinden und der Erkrankung des Patienten angepaßt. Im allgemeinen wird sie innerhalb einer Therapieserie gesteigert. Es handelt sich um eine unspezifische Allgemeinbehandlung zur Prävention von Zivilisationskrankheiten, zur Rehabilitation bei nervösen oder sonstigen Dysregulationen und zur allgemeinen Abhärtung. Anwendbar ist diese Therapieform auch bei unkomplizierten fieberhaften Erkrankungen und Durchblutungsstörungen der peripheren Arterien und Venen.

Bei chronischen HNO-Infektionen bietet sich das *Wassertreten* an, um die Fußtemperatur langfristig anzuheben. Durch Kältereize wird eine Kreislaufgegenregulation ausgelöst und so die Durchblutung insgesamt verbessert. Insbesondere durch die wechselnden Temperaturen werden die Hautgefäße regelrecht trainiert.

Die *Sauna* mit anschließender Kaltapplikation ist eine Behandlung für chronische Bronchitis und Asthma bronchiale, gilt aber allgemein als Abhärtungsmaßnahme bei verminderter Infektresistenz, zur Gesundheitsförderung und Leistungssteigerung und Bekämpfung prämorbider Zustände.

Auch *diätetische Maßnahmen* gehören zu Kneipps Therapiekonzept.

Nachdem Kneipp seine therapeutischen Grundsätze aufgestellt hatte, wurde er im letzten Jahrhundert von der Schulmedizin heftig bekämpft, besonders auch deshalb, da er selbst kein Arzt war. Inzwischen kann die Kneipptherapie als etabliert gelten (Augustin u. Schmiedel 1996; Bühring u. Kemper 1992–1998; Schimmel 1994).

2.3
Mikrobiologische Therapie

Viele Krankheiten im HNO-Bereich werden mitverursacht durch Störungen im Dickdarm, insbesondere die akute und chronische Sinusitis („Sinukolitis"). Durch ein verändertes Darmmilieu ändern sich auch die Schleimhautverhältnisse in den Nebenhöhlen und den Bronchien. Der Zusammenhang zwischen Dickdarm und den Nasennebenhöhlen ist den Chinesen schon seit 4000 Jahren bekannt. Er läßt sich u. a. aus den Akupunkturmeridianen herleiten. Der Dickdarmmeridian zieht über die Kieferhöhlen hinweg; zur Therapie der Kieferhöhlenentzündung werden von den Akupunkteuren hauptsächlich Punkte des Dickdarmmeridians verwendet (Dickdarm 4, Dickdarm 10 und Dickdarm 20). Die Schleimhäute des Dickdarms und der Nebenhöhlen werden im Embryo parallel angelegt.

Anamnestisch ist der Zusammenhang zwischen Kieferhöhlenentzündungen und Darmkrankheiten leicht zu entdecken, man muß nur den Patienten gezielt danach fragen. Daher ist bei einer chronischen Sinusitis eine Darmsanierung günstig. Dies geschieht mit Bakterienpräparaten und Autovakzinen.

Die Autovakzine werden aus Nasennebenhöhlensekret von speziellen Labors angefertigt, es erfolgen Injektionen mit ansteigender Dosierung, ähnlich einer Hyposensibilisierungsbehandlung, beginnend mit 0,01 ml (Tuberkulinspritze). Bei zu hoher Dosierung sind Temperaturanstieg und Allgemeinreaktionen möglich. Bei der mikrobiologischen Therapie werden in der Vorphase Pro-Symbioflor, Colibiogen, Rephalysin oder Hylak forte verabreicht. In der 2. Stufe wird dann weiter saniert mit Symbioflor 1, Acidophilus Jura, Eugelan Töpfer forte oder Omniflora, außerdem mit Symbioflor-Antigenen. In der 3. Stufe wird weiterbehandelt mit Symbioflor 2 und Symbioflor 1.

Die Behandlung ist relativ langwierig und aufwendig, da sie der Kooperation des Patienten bedarf. Insbesondere muß während der Therapie auf Zucker in jeglicher Form verzichtet werden. Ist der Darm erst einmal saniert, wird das Immunsystem deutlich besser (Augustin u. Schmiedel 1996; Bühring u. Kemper 1992 – 1998; Friese 1998 b; Schimmel 1994).

Nicht zu verwechseln ist die mikrobiologische Therapie mit der primitiven **antimykotischen Behandlung.** Seit etwa 1990 wurde es, angeregt durch Presse und Fernsehen, regelrecht „modern", daß man an Darmpilz leidet. Diese Darmpilze wurden dann für alles mögliche verantwortlich gemacht, z. B. für die Entwicklung von Allergien, chronischer Infektneigung, Migräne usw. Die Diagnostik beruhte auf einer Stuhluntersuchung, die Therapie meist auf Nystatin. Diese primitive Form der Pilztherapie ist in jedem Fall abzulehnen. Darmpilze können sicherlich eine schädliche Rolle spielen, die Bedeutung wurde aber zeitweise übertrieben. Inzwischen ist eine gewisse Resignation eingetreten. Allein durch eine antimykotische Therapie läßt sich der Pilz auch nicht ausrotten, er kommt immer wieder. Es ist noch nicht einmal klar, inwieweit eine Candidabesiedlung des Darms normal ist. Pilze haben ihren Zweck auch in der Entgiftung des Patienten, z. B. bei Quecksilberbelastung durch Amalgamplomben. Wenn Pilze beseitigt bzw. reduziert werden sollen, gelingt dies nur mit einer homöopathischen, mikrobiologischen Therapie mit einer entsprechenden Ernährungsberatung. Die alleinige Therapie mit Antimykotika ist sinnlos.

2.4
Heilfasten

Die Humoralpathologie, die herrschende Lehrmeinung des Mittelalters bis noch ins 19. Jahrhundert hinein, gilt heute schulmedizinisch als überholt. Bei verschiedenen alternativen Therapieverfahren spielt sie aber immer noch eine Rolle, so z. B. beim Fasten. Durch die reduzierte Nahrungsaufnahme soll der Körper entschlackt werden. Durch den Abbau des Fettgewebes werden eingelagerte Giftstoffe ausgeschieden.

> Es ist auch schulmedizinisch unbestritten, daß durch Fasten viele Krankheiten günstig beeinflußt werden, z. B. die Hypertonie.

Durch die Entschlackung des Darms soll wiederum ein günstiger Effekt auf das Nasennebenhöhlensystem ausgeübt werden. Bei den verschiedenen Naturheilverfahren taucht immer wieder dieser Zusammenhang zwischen den Nasennebenhöhlen und dem Dickdarm auf (Bühring u. Kemper 1992–1998; Kollath 1998). Durch eine Gewichtsabnahme wird das Herz-Kreislauf-System entlastet, andererseits normalisiert sich die Darmflora. Bei zu hohem Gewicht haben die Darmbakterien zuviel Zucker zu verarbeiten, was zu einer Dysbiose im Darm führt.

2.5
Ausleitende Verfahren

Bei den ausleitenden Verfahren spielt ebenfalls die Vorstellung der Humoralpathologie eine Rolle. Wenn Leber und Niere in ihrer Ausscheidungsfunktion überlastet werden, können andere Organe die Ausleitungsfunktion übernehmen. Dies sind z. B. die Haut (Neurodermitis) oder auch die Ohren (chronische Otorrhö). Um die Giftausleitung gezielt vorzunehmen, kommen verschiedene Verfahren in Frage.

Das klassische Verfahren zur Ausleitung ist der **Aderlaß.** Dieses Verfahren ist zu sehr in Vergessenheit geraten, obwohl insbesondere beim *Tinnitus* vielen Patienten damit geholfen werden kann, da diese häufig eine Hyperglobulinämie haben. Man sollte daran denken, daß der Hb-Wert nicht nur durch Infusionen gesenkt werden kann, sondern auch durch einen einfachen Aderlaß.

Ein anderes ausleitendes Verfahren ist die **Therapie mit Blutegeln** oder das **Schröpfen.** Beim Schröpfen werden Glasgläser auf den Rücken aufgesetzt, durch eine kleine Kerze im Inneren wird ein Vakuum geschaffen, dadurch wird die Haut angesaugt, die Haut beginnt zu bluten. Diese Methode kann auch mit der Akupunktur kombiniert werden, indem an bestimmten Akupunkturpunkten geschröpft wird.

Ein weiteres ausleitendes Verfahren ist die **Reiztherapie nach Baunscheidt.** Hierbei wird ein Akupunkturpunkt, der eine Beziehung zu dem Krankheitsherd hat, geritzt und mit Crotonöl gereizt. Es bildet sich eine kleine Entzündung, die den Körper entgiften soll (Augustin u. Schmiedel 1996; Bühring u. Kemper 1992–1998; Schimmel 1994). Die Ausleitungsverfahren, die direkt auf der Haut angewandt werden, wirken einerseits direkt auf die Haut, an den entsprechenden Punkten entlasten sie andererseits den Darm bzw. die Blase.

2.6
Sauerstofftherapie

Es gibt verschiedene Verfahren der Sauerstofftherapie, z. B.

- Sauerstoffmehrschritttherapie nach Ardenne,
- Sauerstoffregenerationstherapie,
- hämatogene Oxidationstherapie,
- Ozontherapien.

Bei der **Sauerstoffmehrschritttherapie nach Ardenne** wird im 1. Schritt die Erhöhung der O_2-Utilisationsfähigkeit des Gewebes durch Pharmaka erreicht, hauptsächlich durch Vitamin B_1, Dipyridamol und Magnesiumorotat. Im 2. Schritt wird der Sauerstoffpartialdruck in der Inspirationsluft durch Einatmen von 40 %igem negativ ionisiertem Sauerstoff für 20 min erhöht. Im 3. Schritt werden Maßnahmen ergriffen zur Erhöhung der Gewebedurchblutung durch körperliche Belastung, thermische Belastung oder Pharmaka (γ-Strophantin, Koffein und Dipyridamol), damit werden die Organe und die Muskulatur mehr durchblutet.

Indikationen auf dem HNO-Gebiet sind vor allem *Tinnitus* und *Begleittherapie bei Malignomen,* aber auch die unterstützende Therapie von *Allergien.* Es können Nebenwirkungen notwendiger Pharmaka vermindert werden. Die Besserung des Sauerstoffpartialdrucks im Blut kann einfach mittels spezieller Geräte kontrolliert werden.

Bei der **Sauerstoffregenerationstherapie** wird eine intermittierende positive Druckbeatmung bei gleichzeitiger O_2-Zufuhr durchgeführt. Bei dieser Therapie wird jeweils eine Blutgasanalyse gemacht, wodurch sich die Wirkung der Therapie kontrollieren läßt. Durch die Therapie werden über die intermittierende positive Druckbeatmung lokale alveoläre Atelektasen geöffnet bzw. belüftet und Kohlendioxid eliminiert, dadurch wird ein lokaler Gefäßspasmus aufgehoben. Die Therapie ist prinzipiell nicht ungefährlich.

Bei der **hämatogenen Oxidationstherapie (HOT)** werden 50 ml Venenblut entnommen, mit pyrogenfreiem Natriumzitrat im Verhältnis 1:4 gemischt und in einer Flasche mit Sauerstoff aufgeschäumt. Anschließend werden die Blutblasen über ein Quarzrohr am UV-Strahler vorbeigeleitet, dadurch fallen diese in der Sammelflasche in sich zusammen, nach 30 min wird das Blut reinfundiert. Die Therapie kommt als *Begleitbehandlung bei Malignomen,* bei *Tinnitus* und *Hörsturz* und bei *chronischen Kopfschmerzen* in Frage. Eine sehr sorgfältige Desinfektion ist erforderlich, um nicht Aids zu übertragen.

Bei der **Ozontherapie** wird frisch erzeugtes Ozon gemischt mit Sauerstoff zur intramuskulären, intravasalen oder lokalen Applikation verwendet. Ozon ist ein starkes Oxidations-, Bleich- und Entkeimungsmittel. Je nach Applikationsart und Konzentration wirkt es entzündungshemmend, durchblutungsfördernd und verbessert allgemein die Stoffwechsellage. Im HNO-Gebiet kommt die Ozontherapie bei *allergischen Erkrankungen, Migräne, Neuralgien, adjuvant bei Malignomtherapie,* bei *Tinnitus* und *chronischer Sinusitis* in Frage. Es ist zu beachten, daß Ozon, in Abhängigkeit von der Konzentration, ein starkes *Gift* darstellt, insbesondere *für die Bronchien*. Das Verfahren sollte keinesfalls kritiklos angewandt werden (Bühring u. Kemper 1992 – 1998; Fodor 1994).

Die **hyperbare Sauerstofftherapie** wird in den letzten Jahren im HNO-Fach zunehmend bei *Hörsturz* und *Tinnitus* verwendet. Das Verfahren, welches klassischerweise bei der *Taucherkrankheit* und bei *Gangrän* von Extremitäten angewandt wird, soll dafür sorgen, daß dem Innenohr ausreichend Sauerstoff zur Verfügung gestellt wird. Durch den Sauerstoff werden Ödeme in den kleinen Ohrgefäßen abgebaut, dadurch wird die Durchblutung verbessert und der Tinnitus soll zum Verschwinden gebracht werden. Das Verfahren ist sehr aufwendig, sehr teuer und nicht unumstritten. In der engen Druckkammer kann es passieren, daß Patienten einen Herzinfarkt bekommen und nicht rechtzeitig adäquat behandelt werden können. Außerdem klagen manche Patienten über eine Verschlechterung des Ohrensausens nach der Therapie. Häufig hört man auch von Patienten, daß eine kurzzeitige Besserung auftritt, die aber nicht anhält.

Wissenschaftlich wird das Verfahren kontrovers diskutiert, siehe die Arbeiten von Lamm (1995) sowie Schumann et al. (1990) mit großen Fallzahlen an Hörsturz- und Tinnituspatienten. Schwab, Pirsig und Zenkel (Schwab et al. 1997) haben sich mit den Komplikationen der hyperbaren Sauerstofftherapie beschäftigt und ziehen für die Hörsturztherapie folgendes Fazit:

> „Bei dem umfangreichen Angebot weniger kostspieliger Behandlungsalternativen und der nicht unbeträchtlichen Spontanheilungsrate bei der Therapie des idiopathischen Hörsturzes sind die bei der hyperbaren Oxygenation häufigen Therapieversager, die Möglichkeiten einer Verschlechterung der Ausgangssituation und die fehlenden Selektionskriterien Grund genug, die Indikation zur hyperbaren Oxygenation bei einem idiopathischen Hörsturz genau zu überprüfen."

Leichte Komplikationen sind nach Schwab et al. 1997:

- Barotrauma des Mittelohrs und/oder der Nasennebenhöhlen,
- seröse Otitis, Hörminderung, Tinnitus,
- Angstzustände,
- reversible Gesichtsfeldeinengung mit Myopie, beeinträchtigte Lungenfunktion,
- zentralnervöse Symptome (Tunnelblick, Übelkeit, Gesichtszucken).

Als schwere Komplikationen gelten:

- Blutungen und Verletzungen der luftgefüllten Hohlräume des Körpers,
- Pneumothorax,
- „adult respiratory distress syndrome" (ARDS),
- Krampfanfälle,
- Brand in der Druckkammer.

2.7
Wärme- und Kältetherapie

Der Übergang von Wärme in den Körper geschieht durch Leitung, Konvektion oder Strahlung. Wärme kann zugeführt werden

- in Form der Hydrotherapie (s. 2.2),
- in trockener Form als Wärmestrahlung (Rotlicht) oder
- durch Umsetzung von elektrischer Energie in Wärme (Heizkissen, Heißluft).
- Mittels gezielter Konzentration von Hochfrequenzwärme im Körper kommt die Kurz-, Dezimeter- und *Mikrowelle* zur Anwendung, wobei die Eindringtiefe der Wärme vom Therapieverfahren abhängig ist. *Wärmepackungen* werden mit Peloiden, Kartoffelbrei, Leinsamen- oder Heublumensack appliziert. Zu den Peloiden zählen Torfe, Moore, Schlamme und Heilerden.

Die Fangokompressen werden auf 45 °C erhitzt, auf die gewünschte Stelle aufgetragen und dort 20 min belassen. Der Heublumensack wird in einem großen Topf über Wasserdampf erhitzt und 10 min appliziert. Bei der Anwendung von Kartoffelbrei werden die mit Schale gekochten, zerdrückten, heißen Kartoffeln in ein Leinentuch eingewickelt und 15 min angewandt. Leinsamen wird mit Wasser gekocht und in einem Leinensäckchen auf die gewünschte Stelle aufgebracht.

Die **Wärmetherapie** ist angezeigt bei einer Erniedrigung der Aktivität der Formatio reticularis, bei Muskeltonussenkungen, zur Senkung des peripheren Gefäßwiderstands und Blutdrucksenkung, Spasmenlösung glatter Muskulatur, Anregung der bronchialen Sekretion, Beruhigung und Atemvertiefung, zur Analgesie. Sie wirkt auch antiphlogistisch.

Im HNO-Fach kommt die Wärmetherapie insbesondere in Betracht bei der *akuten und chronischen Sinusitis,* bei *vergrößerten Halslymphknoten,* bei der *akuten Mittelohrentzündung* und dem *HWS-Syndrom.* Speziell bei der akuten Mittelohrentzündung ist ein Zwiebelwickel günstig. Hierbei werden Zwiebeln über Wasserdampf oder in der Mikrowelle erhitzt, in ein Leinensäckchen eingelegt und direkt aufs Mastoid gelegt. Insbesondere Kinder empfinden diese Therapie häufig als wohltuend. Zwiebelauflagen helfen auch bei Insektenstichen.

Bei der **Kältetherapie** finden Kältepackungen, Eischips, Frottiertuch mit Eiswasser, Eismassagen, Kühlspray und lokale Kaltlufttherapie ihre Anwendung. Die häufigste Indikation der Kältetherapie im HNO-Bereich ist das *akute Nasenbluten.* Ansonsten dient die Kältetherapie der Aktivitätserhöhung der Formatio reticularis, Muskelaktionssteigerung, Steigerung des peripheren Gefäßwiderstands und Blutdruckerhöhung, Venendrucksteigerung, Atemvertiefung und der Kälteanästhesie. Außerdem wirkt die Kältetherapie antiphlogistisch und abschwellend. Häufig ist die Kältetherapie Mittel der Wahl bei *frischen Traumata,* besonders *Sportverletzungen* (K + K = Kälte plus Kompression).

Die Wärme- und Kältetherapie kann auch mittels *Wickel* appliziert werden. Wickel können eingesetzt werden zur adjuvanten Therapie von lokalen Entzündungen und Fieber. Halswickel können bei der Angina, Pharyngitis und Laryngitis zur Anwendung kommen, Brustwickel bei Bronchitis, Asthma bronchiale und Pneumonie. Rumpfwickel werden zur Versorgung hochfiebernder Patienten angelegt. Eine Dreiviertelpackung wird in Frühstadien akuter Infekte nach schweißtreibenden Bädern angewandt, lang anliegend zur günstigen Beeinflussung von Allergikern und Rheumatikern (3 h).

Wenn ein Wickel angelegt wird, muß der Patient eine entspannte Lage einnehmen. Die Wickel werden in 2 oder 3 Lagen appliziert. Für die innerste Lage ein Leinentuch mit kaltem Wasser anfeuchten, gut auswringen und fest, aber nicht einschnürend um die indizierte Stelle wickeln. Dieses wird mit einem weiteren Leinen- oder Baumwolltuch umhüllt und gegebenenfalls außen mit einer Decke oder einem Tuch aus Wolle abgedeckt; der ganze Patient wird in eine Decke eingehüllt und ruht. Der Wickel wird 60 min liegengelassen, zur Ausnutzung eines schweißtreibenden Effektes bis zu 3 h. Im allgemeinen werden Wickel kalt appliziert. Der Wickel sollte allerdings spätestens nach 15 min als warm empfunden werden, sonst muß Wärme zugeführt werden. Bei Unwohlsein ggf. abbrechen.

2.8
Hydrokolontherapie

! Die Hydrokolontherapie wurde eigentlich von der NASA für Astronauten entwickelt, um vor dem Raumflug den Darm vollständig zu entleeren. Die Hydrokolontherapie ist als eine Art *verbesserter Einlauf* zu betrachten. Durch ein Darmrohr wird lauwarmes Wasser in den Darm eingeführt, der Darm wird gespült und „massiert", anschließend wird durch ein Darmrohr das Wasser mit dem Stuhlgang zusammen wieder entfernt. Die Methode ist geruchlos und wenig belästigend für den Patienten. Durch die Hydrokolontherapie sollen auch alte Kotreste entfernt werden. Durch die Darmsanierung ist ebenfalls eine unspezifische Abwehrsteigerung zu erreichen. Bei der Hydrokolontherapie ist zu beachten, daß sie *keinesfalls zu häufig* (z.B. täglich) angewandt werden darf. Durch die intensive Darmreinigung wird die Schleimhaut auch wieder gereizt, daher sollte das Therapieverfahren nicht übertrieben werden (Augustin u. Schmiedel 1996; Bühring u. Kemper 1992 – 1998; Schimmel 1994).

2.9
Urintherapie

Harnstoff wirkt allgemein entzündungshemmend. So wird die Urintherapie zum Teil angewandt zur Lokalbehandlung bei Ekzemen, zum Teil auch zur Lokalbehandlung von Halsentzündungen (Gurgeln mit eigenem Urin). Die Therapie mit eigenem Urin ist hauptsächlich in Laienkreisen verbreitet. Viele Patienten trinken auch ihren eigenen Urin, um damit eine unspezifische Abwehrsteigerung zu erreichen. Die Therapie wurde sehr medienwirksam verbreitet. Es ist zu beachten, daß die Niere Schadstoffe aus dem Körper ausscheidet und der Urin relativ schadstoffreich ist. Vor einer unkritischen Anwendung ist zu warnen (Abele 1995; Thomas 1997).

2.10
Eigenblut

Es gibt verschiedene Eigenblutverfahren. Man kann einfach 1 ml Eigenblut entnehmen, mit 1 ml Procain und 0,2 ml Natriumzitrat verdünnen und intramuskulär injizieren. Durch diese Injektion tritt etwas Fieber auf, was bei vielen Infekten erwünscht ist. Es findet eine unspezifische Steigerung des Immunsystems statt. Es gibt sehr viele Varianten der Eigenbluttherapie. Teilweise wird das Eigenblut mit Ozon oder mit Sauerstoff angereichert (s. Abschnitt 2.6). Man kann aus dem Eigenblut auch eine homöopathische Nosode herstellen lassen und das Eigenblut in aufsteigender Potenzierung geben [Eigenblutmethode nach Imhäuser (Imhäuser 1988)]. Diese Methode ist der Homöopathie entlehnt, obwohl sie nicht zur klassischen Homöopathie gehört. Hierbei wird aus der Fingerbeere etwas Blut entnommen, dieses wird in hochprozentigen Alkohol gegeben. Anschließend wird nach homöopathischen Gesichtspunkten potenziert und eine C1, C2 usw. hergestellt. Zur Einnahme verwandt werden dann die Potenzen C7, C9 und C11. Die Therapie kommt bei chronischen Infekten und Heuschnupfen in Frage. Bei saisonalen allergischen Beschwerden erfolgt die Blutentnahme am besten zur Hauptbeschwerdezeit.

Gute Erfahrungen gibt es mit der Eigenbluttherapie bei der *akuten Sinusitis,* der Heilungsverlauf kann dadurch wesentlich abgekürzt werden (Friese 1998 a). Auch bei der *Furunkulose* als chronischer Infektionskrankheit kann eine Eigenbluttherapie verwendet werden. Man entnimmt 5 ml Venenblut und injiziert es sofort ohne Zusätze intramuskulär. In der Regel wird die Prozedur mit mehrtägigem Abstand 2- bis 4mal wiederholt (Ganz, persönliche Mitteilung 1997).

2.11
Bachblütentherapie

Die Bachblütentherapie hat nichts mit der Homöopathie zu tun, die Herstellung der Medikamente ist völlig anders. Nach Bachs Vorstellungen entstehen viele Krankheiten durch psychische Blockaden, die die Entfaltung der Persönlichkeit behindern. Seine Ideen ähneln den Erkenntnissen der modernen Psychosomatik. Bach hat 38 unterschiedliche Blockademöglichkeiten definiert, auch negative psychische Verhaltensmuster genannt. Diesen Blockademöglichkeiten entsprechen 38 Blütenkonzentrate als Heilmittel. Im Gegensatz zu den neueren psychosomatischen Konzepten können bei der Bachblütentherapie den einzelnen negativen psychischen Verhaltensmustern keine speziellen körperlichen Symptome oder Krankheitsgruppen zugeordnet werden. Die Therapie erfolgt einerseits durch sog. *Konstitutionsmittel,* die aufgrund persönlicher Charaktereigenschaften ausgewählt werden, andererseits durch *Situationsmittel,* die aufgrund erworbener Verhaltensmuster (z. B. Geiz, übersteigerte Eifersucht) verordnet werden.

Insgesamt werden 38 verschiedene Blüten wildwachsender Pflanzen und Bäume im Verdünnungsverhältnis 1 : 240 verwendet, die alle aus England kommen. Sehr verbreitet ist die Bachblütentherapie insbesondere nach *Bagatelltraumata,* hier gibt es relativ gute Erfolge mit den Notfalltropfen (Rescuetropfen). Die Bachblütentherapie kommt auch bei *Tinnitus* zur Anwendung, da die Psyche bei Tinnituspatienten oft verändert ist. Die Methode wird von vielen Ärzten angewendet, allerdings gibt es nicht viele qualifizierte Ausbilder, und die

Methode ist recht schwer zu lernen, da das Vorgehen nicht organbezogen ist (Augustin u. Schmiedel 1996; Bühring u. Kemper 1992–1998).

2.12
Orthomolekulare Therapie

Bei der orthomolekularen Medizin werden hauptsächlich *Vitamine und Mineralstoffe,* aber auch Aminosäuren, Fettsäuren oder Enzyme verwandt. Die Substanzen sollen einerseits Mangelzustände ausgleichen, andererseits aber auch pharmakologische Effekte erzielen.

Die orthomolekulare Medizin kommt bei **Intoxikationen** in Frage, da durch die Gifte ein Nährstoffmangel und damit möglicherweise weitere Störungen entstehen. Beispielsweise besteht ein erhöhter Vitamin-C-Bedarf bei *Rauchern* oder ein erhöhter Vitamin-B_1-Bedarf bei *Alkoholikern.* Der Körper soll in die Lage versetzt werden, mit physiologisch optimalen Konzentrationen eine gute Regulationsfähigkeit des Organismus zu erhalten oder wieder herzustellen.

Unter **Regulationsfähigkeit** wird dabei die Fähigkeit verstanden, auf krankmachende Reize, physische und psychische Stressoren, Umwelteinflüsse und pathologische Keime adäquat zu antworten. Es werden häufig Dosen verwandt, die die notwendige tägliche Zufuhr eines Vitamins bei weitem überschreiten. So liegt die notwendige Dosis für Vitamin C im Bereich von 60 mg/Tag, es werden aber zum Teil bis 10 g täglich verabreicht. Bei Vitamin E ist die notwendige tägliche Dosis etwa 10 IE, verwendet werden aber 100–1000 IE. Durch die Megadosis sollen Sauerstoffradikale eliminiert werden, die mit als Krebsursache gelten. Insgesamt ist die orthomolekulare Therapie ebenso verbreitet wie umstritten bei bösartigen Erkrankungen, aber auch bei einer gesteigerten *Infektneigung,* bei *Allergien* und Krankheiten, die durch Toxine verursacht werden (Rauchen, Alkohol, Holzschutzmittel, Amalgam usw.; Augustin u. Schmiedel 1996; Bühring u. Kemper 1992–1998; Burgerstein et al. 1997; Schimmel 1994).

2.13
Ordnungstherapie

Die Ordnungstherapie ist gewissermaßen ein übergreifendes alternatives Behandlungsverfahren. In der Ordnungstherapie werden allgemeine Hinweise zum vernünftigen Leben gegeben.

Wie vermeidet man Krankheiten, wie stabilisiert man seine Psyche und wie geht man z. B. Umweltgiften aus dem Weg? Durch eine vernünftige Lebensweise soll die Krankheitsbereitschaft allgemein eingeschränkt werden. Es ist eine sehr aufwendige Mitarbeit des Patienten erforderlich. Im Grunde wendet jeder Arzt mehr oder weniger Teile der Ordnungstherapie an. Oft ist es nicht sinnvoll, einzelne Patienten allein zu beraten, da dies zu zeitaufwendig ist. Gut anwendbar ist die Ordnungstherapie bei Gruppenschulungen (z. B. Asthmatikerschulung; Weber 1995).

2.14
Umweltmedizin

Umweltmedizinische Fragestellungen gewinnen in den letzten Jahren zunehmend an Bedeutung, was u. a. auch durch die neu geschaffene Zusatzbezeichnung „Umweltmedizin" dokumentiert wird. Im Grunde hat die Umweltmedizin in der etablierten HNO-Heilkunde schon seit Jahren eine große Rolle gespielt, v. a. durch die *Arbeitsmedizin* und *Allergologie*. Allergologie, Arbeitsmedizin und Umweltmedizin überschneiden sich in großen Teilen.

Auf die Bedeutung des Lärms für die Schädigung der Ohren muß nicht besonders hingewiesen werden. Ein direkter Kausalzusammenhang zwischen Eichen- und Buchenstaub und Adenokarzinomen der Nase ist inzwischen unbestritten. Eine chronische Belastung durch Holzschutzmittel (Pentachlorphenol, Lindan) kann neben neurotoxischen Effekten auch zu einer gesteigerten Infektionsneigung und Allergiebereitschaft im HNO-Fach führen.

Viel zu wenig beachtet wird von HNO-Ärzten die **chronische Quecksilberbelastung** durch Amalgamplomben. Amalgamplomben sollen eine relativ große Menge an metallischem Quecksilber abgeben, welches im Mundraum verdampft und über die Bronchien inhaliert wird. Es soll an dieser Stelle nicht auf die kontroversen Diskussionen rund um das Amalgam eingegangen werden. Der wissenschaftliche Streit ist noch nicht entschieden. Es gibt viele Zahnarztverbände, die Amalgam als völlig harmlos ansehen, andererseits gibt es viele naturheilkundlich orientierte Zahnärzte, die Amalgam völlig ablehnen. Hierbei ist zu beachten, daß der Zahnarzt selbst mit dem Amalgamproblem oft nicht konfrontiert wird, weil die Beschwerden in anderen Fachgebieten auftreten.

Unbestritten ist, daß *Quecksilber* als solches *neurotoxisch* ist. Daher kann auch der 8. Hirnnerv teilweise durch Quecksilber zerstört werden. Dies kann zu Tinnitus und einer progredienten Schwerhörigkeit führen. Andererseits sind Zink und Quecksilber natürliche Gegenspieler, bei einer Quecksilberintoxikation entsteht häufig sekundär ein Zinkmangel. Auch dies wiederum kann zu einer Hörstörung beitragen. Dieser Zusammenhang erscheint einerseits logisch, andererseits ist er leider wissenschaftlich noch viel zu wenig untersucht worden.

Weiterhin hat Quecksilber *negative Wirkung auf das Immunsystem*. Daraus resultieren im HNO-Fach verschiedene Krankheiten: chronische Sinusitis, Rhinosinusitis polyposa, chronische Tonsillitis, Stomatitis aphthosa und Lichen ruber planus. Außerdem finden sich im Kopfbereich noch weitere Erkrankungen wie die periorale Dermatitis, Akne vulgaris, Haarausfall, chronische Migräne und andere Kopfschmerzen. Es ist oft verblüffend, wie nach einer Amalgamsanierung die Symptome verschwinden. Auch multiple Sklerose, amyotrophe Lateralsklerose, Rheuma, unerfüllter Kinderwunsch und vieles mehr sind schon einer Quecksilbervergiftung zugeschrieben worden.

Eine Amalgamkrankheit kann entweder in einer Intoxikation oder einer Allergie bestehen.

Die Intoxikation wird am besten mittels DMPS-Test diagnostiziert.

Hierzu wird der Urin des Patienten auf Zink untersucht, bezogen auf den Kreatininwert. Anschließend wird langsam eine Ampulle DMPS (z. B. DMPS-Heyl) injiziert, nach 30 min werden im Urin Kupfer und Quecksilber bezogen auf Kreatinin bestimmt. Beträgt der Zinkwert < 140 µg/g Kreatinin, besteht ein Zinkmangel, und Zink muß substituiert werden, z. B. mit Zinkorotat. Ist der Zinkwert > 720 µg/g Kreatinin, können die nächsten Schwermetalle nur bedingt ausgewertet werden, da das DMPS bereits für das Zink gebraucht wird und für das Kupfer und Quecksilber nichts übrigblieb. Der Kupferwert darf maximal 1500 µg/g Kreatinin betragen, ansonsten ist von einer chronischen Schwermetallintoxikation auszugehen oder von einer Vergiftung durch Kupferrohre. Allerdings ist Kupfer nur relativ gering toxisch. Der Quecksilberwert sollte < 50 µg/g Kreatinin betragen, ab 300 µg/g Kreatinin bestehen immer irgendwelche chronischen Erkrankungen, ab 1000 µg/g Kreatinin sind die Patienten schwer krank. Wird bei den Patienten über 300 µg/g Kreatinin eine Amalgamsanierung durchgeführt, ist eine Heilungschance der chronischen Erkrankung sehr wahrscheinlich (Daunderer 1992–1998; Becker 1993–1998). Bei niedrigen Werten ist eine Heilung möglich, allerdings nicht ganz so sicher. Es ist allerdings auch zu beachten, daß der DMPS-Test falsch negativ sein kann. DMPS ist nicht liquorgängig, so daß sich bei einer zentralen Vergiftung im Hirn kein Quecksilber im Urin mobilisieren läßt. Typischerweise tritt dies bei einer multiplen Sklerose auf (Daunderer 1992–1998, Becker 1993–1998). Bei der multiplen Sklerose finden sich trotz massiver Amalgamfüllungen praktisch regelmäßig extrem geringe Quecksilberwerte im Urin. Es ist sicherlich eine gewisse Hemmschwelle für einen HNO-Arzt, reichlich Urintests durchzuführen, obwohl dies insgesamt sehr einfach ist. Nach erfolgter Amalgamsanierung muß wieder mittels DMPS ausgeleitet werden (s. Abb. 1 und 2; Friese 1998 a).

Allergien auf Amalgam findet man relativ häufig im Epikutantest. Hierbei kann der Testsatz der Firma Hermal verwendet werden. Bei dem Test fällt häufig eine gleichzeitige Allergie gegen Mercapto-Mix, Quecksilber-II-amidchlorid und Phenylquecksilberazetat auf.

Bei einer nachgewiesenen Allergie sollte unbedingt das Amalgam entfernt werden, auch wenn keine direkten Lokalsymptome im Mund auftreten.

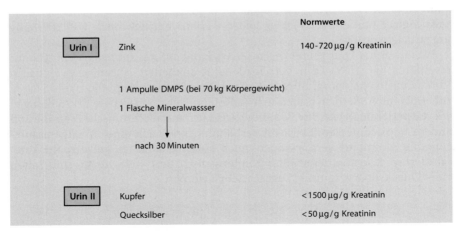

		Normwerte
Urin I	Zink	140-720 µg/g Kreatinin
	1 Ampulle DMPS (bei 70 kg Körpergewicht)	
	1 Flasche Mineralwassser	
	nach 30 Minuten	
Urin II	Kupfer	< 1500 µg/g Kreatinin
	Quecksilber	< 50 µg/g Kreatinin

Abb. 1. Vorgehensweise beim DMPS-Test

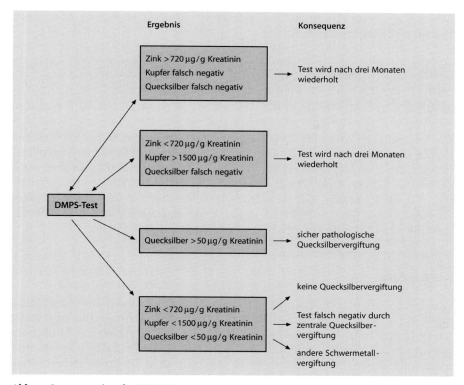

Abb. 2. Interpretation des DMPS-Tests

3
Spezifische Therapieverfahren

3.1
Phytotherapie

Die Phytotherapie ist das älteste Therapieverfahren überhaupt. Tiere fressen bei Krankheiten bestimmte Pflanzen. Über Jahrhunderte hinweg war die Phytotherapie die einzige mögliche medikamentöse Therapie. Die meisten modernen Pharmaka leiten sich auch heute noch aus dem Pflanzenreich ab. Phytotherapeutika sind tendenziell eher mild wirkende Medikamente mit geringen Nebenwirkungen. Entgegen einem häufigen Vorurteil sind sie aber nicht nebenwirkungsfrei, insbesondere führen viele Phytotherapeutika zu allergischen Reaktionen. Man bedenke: Die Natur hat die Inhaltsstoffe von Pflanzen für deren eigene Bedürfnisse gedacht. Medikamentös am Menschen wirksam sind sie nur zufällig. Damit „stimmt" auch die „natürliche" Dosierung in der Pflanze nur selten.

Die Inhaltsstoffe der Phytotherapeutika werden zunehmend identifiziert, was die Verordnung erleichtert. Diese ist im Regelfall recht spezifisch; so ist die

Behandlung beim Tinnitus, bei gesteigerter Erkältungsneigung oder beim Husten völlig unterschiedlich.

Beim Husten muß man sogar sehr genau differenzieren, welcher Art der Husten ist, denn die verschiedenen Pflanzen wirken hier sehr spezifisch (Firenzuoli 1993; Wagner u. Wiesenauer 1995; Weiss u. Fintelmann 1997).

Die wesentlichen Anwendungsgebiete von Phytotherapeutika im HNO-Gebiet finden sich bei *Sinusitis*, z. B. Sinupret (5 verschiedene Pflanzen), Gelomyrtol (standardisiertes Myrtol), und bei *Tinnitus* (Ginkgo biloba). Es gibt aber noch zahlreiche andere Anwendungsgebiete in der HNO-Heilkunde, die Beschäftigung damit lohnt sich. Hier sei auf die Spezialliteratur verwiesen (Friese 1998 b; Firenzuoli 1993; Weiss u. Fintelmann 1997). Im allgemeinen kommt die Phytotherapie nur additiv zu einem anderen Verfahren zur Anwendung.

3.2
Homöopathie

Die Homöopathie ist ein Therapieverfahren, welches jetzt exakt 202 Jahre (Stand 1998) alt ist und von dem sächsischen Arzt Samuel Hahnemann begründet wurde (Friese 1993). Die Homöopathie postuliert, daß Ähnliches mit Ähnlichem geheilt werde („similia similibus curentur"). Dieses Ähnlichkeitsgesetz stammt nicht von Hahnemann, vielmehr gibt es bereits im alten Ägypten entsprechende therapeutische Ansätze, auch bei Hippokrates. Das Ähnlichkeitsgesetz ist ein Postulat und als solches nicht zu beweisen.

Die Theorie ist, daß durch das richtig gewählte homöopathische Mittel eine Art Kunstkrankheit ausgelöst wird, die die richtige Krankheit zum Verschwinden bringt. Strenggenommen behandelt die Homöopathie keine klinischen Indikationen, sondern nur Symptome.

Dabei ist allerdings zu bedenken, daß vor 200 Jahren viele Krankheitsbilder nicht bekannt waren, Hahnemann hat damals exakte Symptome beschrieben, die wir heute eindeutig Krankheiten zuordnen können. Auch Hahnemann selbst hat z. T. klinische Indikationen direkt behandelt, z. B. Scharlach mit Belladonna. Faßt man die entsprechenden Symptome heute zusammen, erkennt man daraus konkrete Krankheitsbilder. Dadurch lassen sich in der organotropen Therapie viele Krankheitsbilder im HNO-Gebiet recht problemlos behandeln.

Die Homöopathie ist eine eigenständige Wissenschaft. Die wissenschaftlichen Grundlagen sind insbesondere das **Ähnlichkeitsgesetz** und der **Arzneimittelversuch am Gesunden.** Durch letzteren werden neue homöopathische Mittel gefunden. Hierbei wird ein homöopathisches Arzneimittel, dessen Wirkung u. U. noch nicht bekannt ist, in potenzierter Form an freiwillige Probanden verabreicht (meist Kursteilnehmer bei Homöopathieveranstaltungen). Die Probanden wissen nicht, um welches Mittel es sich handelt. In letzter Zeit werden dabei auch teilweise Placebos verabreicht. Die Probanden müssen nun alle Symptome aufschreiben, die sie erleben, z. B. besondere Träume, Schmerzen, ungewöhnliche Hautausschläge, bei Frauen auch besondere Periodensymptome usw. Anhand der Versuchsprotokolle wird dann beobachtet, welche Symptome besonders häufig auftreten. Führt das Mittel z. B. bei vielen Probanden zu Fieber, kann es anschließend in Abhängigkeit von der Modalität an kranken Patienten bei Fieber angewandt werden, um die klinische Wirkung zu verifizieren. Tierversuche werden nicht durchgeführt. In den letzten Jahren passen sich die Standards der Arzneimittelversuche am Gesunden immer mehr den auch in der Schulmedizin üblichen Standards an („good clinical practice").

> Im Gegensatz zur Anthroposophie hat die Homöopathie nichts mit Religion oder kosmischen Erscheinungen zu tun. Hahnemann selbst war Atheist. Die Homöopathie hat als Grundlage keinerlei spirituellen Hintergrund. In der klassischen Homöopathie wird immer nur ein einziges Mittel allein gegeben. Polypragmasie ist in der klassischen Homöopathie tabu.

Da sich die Homöopathie als eigenständige Wissenschaft entwickelt hat, grenzt sie sich selbst bewußt von den Naturheilverfahren ab. Die Homöopathie als eigenständige Wissenschaft wird daher nicht zu den Naturheilverfahren gezählt. Im Sinne einer pragmatischen Medizin wird sie allerdings häufig mit Naturheilverfahren kombiniert.

Die Homöopathie läßt sich oft kaum oder nur sehr erschwert mit stark wirksamen Medikamenten kombinieren. So dienen Antibiotika, Antiphlogistika, Immunsuppressiva im homöopathischen Sinne dazu, Reaktionen im Körper zu unterdrücken, d. h. die Lebenskraft wird geschwächt. Homöopathika wollen das Gegenteil erreichen.

> Eine Therapie, die Antibiotika und Homöopathika kombiniert, ist in etwa, als ob man beim Autofahren gleichzeitig auf die Bremse und aufs Gas tritt. Das Ziel kann allerdings u. U. auch erreicht werden, aber nur sehr langsam.

In der Homöopathie werden pflanzliche (z. B. Pulsatilla, Aconitum napellus, Dulcamara, Lycopodium), tierische (z. B. Lachesis, Apis mellifica, Sepia, Tarantula hispanica), mineralische (z. B. Kalium bichromicum, Natrium muriaticum, Cuprum metallicum, Phosphor) Medikamente und Nosoden verwendet.

Nosoden sind Krankheitsprodukte, z. B. Tuberkulinum (zur Herstellung wird tuberkulöser Eiter verwendet), Luesinum (syphilitischer Eiter), Scarlatinum (Scharlachnosode), Morbillinum (Masernnosode). Homöopathische Mittel werden im Regelfall nicht in der Ursubstanz verwendet, sondern verdünnt bzw. potenziert nach homöopathischen Kriterien.

Durch Verreibung oder Lösung eines pflanzlichen Stoffes wird die Urtinktur hergestellt, anschließend wird 1 ml der Urtinktur mit 9 ml Alkohol verdünnt, 10mal geschüttelt, danach werden 90 % verworfen. Dieses Produkt nennt man D1. Anschließend werden wieder 9 ml Alkohol hinzugefügt, es wird 10mal geschüttelt, man erhält die D2 usw. Auf diese Weise stellt man die in Deutschland allgemein üblichen D-Potenzen her. Bei C-Potenzen wird jeweils 1 ml mit 99 ml verschüttelt, bei den LM-Potenzen oder Q-Potenzen wird zunächst eine C3 hergestellt; die C3 wird jeweils 1:49 999 verdünnt, so erhält man die LM I, LM II usw. Potenzen bis zur D12 werden im allgemeinen als Niederpotenzen bezeichnet, die D30 als mittlere Potenz und ab der D200 spricht man von Hochpotenzen.

! Rein rechnerisch ist in der D23 bzw. der C12 kein einziges Molekül der Ausgangssubstanz mehr vorhanden. Dies ist der Hauptangriffspunkt der Schulmedizin auf die Homöopathie. Letztendlich gibt es noch keine schlüssige Erklärung, warum die Hochpotenzen trotzdem wirken. Es gibt verschiedene Theorien, z. B. daß ein spezielles Kristallgitter durch die Ursubstanzen aufgebaut wird, welches erhalten bleibt, wenn die eigentlichen Wirkstoffe nicht mehr vorhanden sind. Dies kann aber noch nicht endgültig als bewiesen gelten, hier ist noch viel Forschungsarbeit notwendig. Eine theoretische Auseinandersetzung allein ist über Homöopathie meist nicht fruchtbar und sinnvoll. Man muß es einfach ausprobieren.

Wenn man einmal *akutes Nasenbluten* mit Phosphor D200 intravenös behandelt hat und sieht, wie es sofort danach aufhört, kann man die Homöopathie nicht mehr als absurd abtun. Die intravenöse Anwendung von Phosphor D200 (DHU) führt fast ausnahmslos innerhalb von Minuten zum Sistieren der Blutung. Allerdings sind Rezidive nicht ausgeschlossen.

Um den Einstieg in die Homöopathie zu erleichtern, seien an dieser Stelle noch einige weitere Tips gegeben, die ohne intensive Beschäftigung mit der Homöopathie in der täglichen Praxis angewandt werden können.

Bei *akuten Infekten aller Art* ist das Erstmittel in der Regel Aconitum napellus. Man gibt Aconit D30 (3 × 5 Globuli im Abstand von 2 h), dadurch können viele Infektionskrankheiten bereits im Vorfeld abgefangen werden. Aconit ist nur ein Anfangsmittel, deshalb sollte es nach der 3maligen Gabe nicht wiederholt werden.

Das häufigste Mittel bei der *kindlichen Mittelohrentzündung* ist Pulsatilla. Man gibt zunächst Aconit D30, 3mal, wie oben beschrieben, anschließend Pulsatilla D4 alle 2 h. Der Anfänger kann dann, wenn die Therapie nicht anschlägt, nach 2 Tagen immer noch ein Antibiotikum geben. Der Fortgeschrittene steigt dann auf ein anderes Mittel um, in der Regel Capsicum D6 (alle 2 h 1 Tbl.). Auch hier muß auf die Spezialliteratur verwiesen werden.

Eine *Streptokokkenangina* ist relativ problemlos mit Belladonna und Mercurius zu behandeln. Man gibt zunächst Belladonna D30 (3 × 5 Globuli im Abstand von 12 h), als Folgemittel Mercurius solubilis D12 (3 × 1 Tbl./Tag). In der Regel ist nach 2–3 Tagen die Angina völlig ausgeheilt.

Folgekrankheiten wie Nephritis, rheumatisches Fieber und Herzerkrankungen sind heutzutage sehr selten. In der Praxis des Autors sind keine derartigen ! Fälle bekannt geworden. Dies ist auch sehr unwahrscheinlich, da der Verlauf der Anginen im Regelfall kürzer ist als unter antibiotischer Behandlung. Natürlich kann eine Folgekrankheit niemals hundertprozentig ausgeschlossen werden, dies gelingt aber auch nicht bei Penicillinbehandlung.

Äußerst einfach zu behandeln ist die *infektiöse Mononukleose*. Das Mittel ist Kalium jodatum D3 (3 × 10 Tropfen vor dem Essen). Die Therapie gelingt in der Regel innerhalb von 2–3 Tagen.

Bei *Morbus Menière* und *otogenem Schwindel* ist die Therapie mit Cocculus D6 (3 × 1 Tbl./Tag) sehr wirksam. Im Menière-Anfall wird zusätzlich noch Tabacum D12 (alle 2 min 5 Tropfen) gegeben, um den Anfall zu durchbrechen. Die Häufigkeit der Anfälle nimmt sehr schnell ab.

Zahnungsbeschwerden der kleinen Kinder können gut mit Chamomilla D6 behandelt werden. Die Kinder fallen dadurch auf, daß eine Backe rot und die andere blaß ist, außerdem wollen sie ständig auf dem Arm herumgetragen werden, was die Eltern erheblich belastet. Man gibt Chamomilla D6 (3 × 5 Globuli vor dem Essen lutschen), solange die Beschwerden anhalten.

Der *Pseudokrupp* ist ebenfalls verblüffend einfach zu behandeln. Man gibt Aconit D30 (am Beginn des Anfalls muß dies jeder einnehmen, auch die Eltern und die Geschwister, um die Angst zu nehmen), danach wird vor 3.00 Uhr mit Spongia D6 (alle 2 min 5 Globuli) und nach 3.00 Uhr mit Hepar sulfuris D6 (alle 2 min 1 Tbl.) behandelt. Der Anfall ist im Regelfall nach 5 min vorbei, die Therapie funktioniert auf jeden Fall schneller als mit Kortison.

Es gibt noch viele weitere Beispiele, wie relativ einfach ein homöopathisches Mittel gefunden werden kann. In der Regel ist es jedoch nicht so leicht, bei der chronischen Sinusitis kommen z. B. mehrere Medikamente in Frage, wobei dann je nach Modalität genauer differenziert werden muß.

3.3
Komplexhomöopathie

Da das Erlernen der Homöopathie sehr zeitaufwendig ist und die Anwendung der klassischen Homöopathie recht umständlich, wurde versucht, diese zu vereinfachen. Ein Weg hierzu war die sog. Komplexhomöopathie.

> Es werden im Gegensatz zur klassischen Homöopathie mehrere homöopathische Mittel gleichzeitig verabreicht, um eine Art Synergieeffekt zu erreichen.

Dies kommt dann dadurch zum Ausdruck, daß ein homöopathisches Komplexmittel so benannt wird, daß unmittelbar auf die Indikation geschlossen werden kann (z. B. Vertigoheel, Sinuselect, Sinfrontal) usw. Die Anwendung der Komplexhomöopathie ist nicht unproblematisch.

Ähnlich wie in der Schulmedizin auch, bei der früher Arzneien mit mehreren Bestandteilen gang und gäbe waren, was heute eher vermieden werden sollte, gilt das gleiche für die Homöopathie. Es handelt sich bei der Komplexhomöopathie um *eine Art Schrotschußtherapie,* bei der man selbstverständlich auch Volltreffer erreichen kann, häufig wird der Therapieerfolg aber durch unnötige Arzneimittelgaben verwässert. Die Komplexhomöopathie ist allenfalls als Übergangslösung für den Anfänger akzeptabel oder für Nichthomöopathen, die schnell ein harmlos wirkendes Medikament verschreiben möchten (Schmid et al. 1996). Die Komplexhomöopathie kommt insbesondere bei akuten Infekten wie *Sinusitis* und *Bronchitis* in Betracht, gelegentlich auch bei *chronischen Schwindelbeschwerden.* Meistens wird die Komplexhomöopathie additiv angewandt. Es kommt aber häufig vor, daß in einem Präparat antagonistisch wirkende Medikamente enthalten sind. Dies ist völlig unsinnig und nicht medizinisch, allenfalls historisch, begründbar.

3.4
Anthroposophie

Die anthroposophische Medizin lehnt sich an das theoretische Werk Rudolf Steiners an. Sie wurde von ihm selbst geprägt als eine Heilkunst, die nicht im Gegensatz zur Schulmedizin steht, sondern diese erweitert. In gleicher Weise, wie die naturwissenschaftliche Medizin wissenschaftlich orientiert ist, steht auch die anthroposophische Medizin innerhalb ihres – erweiterten – Wahrnehmungsbereichs auf wissenschaftlicher Basis.

Die anthroposophische Medizin entstand Anfang der 20er Jahre, als Steiner mit interessierten Ärzten und Pharmazeuten Wege entwickelte, um die Gedanken der anthroposophischen Menschenkunde auch in der Behandlung Kranker umzusetzen. Konkret erlernte er die Homöopathie in Tübingen bei Emil Schlegel und paßte diese seinem Gedankengebäude an. Im Laufe der Vorkriegsjahre fand seine Bewegung immer mehr Anhänger unter den Ärzten, so daß bald Kliniken für diese Heilweise eröffnet wurden. 2 große *anthroposophische Kliniken* gibt es in Deutschland in Witten/Herdecke und in Filderstadt-Bonlanden bei Stuttgart. Steiner selber gründete die pharmazeutische Firma Weleda AG, später entstand auch die Wala als anthroposophische pharmazeutische Firma.

Gemäß dem Weltbild der Anthroposophie wird *der Mensch verstanden als viergliedriges Wesen,* bestehend aus dem physischen Leib, Ätherleib (Lebensleib), Astralleib (Seele) und Ich (Geist). Der Astralleib und das Ich sind die oberen Glieder, deren Entfaltung durch Ätherleib und physischen Leib ermöglicht wird. Die Wesensglieder haben ihren Schwerpunkt in unterschiedlichen Bereichen. Im Nerven-Sinnes-System dominiert das Geistige (Ich), das rhythmische System ist die physische Basis des seelischen (Astralleib), im Stoffwechselsystem ist das leiblich-vegetative am stärksten vertreten (Äther- und Astralleib). Diese Vorstellungen sind für einen nicht anthroposophisch ausgebildeten Arzt sehr verwirrend und passen nicht in das normale Weltbild. Um die anthroposophisch erweiterte Medizin voll zu verstehen, ist eine ausführliche theoretische und praktische Erfahrung mit der Methode erforderlich.

Anthroposophische Medikamente wurden seit Rudolf Steiner praktisch nicht mehr weiterentwickelt. Die Anthroposophen neigen grundsätzlich zu einer Polypragmasie, im Gegensatz zur Homöopathie, bei der im Regelfall nur 1 Mittel verabreicht wird (Niewind 1995). Mit anthroposophischen Medikamenten können praktisch alle Krankheiten des HNO-Gebietes behandelt werden, wenn nicht zwingend eine schulmedizinische Therapie erforderlich ist.

3.5
Enzymtherapie

In der Enzymtherapie werden im wesentlichen oral pflanzliche und tierische Enzyme verwendet, meist Hydrolasen verschiedener Enzymspezifität. Dank der

unveränderten Aufnahme durch die Darmschleimhaut können die Enzyme ihr
Wirken im Blut und in den Geweben entfalten. *Enzyme wirken insgesamt anti-*
phlogistisch, antiinflammatorisch und antiödematös. Dadurch lassen sich viele
Krankheiten auf dem HNO-Gebiet behandeln. Enzyme kommen insbesondere
zum Einsatz bei *Traumafolgen, Sinusitis* und *Allergien.* Die Anwendung ist recht
verbreitet (Augustin u. Schmiedel 1996; Bühring u. Kemper 1992 – 1998; Schimmel
1994; Wrba et al. 1996). Häufig in der HNO-Heilkunde zur Anwendung kommen
die Präparate Alph-intern, Aniflazym, Bromelain, Frubienzym, Phlogenzym,
Traumanase, Wobenzym, Wobe-mugos.

> Oft wird bei der Enzymtherapie unterdosiert. Es sind sehr hohe Dosen nötig,
> um einen Wirkeffekt zu erzielen, insbesondere in der Traumatologie kommen
> hochdosierte Enzyme zur Anwendung.

3.6
Organotherapie

Organotherapeutika sind Arzneimittel, die ausschließlich oder überwiegend aus
tierischen Organen oder Organteilen gewonnen werden, z. T. werden sie homöo-
pathisch potenziert. So gibt es z. B. die Therapie mit tierischen Cochleabestand-
teilen bei Tinnitus. Derartige therapeutische Möglichkeiten werden oft von
anthroposophisch orientierten Ärzten genutzt. Die **Frischzellentherapie** ist
inzwischen in ihrer Anwendung stark eingeschränkt worden, da hier das Risiko
von allergischen Reaktionen sehr groß ist, außerdem können tierische Krankheiten auf den Menschen übertragen werden. Bei homöopathisierten Präpara-
ten besteht die Gefahr im Grunde nicht, dennoch ist der theoretische Hintergrund dieser Verfahren sehr dürftig (Augustin u. Schmiedel 1996; Bühring u.
Kemper 1992 – 1998; Schimmel 1994).

3.7
Akupunktur

> Die Akupunktur ist nach der Phytotherapie das älteste noch existierende
> Therapieverfahren. Sie ist etwa 4000 Jahre alt. Die Akupunktur geht davon
> aus, daß in energetischen Bahnen Energien fließen; wenn dieses Energie-
> gleichgewicht gestört ist durch ein Zuviel (Yang) oder Zuwenig (Yin), wird
> der betreffende Mensch krank.

- Die **klassische chinesische Akupunktur** arbeitet relativ unspezifisch, sie
  beachtet hauptsächlich die Konstitution des Patienten.
- Die **europäisch orientierte Akupunktur** ist eher spezifisch und behandelt in
  Abhängigkeit vom entsprechenden Krankheitsbild.

Die Akupunktur kann inzwischen als etabliert gelten. Die WHO erkennt das
Therapieverfahren voll an. Die Akupunkturmeridiane sind inzwischen durch

Löcher in den Faszien sogar anatomisch identifiziert worden (Heine 1988). Durch eine entsprechende Nadeltherapie können viele HNO-Krankheiten günstig beeinflußt werden (Ganz 1983; Gleditsch 1979, 1983 a, 1983 b, 1997; Majer 1983; Pildner von Steinburg 1983).

Im Moment ist die Akupunktur allerdings eine gewisse *Modeerscheinung*, was dazu führt, daß viele Ärzte ohne entsprechende Qualifikation die Akupunktur betreiben. Dies schadet naturgemäß der Methode. Insbesondere beim Tinnitus werden von der Akupunktur wahre Wunder erwartet, obwohl dies gerade nicht die Domäne der Akupunktur ist. Offensichtlich wird infolge des Drucks durch die Patienten dem Wunsch nachgegeben, und es werden einfach irgendwelche Stellen genadelt, nach dem Motto, es wird schon nichts schaden. Dieser Gedankengang ist sehr leichtfertig. Abgesehen von der Geldverschwendung weiß man letztendlich nie, was man mit der Nadelung anrichtet, es könnten ja auch Krankheitsprozesse ausgelöst werden. Daher ist eine gewisse Erfahrung und Kenntnis der Methode unbedingt zu fordern.

Für den *HNO-Arzt* ist besonders die *Ohrakupunktur* oder auch die *Mundakupunktur* geeignet. Der ganze Körper spiegelt sich in der Ohrmuschel wieder. Über die Ohrakupunktur sind nicht nur die HNO-ärztlichen Organe, sondern sämtliche Körperorgane zu erreichen. Die Ohrmuschelkartographie ist wesentlich durch die Strukturen von Anthelix und Antitragus geprägt: Auf dem Rundbogen der Anthelix findet sich – von kaudal nach kranial ziehend – die gesamte Wirbelsäule repräsentiert, und zwar sowohl mit ihren ossären Strukturen (auf dem Grat der Anthelix), ihren paravertebral muskulär-ligamentären Strukturen (lateral davon, zur Helix hin), wie auch den Bandscheiben (unterhalb des Grats zur Concha hin) und dem Grenzstrang des Sympathikus mit seinen Ganglien (am Übergang von der Conchamulde zur „Anthelixmauer", also noch mehr in der Tiefe der Bandscheibenrepräsentationszone). In der unteren Conchahälfte findet sich der Respirationstrakt punktuell unterhalb der Helixwurzel; nahe dem Gehörgang liegt das Areal für Mund und Rachen (Friese 1998 b).

Mit Hilfe spezieller **Reflexpunkte** lassen sich Beschwerden des HNO-Gebietes wie *Schwindel, Kopfschmerzen, HWS-Störungen* sowie *Erkrankungen des Respirationstraktes* therapieren, wobei es zuweilen ausreicht, die Behandlung nur auf einer Seite, also nur von einem Ohr aus durchzuführen. Oft sind bestimmte Punkte auf der Ohrmuschel entsprechend den Erkrankungen der Organe sehr empfindlich.

Die **Mundakupunktur** geht hauptsächlich auf unseren Fachkollegen Gleditsch zurück (Gleditsch 1979, 1983 a, 1983 b, 1997). Bei der Therapie der *Sinusitis* und *Rhinitis, Tonsillitis* und *Pharyngitis* ist der Mundakupunktur der Vorzug zu geben. Insbesondere bei der Sinusitis findet sich ein empfindliches Retromolargebiet, speziell auf und um den Tuber maxillae herum. Bei der Sinusitis ist dieses Areal schmerzhaft. Im Mundraum kann allerdings wegen Aspirationsgefahr nicht mit Akupunkturnadeln therapiert werden, sondern nur mittels *Injektionen.* Als Injektionsakupunktur ist die Mundakupunktur der Neuraltherapie sehr ähnlich, allerdings wird sehr wenig appliziert, meist nur wenige Tropfen.

Günstig ist die Therapie der akuten und chronischen Sinusitis mittels Punkten des Dickdarmmeridians (Di 4, Di 10 und Di 20). Diese Punkte sind häufig während einer Sinusitis druckschmerzhaft, man kann sie an der Hand bzw. am Arm sehr leicht palpieren. Die Punkte weisen auf die Verbindung der Sinusitis zum Dickdarm hin.

Neben der Akupunkturtherapie ist auch die **Akupunkturanalgesie** erwähnenswert. Durch die Akupunkturanalgesie wird eine vorübergehende Schmerzunempfindlichkeit bestimmter Körperregionen angestrebt, z. B. zum Zwecke der Durchführung eines operativen Eingriffes. Über die Nadeln muß dazu eine Elektrostimulation durchgeführt werden. Zur Anwendung kommt die Akupunkturanalgesie z. B. bei der *Tonsillektomie,* was lange Zeit an der Wiener HNO-Universitätsklinik von Majer und Bischko (Friese 1997; Majer u. Bischko 1974) angewandt wurde.

3.8
Neuraltherapie

Bei der Neuraltherapie sollen durch die *Injektion von Neuralanästhetika,* z. B. Procain oder Lidocain, elektrische Schaltstellen an Nerven beeinflußt werden. Obwohl die Medikamente nur ca. 1 h wirken, wird oft ein dauerhafter Effekt erreicht im Sinne des An-/Ausknipsens. Die Neuraltherapie kommt insbesondere dann zur Anwendung, wenn irgendein Teil des Körpers als „Störfeld" oder „Herd" gesehen wird. Diese Herde finden sich oft im HNO-Gebiet, z. B. in Tonsillen und Kieferhöhlen. An entsprechenden Stellen kann neuraltherapeutisch infiltriert werden. Ebenfalls der Neuraltherapie zugänglich ist der *Tinnitus,* hier können neuraltherapeutische Injektionen mit Procain günstig sein, man injiziert dabei etwa insgesamt 2 ml 1%iges Procain an den Beginn des aufsteigenden Helixastes, etwa 1 cm über der höchsten Stelle der Helix an die Kalotte und ans Mastoid.

Bei einer *akuten eitrigen Sinusitis* ist gelegentlich die Injektion von etwa 1 ml Procain in die Fossa canina erforderlich. Einerseits werden dadurch schnell Schmerzen beseitigt, andererseits führt der Heilreiz oft dazu, daß der Eiter schneller aus der Kieferhöhle eliminiert wird. *Cave* aber die Allergie!

Bei *chronischer Tonsillitis* und auch beim *HWS-Syndrom* sind Injektionen von Procain paratonsillär sinnvoll. Hierzu wird wieder 1%iges Procain verwendet, es wird jeweils 1 ml 1 cm paratonsillär beidseits infiltriert, so daß das Gewebe weiß aufgebläht wird. Dieses Therapieverfahren ist günstig bei rezidivierenden Anginen bei Erwachsenen, bei chronisch eitrigen Tonsillen und auch beim HWS-Syndrom. Es gibt eine reflektorische Verbindung zwischen den Tonsillen und der Halswirbelsäule. Bei tonsillektomierten Patienten kommt die Injektion in die Tonsillennarben in Frage, um Nackenschmerzen schnell zu beseitigen.

Es gibt auch die **tiefen neuraltherapeutischen Injektionen,** z. B. an das Ganglion Gasseri oder das Ganglion stellatum.

Injektionen an das Ganglion stellatum waren eine Zeitlang Standardtherapie beim Hörsturz. Heute gilt diese Therapie eher als obsolet, da der Patient allein durch die Injektion einem starken Streß ausgesetzt wird. Hierzu wird eine entsprechende Ausbildung benötigt, um das Risiko für den Patienten zu minimieren. Die **oberflächlichen neuraltherapeutischen Injektionen** sind dagegen problemlos und recht ungefährlich. Allergien auf die Neuraltherapeutika sind extrem selten. Sie waren früher durch bestimmte Konservierungsstoffe häufiger. Oft entsprechen den Injektionsorten Akupunkturpunkte (Dosch 1995; Gross 1980, 1994; Sauer 1990, 1994, 1996).

3.9
Elektroakupunktur nach Voll und abgeleitete Verfahren

Bei der Elektroakupunktur nach Voll werden bestimmte Akupunkturpunkte mit einem elektrischen Meßgriffel untersucht, es fließen Ströme von dem Meßgriffel durch das Meßgerät zu einer Neutralelektrode. Aus der Stärke des Stroms kann man auf bestimmte Krankheiten schließen, durch Zeigerabfall kann ein degenerativer Prozeß gefunden werden. Bringt man in diesen Meßkreislauf bestimmte Medikamente (im Regelfall homöopathische) ein, kann bereits vor der Medikamentengabe ausprobiert werden, welches Mittel gut anschlägt. Wenn man als Arzt zum ersten Mal mit dieser Methode in Berührung kommt, erscheint sie fast allen sehr suspekt. Bei der näheren Beschäftigung damit zeigt sich allerdings, daß sehr vieles hinter diesem Therapieverfahren steckt. Die Ausbildung ist allerdings sehr langwierig, und nicht jeder, der die Methode durchführt, beherrscht sie richtig. Es können häufig erstaunliche Krankheitszusammenhänge aufgedeckt werden. Allerdings ist das Therapieverfahren sehr aufwendig, man braucht pro Patient etwa 2 h. Um diese Zeit etwas abzukürzen, gibt es auch verwandte Methoden, z. B. den Vegatest. Hier wird immer nur der gleiche Akupunkturpunkt (an der Hand) untersucht. Diese Therapieverfahren eignen sich insbesondere für chronische Krankheiten, da sie aus zeitlichen Gründen bei Akutsymptomatik nicht durchführbar sind (Augustin u. Schmiedel 1996; Bühring u. Kemper 1992–1998; Friese 1998 b; Schimmel 1994).

3.10
Nasale Reflextherapie

Bei der nasalen Reflextherapie werden bestimmte Zonen in der Nase gereizt, die eine Beziehung zu anderen Organen haben. Ähnlich wie das Akupunktursystem am Körper oder am Ohr gibt es auch ein **Akupunktursystem in der Nase.** Es ist möglich, diese Regionen mit bestimmten Lokalanästhetika zu therapieren. Die nasale Reflextherapie ist insgesamt recht wenig verbreitet, obwohl sie eigentlich die Domäne der HNO-Ärzte sein müßte (Buchinger 1993; Friese 1998b; Golenhofen 1994). Insgesamt ist das Therapieverfahren sehr alt, bereits Aristoteles, Galen und Plinius wiesen auf Fernwirkungen hin, die von der Nase her auslösbar sind. Die moderne Form wurde erstmals 1912 von dem deutschen Arzt Röder beschrieben.

Als Indikation im HNO-Gebiet kommen *Kopfschmerz, Migräne, Schwindel* in Frage sowie *Asthma bronchiale* und allgemeine *Infektanfälligkeit*. Es besteht auch eine Beziehung zu den weiblichen Genitalorganen.

3.11
Reflexzonenmassage

Das Organsystem stellt sich an den Füßen dar. Bestimmte Zonen können bestimmten Organen zugeordnet werden. Daher lassen sich über die Füße die Tonsillen und die Nebenhöhlen beeinflussen. Naturgemäß ist das nicht die Domäne der HNO-Ärzte, dies führen vielmehr speziell ausgebildete Krankengymnasten mit z. T. großem Erfolg durch. Allerdings ist die Reflexzonenmassage als einzige Therapieform meist nicht ausreichend, häufig aber günstig als zusätzliches Behandlungsverfahren (Marquardt 1997).

3.12
Manuelle Therapie

Eine realitätsfremde Betrachtung der physiologischen Gegebenheiten im Kopf- und Halsbereich hat dazu geführt, daß der vordere Halsbereich von HNO-Ärzten und der hintere Halsbereich von Orthopäden diagnostiziert und behandelt wird. Durch diese unphysiologische Trennung wird jeweils der andere Teil des Halses ignoriert. Häufig werden Patienten mit ihren vertebragenen Symptomen von HNO-Ärzten nicht adäquat diagnostiziert und vom Orthopäden nicht verstanden. Glücklicherweise hat sich die Situation in den letzten Jahren gebessert. Es wurde ein Ausbildungswesen für die manuelle Medizin geschaffen, das auch verstärkt HNO-Ärzte nutzen.

Es besteht eine nervale Verbindung zwischen den Halsmuskelrezeptoren, den Gelenkrezeptoren und den verschiedenen Kerngebieten des Vestibularissystems, des Hörsystems, des Trigeminus und des Hypoglossuskerngebietes sowie des Trigeminuskerngebietes. Dadurch können auch Schmerzreize aus der Halswirbelsäule in die entsprechenden sensorischen Kerngebiete transportiert werden. Akute Krankheitsbilder wie *Tinnitus, Gleichgewichtsstörungen* und *Schmerzsyndrome* können oft in vollem Umfang durch reflektorische Vorgänge an der Halswirbelsäule verursacht werden. Die adäquate Therapie an der Halswirbelsäule führt dann oft zu einem sehr schnellen Behandlungserfolg. Andere Krankheitsbilder, wie insbesondere das *Globusgefühl,* der chronifizierte Schmerzzustand, die *funktionellen Stimmstörungen,* beruhen dagegen häufig auf einer Fehlbeanspruchung des Zervikalapparates. Hier ist nicht mit einem schnellen Behandlungserfolg zu rechnen.

Die Gesamtfunktion der Halswirbelsäule kann in der Regel durch eine *krankengymnastische Übungsbehandlung* wiederhergestellt werden. Die manuelle Therapie kann inzwischen in unserem Fachgebiet als etabliert angesehen werden. Auf die Verletzungsgefahr bei mangelhafter Technik muß allerdings hingewiesen werden (Biesinger 1989, 1994, 1996; Friese 1998b; Hülse 1983).

3.13
Massagen und Krankengymnastik

Im HNO-Bereich kommt diese Therapie am ehesten an der **Halswirbelsäule** in Frage. Ein Kernstück aller therapeutischen Bemühungen am Muskelskelett ist die *krankengymnastische Übungsbehandlung.*

Sie zeichnet sich aus durch eine aktive Muskelarbeit, u. U. in Verbindung mit physikalischen Maßnahmen, z. B. der Eisanwendung. Die alleinige klassische Massage an der Halswirbelsäule ist problematisch.

Die Halswirbelsäule weist eine Vielzahl von Somatosensoren auf, d. h. Rezeptoren, die insbesondere mit dem zentralen Gleichgewichtsorgan in Verbindung stehen. Durch die feine mechanische Manipulation können Afferenzen auftreten, was sich durch ein Schwindelgefühl beim Patienten bemerkbar macht. Es kann durchaus sinnvoll sein, Myogelosen und Sehnenansätze an der Halswirbelsäule durch spezielle Massagen zu behandeln. Der Therapeut muß sich jedoch über die Somatorezeptoren der Halsmuskulatur im Klaren sein und darf nicht undifferenziert und flächig massieren. Massagen wirken oft auch unspezifisch, „es tut dem Patienten einfach gut". Dies reicht allerdings zur Begründung der Therapie nicht aus (Biesinger 1989; Bühring u. Kemper 1992 – 1998).

3.14
Lymphdrainage

Die Lymphdrainage kommt dann zum Einsatz, wenn Krankheiten durch einen Lymphstau ausgelöst werden. Allgemein anerkannt ist dies insbesondere bei Patienten mit **Zustand nach Neck dissection** und **Radiatio**, die einen Lymphstau entwickeln. Lymphödeme können so oft gebessert werden.

Bei der Lymphdrainage wird mit kreisenden Druckimpulsen massiert zur Förderung des Abflusses interstitieller Flüssigkeit über das Lymph- und Venensystem. Es kommt die Lymphdrainage aber auch bei chronischen Entzündungen im Halsbereich in Betracht, z. B. bei der chronischen Tonsillitis oder auch bei der chronischen Sinusitis. Allerdings ist die Anwendung bei dieser Indikation wenig verbreitet (Kasseroller 1996).

3.15
Aromatherapie

Durch bestimmte Aromen können Reflexe ausgelöst werden, besonders im Nasenbereich.

- **Ätherische Öle** wirken z. T. antibakteriell, antiviral und krampflösend. Dies erklärt den günstigen Effekt insbesondere bei akuten *Erkältungskrankheiten* und der *Bronchitis*.
- Aromen haben ebenfalls einen starken Einfluß auf die *Psyche* (Friese 1998 b; Lubinic 1997; Schaubelt 1995). Durch eine Verbesserung des Allgemeinzustandes können so bestimmte Krankheiten gebessert werden.
- Durch spezielle ätherische Öle können aber auch *Herpes, Herpes zoster, Verbrennungen* und *Atemwegserkrankungen* allgemein positiv beeinflußt werden.

Diese Therapieform wird relativ häufig von Heilpraktikern durchgeführt. Es ist dabei zu beachten, daß ätherische Öle mit vielen anderen Naturheilverfahren kombiniert werden können, die Kombination mit der Homöopathie ist aber problematisch, da ätherische Öle die homöopathische Mittelwirkung blockieren (Kent 1997). *Cave* auch die Austrocknung der Schleimhäute.

3.16
Thermographie

Die Thermographie ist die Aufzeichnung und Dokumentation der Temperatur eines Körpers. Die **Regulationsthermographie** nutzt darüber hinaus die Temperaturveränderung auf einen spezifischen Kältereiz und wertet damit das Wärmeregulationsvermögen einzelner Organe sowie des Gesamtorganismus aus. Die Temperatur wird durch Strahlungsfühler gemessen. Man erhält letztendlich ein Diagramm mit den Temperaturen der wichtigsten Organe vor und nach Kältereiz.

Mittels der Regulationstherapie nach Rost können Organe bestimmt werden, die erkrankt sind. Insbesondere durch Hyper- oder Hyporegulation sowie durch eine Seitendifferenz können pathologische Herde gefunden werden, die sich auf die entsprechende Krankheit auswirken. Die Thermographie zeigt den Schweregrad der entsprechenden Erkrankung an. Sie gibt Hinweise darauf, ob eher eine stimulierende oder eine nichtstimulierende Therapieform durchgeführt werden sollte. Auch ist sie geeignet zur Kontrolle der Verlaufsparameter während der Behandlung.

Bei HNO-Erkrankungen finden sich häufig Herde im Bereich der Nasennebenhöhlen oder des Dickdarms. In der Schulmedizin wird die Thermographie nur noch gelegentlich zur Untersuchung der Mamma und zur Nebenhöhlendiagnostik verwendet. Insgesamt ist das Verfahren noch zu wenig standardisiert und schwer zu erlernen (Rost 1994).

3.17
Bioresonanz

Die Bioresonanztherapie ist eine Therapie mit den Schwingungen des Patienten, die zunächst gemessen und ihm dann ggf. zurückgeführt werden. Sie ist das Ergebnis der Entwicklung von der Nadelakupunktur über die Medikamententestung zur Elektroakupunktur. Morell kam durch die Nosodentestung bei der Elektroakupunktur nach Voll auf die Idee, daß Informationen der heilenden Nosode elektromagnetischer Natur sein könnten und sich deshalb senden und empfangen ließen, was im Experiment auch gelang. Es wird eine Resonanz im menschlichen Körper erreicht, daher muß eine entsprechende elektromagnetische Schwingung vorliegen.

Die Idee der Bioresonanztherapie besteht darin, die Frequenzen des Organismus mit einem elektronischen Gerät direkt therapeutisch zu beeinflussen, d.h. nicht nur Signale zu messen, sondern sie dem Körper modifiziert wieder zurückzugeben. Von Brüggemann wurde 1987 der Begriff der „Therapie mit patienteneigenen Schwingungen" geprägt, da die Bioresonanztherapie mit der Resonanz biologischer Systeme arbeitet. Die Bioresonanztherapie postuliert physikalische Gegebenheiten, die von Physikern meist bestritten werden. Die verschiedenen Geräte, die für sehr viel Geld verkauft werden, sind im wesentlichen primitive Ampèremeter.

Mit der Bioresonanz werden angeblich physikalische Energien gemessen. Durch diese energetischen Zusammenhänge kann auf bestimmte Krankheitsbilder geschlossen werden. Die häufigste Anwendung hat die Methode zur *Behandlung von Allergien* erlangt. Mittels eines speziellen Gerätes (Bicom) sollen Allergien gemessen werden können, anschließend werden sie „gelöscht", d.h. sie sind verschwunden. Mittels der üblichen schulmedizinischen Verfahren läßt sich die Beseitigung der Allergie allerdings nicht nachweisen. Die Methode hält bei weitem nicht, was von den Firmen, die die Geräte verkaufen und sehr aggressiv bewerben, versprochen wird. Die Geräte sind völlig überteuert, die größten Firmen arbeiten mit scientologischen Methoden. Dennoch muß die Methode „irgendwie" wirken. Es gibt zahlreiche Patienten, denen anderweitig nicht geholfen werden konnte, die nach einer Bioresonanztherapie aber tatsächlich geheilt waren. Es muß bei dieser Therapieform irgend etwas geschehen, was weit über einen Placeboeffekt hinausgeht. Allerdings gibt es auch negative Effekte. So kann nach einer Bioresonanztherapie eine homöopathische Behandlung unmöglich werden. Welche Zusammenhänge dabei im einzelnen bestehen, läßt sich noch nicht beurteilen. Wenn sich jemand dazu entschließt, die Methode anzuwenden, sollten die Geräte unbedingt von einer Firma gekauft werden, die sicher nicht mit Scientologen zusammenarbeitet (Cap 1994, 1995; Schultze-Werninghaus 1994; Wantke et al. 1993).

3.18
Kinesiologie

Die Kinesiologie ist eine Art **Allergietestung.** Man mißt die Kraft im Oberarm ohne Allergen; danach wird das Allergen in die Hosentasche gesteckt, und man mißt die Kraft erneut. Durch das Nachlassen der Kraft wird eine „Allergie" nachgewiesen. Unter Umständen wird durch das richtig gewählte homöopathische Mittel in der Hosentasche die Kraft verstärkt, was dafür spricht, daß die Mittelwahl korrekt ist. Das Verfahren ist bei Heilpraktikern und auch in Laienkreisen sehr verbreitet. Als völlig absurd ist es nicht zu bezeichnen, es sollte aber auf jeden Fall mit Vorsicht betrachtet werden. Oft werden von den Anwendern die Ergebnisse zu absolut gesehen, als ob das Verfahren hundertprozentig zuverlässig sei. Durch spezielle Verfahren der Kinesiologie, die aber nur sehr schwer erlernbar sind, kann u.U. auch auf andere Krankheiten geschlossen werden (Augustin u. Schmiedel 1996; Bühring u. Kemper 1992–1998; Schimmel 1994).

3.19
Hopi-Kerzen

In Laienkreisen und bei Heilpraktikern sehr verbreitet sind spezielle Ohrkerzen der Hopi-Indianer. Durch das Abbrennen der Kerzen vor dem Gehörgang kann ein gewisser Sog ausgelöst werden, mit dem Krankheiten „herausgesaugt" werden. Das Therapieverfahren soll insbesondere bei Tinnitus, aber auch bei anderen Ohrerkrankungen in Frage kommen. Vor den Kerzen sollte gewarnt werden. Erstens besteht eine direkte Verletzungsgefahr, zweitens sind die Kerzen pestizidhaltig, es ist zu befürchten, daß eine erhebliche Schadstoffbelastung entsteht (Augustin u. Schmiedel 1996).

!

3.20
Diätetik

Unter Diätetik verstand man klassischerweise die Lehre von der gesunden Lebensführung, die die Ernährung neben körperlichen Übungen, Abhärtungen und geistiger Schulung einschloß, unter dem Aspekt, die Ordnung (diaita) aufrechtzuerhalten oder wiederherzustellen. Erst in der Neuzeit wurde der Begriff enger gefaßt, und man bezeichnete die Lehre von der Ernährung des kranken Menschen, einschließlich der krankheitsvorbeugenden Ernährung, als Diätetik.

Die allgemeinen Empfehlungen zur Diätetik bestehen in der Propagierung von Vollkornprodukten, erhöhtem Konsum an Gemüse, Salaten und Obst, dem Verzehr von unerhitzter Frischkost bei gleichzeitiger Reduzierung des Fleischkonsums, des Verzehrens von Zucker, Süßwaren, Kochsalz und Fett, bei Erhöhung des Anteils an ungesättigten Fettsäuren.

Zu den **vollwertorientierten Ernährungsformen** gehören

- die Waerlandkost,
- die Evers-Diät,
- die Schnitzer-Kost,
- die Vollwertkost nach Bruker,
- das Grunddiätsystem nach Anemueller.

Als **unkonventionelle Ernährungsformen** gelten:

- die Haysche Trennkost,
- die Makrobiotik,
- die anthroposophisch orientierte Ernährungslehre,
- weiterhin das Heilfasten nach Buchinger bzw. F. X. Mayr.
- Auch zur Kneippkur gehört eine Diät.

Von verschiedenen Autoren werden spezielle Diätformen für bestimmte Krankheitsbilder propagiert. Bekannt sind z. B. diverse *„Krebsdiäten",* die hauptsächlich von Heilpraktikern empfohlen werden. Aber auch bei **Allergien** gibt es zahlreiche verschiedene Ernährungsvorschläge, häufig besteht die Empfehlung zur vegetarischen Kost.

Diäten können im Einzelfall sinnvoll und hilfreich sein. Gleichzeitig ist aber auch vor den Gefahren zu warnen. Durch falsche Diäten können die Patienten übermäßig an Gewicht abnehmen und dadurch erst recht erkranken. Außerdem wird häufig die Lebensqualität durch unsinnige Diäten stark eingeschränkt. Gegen sinnvolle und wissenschaftlich begründete Diätformen ist natürlich nichts einzuwenden (Augustin u. Schmiedel 1996; Bühring u. Kemper 1992–1998; Kollath 1992).

! Insgesamt muß beim Fasten darauf geachtet werden, daß die Gewichtsreduktion dann auch eingehalten wird, was oft sehr schwerfällt. Es nützt nichts, 20 kg abzunehmen und dann wieder zuzunehmen.

4
Möglichkeiten der Anwendung der alternativen Behandlungsverfahren im HNO-Fach

Grundsätzlich ist zu sagen, daß man als Arzt immer bemüht sein sollte, dem Patienten das bestmögliche Therapiekonzept anzubieten, „salus aegroti suprema lex". Dies steht allerdings im Widerspruch zur Reichsversicherungsordnung, nach der die Behandlung des Patienten „notwendig, ausreichend und wirtschaftlich" sein muß. Dies zeigt bereits, daß nicht alle alternativen Behandlungsverfahren zu Lasten der gesetzlichen Krankenkassen durchgeführt werden können.

Entscheidend für die Anwendung ist auch die *Erfahrung des Behandlers.* Um die verschiedenen Naturheilverfahren und die Homöopathie anzuwenden, ist eine ausführliche Weiterbildung erforderlich. Einfach mal so ein paar homöopathische Mittel zu verschreiben oder irgendwelche Nadeln irgendwohin zu stechen, ist sehr problematisch. Derartige Anwendungen bringen die Methode in Verruf.

Als nicht ganz unproblematisch muß die Modeerscheinung gesehen werden, daß in letzter Zeit viele Ärzte Chinesen anstellen. Es wird damit suggeriert, daß Chinesen pauschal Akupunktur beherrschen. Hier erscheint manchmal der Eindruck auf den Patienten wichtiger als eine qualifizierte Akupunktur.

Es muß auch immer beachtet werden, ob der Patient durch ein bestimmtes Verfahren übermäßig gefährdet wird. Es muß jedes Mal eine Risikoabwägung stattfinden.

Viele Krankheiten können sowohl mit schulmedizinischen Methoden als auch mit alternativen Methoden behandelt werden. Hierbei ist zu bedenken, welche Nebenwirkungen im Einzelfall von den schulmedizinischen oder auch alternativen Methoden zu erwarten sind und wo die Grenze zu der Anwendung eines Verfahrens überschritten ist. Die folgenden Übersichten sollen aufzeigen, wo die verschiedenen alternativen Verfahren gut zum Einsatz kommen. Die Auflistungen sind dabei nicht als feststehende Tatsache zu verstehen, sondern dem Wandel der Zeit unterworfen, jeder Arzt wird dies etwas anders sehen. Einzelne Punkte können vielleicht ein Reizthema für einen „Schulmediziner" sein, z.B. akuter Pseudokrupp, akute Epistaxis oder Sialolithiasis. In der Tat ist es verblüffend, daß hier die alternative Behandlung überlegen sein soll. Dies entspricht aber der Erfahrung des Autors mit 5 Jahren Schulmedizin und 10 Jahren Praxis mit alternativen Verfahren.

Krankheiten, die besser **schulmedizinisch** behandelt werden:

- Karzinomerkrankungen, bei denen eine gute echte Heilungschance besteht,
- Cholesteatome,
- Otosklerose,

- Nasenbeinfraktur mit Dislokation,
- Gesichtstraumata aller Art,
- traumatische Nervenlähmungen,
- Akustikusneurinom.

Krankheiten, bei denen **sowohl** eine **schulmedizinische Therapie als auch** eine **alternative Therapie** möglich ist:

- Otitis media acuta,
- Otitis media chronica mesotympanalis,
- Tubenkatarrh,
- Tinnitus,
- Sinusitis,
- adenoide Vegetationen,
- akute Angina,
- chronische Tonsillitis,
- Stimmbandpolypen (wenn aspektmäßig ein Malignom ausgeschlossen ist),
- Stimmbandpapillome (wenn aspektmäßig kein Malignom vorliegt und keine Erstickungsfahr besteht).

Krankheiten, bei denen eine **alternative medizinische Behandlung** im Regelfall überlegen ist:

- gesteigerte Infektneigung,
- rezidivierende Mittelohrentzündung,
- rezidivierende Angina,
- infektiöse Mononukleose,
- Stomatitis aphthosa,
- Morbus Menière,
- benigner paroxysmaler Lagerungsnystagmus,
- sinugener Schwindel,
- Epistaxis,
- akute Laryngitis,
- hypofunktionelle Dysphonie,
- hyperfunktionelle Dysphonie,
- Recurrensparese,
- Pseudokrupp,
- funktionelle Aphonie,
- Sialolithiasis,
- Rhinitis allergica (saisonale und perenniale Allergien),
- virale grippale Infekte,
- Fieber ohne nachweisbare Ursache.

5
Weiterbildungsmöglichkeiten

Jeder HNO-Arzt wendet irgendwelche alternativen Behandlungsmethoden an, andererseits wird er auch mit allen möglichen Verfahren konfrontiert, die er selber nicht benützt. Daher ist es unbedingt wichtig, über die vielen alternativen Therapieverfahren Bescheid zu wissen. Wenn ein Patient z. B. vom Heilpraktiker kommt und über ein Therapieverfahren berichtet, das der Arzt überhaupt nicht kennt, schwindet das Vertrauen des Patienten zum Arzt schnell. Es ist immer wieder zu bedenken, daß Heilpraktiker im Regelfall keine sinnvollen schulmedizinisch diagnostischen Möglichkeiten haben und dadurch schwere Krankheiten übersehen können. Andererseits haben auch Heilpraktiker ihre Behandlungserfolge, sonst würden die Patienten sie nicht aufsuchen. Dies ist im Einzelfall auch anzuerkennen. Geschützt werden müssen die Patienten aber in jedem Fall vor den „schwarzen Schafen" und echten Scharlatanen, deshalb ist es nötig, daß der Arzt den Patienten genau erklären und begründen kann, warum das eine oder andere Verfahren völlig unsinnig oder aber sinnvoll ist.

Fort- und Weiterbildungsmöglichkeiten gibt es sehr viele. So werden Kurse zur Erlangung der Zusatzbezeichnung „Naturheilverfahren" an verschiedenen Orten in Deutschland durchgeführt; die Kurse werden meist auf den letzten Seiten im Deutschen Ärzteblatt angekündigt. Ähnliches gilt für **Homöopathie, Chirotherapie, Umweltmedizin** und auch für die **Akupunktur.** Informationen erhält man auch von den entsprechenden Fachgesellschaften.

Es gibt auch mehrere *Lehrbücher im HNO-Gebiet,* die sich mit alternativen Therapieverfahren beschäftigen.

Ein umfassendes diesbezügliches Werk ist *Komplementäre Hals-Nasen-Ohrenheilkunde – ein Handbuch für die Praxis* (Friese 1998 b). Namhafte Beiträge stammen von Gleditsch, Biesinger, Decot, Haug, Sauer, Golenhofen und Jaumann. Weiterhin gibt es das Buch *Akupunktur in der HNO-Heilkunde* von Gleditsch (Gleditsch 1997) sowie seit 1998 in der 3. Auflage das Lehrbuch *Homöopathie in der HNO-Heilkunde* (Friese 1998 a). Wiesenauer schrieb das Buch *HNO-ärztliche und allergologische Praxis der Homöopathie* (Wiesenauer 1995). Darüber hinaus ist das HNO-Fach mit seinen Erkrankungen der oberen Luftwege in sehr vielen anderen Büchern der Homöopathie und Naturheilverfahren vertreten (Augustin u. Schmiedel 1996; Bühring u. Kemper 1992–1998; Schimmel 1994).

6
Wissenschaftliche Überprüfung

Den Vertretern der alternativen Behandlungsverfahren wird immer wieder vorgeworfen, daß sie keine ausreichenden Studien zu ihren Verfahren vorlegen können. Dieser Vorwurf ist nicht ganz unbegründet. Es hängt aber damit zusammen, daß die entsprechenden Verfahren nur unzureichend an den Universitäten vertreten sind. So gibt es keinen einzigen habilitierten Homöopathen in Deutschland. Die habilitierten Vertreter der Naturheilverfahren sind sehr rar, sie beforschen meist die Inhaltsstoffe der Phytotherapeutika und haben mit dem Patienten in der täglichen Praxis recht wenig zu tun. Dies ist ein Dilemma, das in den letzten Jahren vorsichtig überwunden wird. So wurde inzwischen ein **Lehrstuhl für Naturheilkunde** an der Freien Universität Berlin (Direktor Prof. Bühring) geschaffen. Außerdem wird die Phytotherapie sowohl von Pharmazeuten als auch von Pharmakologen und klinischen Medizinern immer mehr beforscht (Wagner u. Wiesenauer 1995; Weiss u. Fintelmann 1997).

Relativ viele Studien werden im Bereich der **Homöopathie** durchgeführt (Bühring u. Kemper 1992–1998; Friese et al. 1996, 1997; Golenhofen 1994; Kleijnen et al. 1991; Linde et al. 1994; Wiesenauer et al. 1990; Wiesenauer u. Lüdtke 1996). Diese Studien zeigen z. T. widersprüchliche Ergebnisse; bei bestimmten Indikationen sind signifikante Heilungserfolge nachgewiesen, bei anderen nicht. Es wäre völlig unsinnig, „die Homöopathie" beweisen zu wollen. Genauso wenig kann man „die Schulmedizin" beweisen. Es lassen sich nur immer Teilaspekte verifizieren oder falsifizieren. Friese hat 2 Studien durchgeführt, die immerhin zeigen, wo die Homöopathie keineswegs unterlegen ist (Friese et al. 1996, 1997). Von Wiesenauer gibt es mehrere Studien zu dem Antiallergikum Galphimia glauca, bei welchen statistisch signifikant eine Wirksamkeit bewiesen wurde (Wiesenauer et al. 1990; Wiesenauer u. Lüdtke 1996). In zwei Metaanalysen von Kleijnen et al. (Kleijnen et al. 1991) und Linde et al. (Linde et al. 1997) wurde ebenfalls aufgezeigt, daß viele homöopathische Studien auch den üblichen wissenschaftlichen Standards genügen und daß sich damit Therapieerfolge nachweisen lassen. Ebenfalls mehrere Studien liegen zur **Akupunktur** vor. Auch hier läßt sich wissenschaftlich einwandfrei ein Therapieerfolg nachweisen (Stux et al. 1993).

Sehr schwierig ist die Datenlage bei den Therapieverfahren, die nur relativ selten eingesetzt werden oder bei denen keine kontrollierten Studien durchführbar sind. Abenteuerlich wird es bei Verfahren, bei denen die „Aura" der Therapeuten eine Rolle spielt, beim Pendeln und der Radiästhesie, oder wenn „die Sterne alles beeinflussen".

> Wenn einem Arzt aber sein eigenes Gespür und sein Verstand sagt, er sollte irgendeine Methode mit oder ohne Studie anwenden, solange er den Patienten nicht gefährdet und er damit Erfolg hat, so sollte er dies tun. Es müssen aber immer die Grenzen der entsprechenden Methode beachtet werden.

7
Fazit für die Praxis

- Alternative Behandlungsverfahren in der HNO-Heilkunde sind notwendig zur Ergänzung der üblichen schulmedizinischen Verfahren.
- Jeder HNO-Arzt sollte sich damit beschäftigen und auseinandersetzen, damit er zumindest die theoretischen Hintergründe kennt.
- Wenn ein alternatives Verfahren angewandt wird, muß er sich über die Risiken der jeweiligen Therapie genau im Klaren sein, er muß die Grenzen kennen und darf sie nicht überschreiten. Die Methoden sollten keinesfalls leichtfertig eingesetzt werden, eine ausführliche Beschäftigung mit der entsprechenden Therapieform ist notwendig.
- Es ist nicht gut, einem Modetrend hinterherzulaufen. Die innere Überzeugung muß dahinterstehen.
- Nur aus Marketinggründen die Zusatzbezeichnung Naturheilverfahren oder Homöopathie zu führen, ist schlecht.

Setzt man aber die Verfahren sinnvoll ein und hat damit seine Erfolge, so ist dies sowohl für den Patienten als auch für den Arzt von Vorteil, denn es tun sich hier therapeutische Möglichkeiten auf, die man während der Ausbildung in der Klinik nicht kennenlernt.

Literatur

Abele J (1995) Die Eigenharnbehandlung. Haug, Heidelberg

Augustin M, Schmiedel V (1996) Praxisleitfaden Naturheilkunde. Fischer, Stuttgart

Becker W (1993–1998) Ganzheitliche Zahnheilkunde in der Praxis. Spitta, Balingen

Biesinger E (1989) Funktionelle Störungen der Halswirbelsäule in ihrer Bedeutung für die Hals-Nasen-Ohrenheilkunde. In: Ganz H, Schätzle W (Hrsg) HNO Praxis Heute 9. Springer, Berlin Heidelberg New York Tokio, S 129–147

Biesinger E (1994) Einsatzmöglichkeiten der Manualtherapie im Fachgebiet – das C2-C3-Syndrom. Arch Otorhinolaryngol, Suppl 11

Biesinger E (1996) Die Behandlung von Ohrgeräuschen. Trias, Stuttgart

Buchinger O (1993) Die Röder-Methode. Haug, Heidelberg

Bühring M, Kemper FH (1992–1998) Naturheilverfahren und unkonventionelle Medizinische Richtungen. Springer, Berlin Heidelberg New York Tokio

Burgerstein L, Burgerstein U, Schurgast H, Zimmermann M (1997) Burgersteins Handbuch der Nährstoffe. Haug, Heidelberg

Cap F (1994) Bioresonanzdiagnostik und -therapie. Stellungnahme zum sogenannten BICOM-Gerät und zum Buch von Brüggemann H: Bioresonanz- und Multiresonanztherapie. Schrifttum Praxis 25:9–15

Cap F (1995) Bemerkungen eines Physikers zur Bioresonanz. Allergologie 18:253–257

Daunderer M (1992–1998) Handbuch der Amalgamvergiftung. Ecomed, Landsberg/Lech

Deutscher Bäderkalender 1995. Flöttmann, Gütersloh

Dosch JP (1995) Lehrbuch der Neuraltherapie nach Huneke. Haug, Heidelberg

Firenzuoli F (1993) Fitoterapia in otorinolaringoiatria. Techniche nuove, Mailand

Fodor L (1994) Praxis der Sauerstofftherapie. Hippokrates, Stuttgart

Friese KH (1993) Kurs Naturheilverfahren–Homöopathie. Sonntag, Stuttgart

Friese KH (1997) Alternative Behandlungsverfahren in der HNO-Heilkunde. HNO 45:593–607

Friese KH (1998a) Homöopathie in der HNO-Heilkunde. Hippokrates, Stuttgart

Friese KH (1998b) Komplementäre Hals-Nase-Ohrenheilkunde – ein Handbuch für die Praxis. Haug, Heidelberg

Friese KH, Kruse S, Moeller H (1996) Otitis media acuta bei Kindern. Vergleich zwischen konventioneller und homöopathischer Therapie. HNO 44:462–466

Friese KH, Feuchter U, Moeller H (1997) Die homöopathische Behandlung von adenoiden Vegetationen – Ergebnisse einer prospektiven, randomisierten Doppelblindstudie. HNO 45:618–624

Ganz H (1983) Akupunktur in der Hals-Nasen-Ohrenheilkunde. Editorial. In: Ganz H, Schätzle W (Hrsg) HNO Praxis Heute 3. Springer, Berlin Heidelberg New York, S 151–152

Ganz H (1997) Wert und Wertung medizinischer Neuerungen. In: Ganz H, Iro H (Hrsg) HNO Praxis Heute 17. Springer, Berlin Heidelberg New York Tokio, S 1–8

Gleditsch JM (1979) Mundakupunktur. WBV, Schorndorf

Gleditsch JM (1983a) Reflexzonen und Somatopien – als Schlüssel zu einer Gesamtschau des Menschen. WBV, Schorndorf

Gleditsch JM (1983b) Therapie entzündlicher Hals-, Nasen-, Ohren-, Mund- und Kieferkrankheiten. In: Ganz H, Schätzle W (Hrsg) HNO Praxis Heute 3. Springer, Berlin Heidelberg New York Tokio, S 169–175

Gleditsch JM (1997) Akupunktur in der HNO-Heilkunde. Hippokrates, Stuttgart

Golenhofen M (1994) Therapiemöglichkeiten einer komplementären Medizin in der Behandlung von Rhinitis und Asthma bronchiale. Atemwegs-Lungenkrankheiten 20:120–125

Gross D (1980) Therapeutische Lokalanästhesie im Hals-Nasen-Ohrenbereich. In: Ganz H (Hrsg) HNO Praxis Heute 1. Springer, Berlin Heidelberg New York, S 151–170

Gross M (1994) Lehrbuch der Therapeutischen Lokalanästhesie. Hippokrates, Stuttgart

Heine H (1988) Funktionelle Morphologie der Akupunkturpunkte. Akupunktur. Theorie Praxis 16:4–11

Hülse M (1983) Die zervikalen Gleichgewichtsstörungen. Springer, Berlin Heidelberg New York Tokio

Imhäuser H (1988) Behandlung mit potenziertem Eigenblut. Allg Homöopath Z 233:133

Kasseroller R (1996) Kompendium der Manuellen Lymphdrainage nach Dr. Vodder. Haug, Heidelberg

Kent's Repertorium der homöopathischen Arzneimittel, Bd I–III (1997) Haug, Heidelberg

Kleijnen J, Knipschild P, ter Riet G (1991) Clinical trials of homoeopathy. Br Med J 302:316–323

Kollath W (1998) Die Ordnung unserer Nahrung. Haug, Heidelberg

Lamm H (1995) Der Einfluß der hyperbaren Sauerstofftherapie auf den Tinnitus und den Hörverlust bei akuten und chronischen Innenohrschäden. Otorhinolaryngol Nova 5:161–169

Linde K, Melchart D, Brandmeier R, Eitel F (1994) Übersichtsarbeiten: Das Beispiel Homöopathie. Dtsch Ärztebl 91/3:78–81

Linde K, Clausius N, Ramirez G, Melchart D, Eitel F, Hedges LV, Jonas WB (1997) Are the clinical effects of homeopathy placebo effects? A meta-analysis of placebo-controlled trials. Lancet 350:834:843

Lubinic E (1997) Handbuch Aromatherapie. Haug, Heidelberg

Majer EH (1983) Akupunktur bei Schmerzen im Bereich von Hals, Nase und Ohr. In: Ganz H, Schätzle W (Hrsg) HNO Praxis Heute 3. Springer, Berlin Heidelberg New York Tokio, S. 153–159

Majer EH, Bischko J (1974) Experiences with acupuncture analgesia in the field of the ear, nose and throat. In: Arslan M, Ricci V (eds) Proc X. World Congr ORL, Venice 1973. Excerpta Medica, Amsterdam

Marquardt H (1997) Praktisches Lehrbuch der Reflexzonentherapie am Fuß. Hippokrates, Stuttgart

Mezger J (1995) Gesichtete homöopathische Arzneimittellehre. Haug, Heidelberg

Niewind K (1995) Heilmittelliste für die Hals-Nasen-Ohrenärztliche Praxis. Eigenverlag, Schwäbisch Gmünd

Pildner von Steinburg RD (1983) Die Behandlung der zentralen vestibulären Dysfunktion mittels Akupunktur (Reflextherapie). In: Ganz H, Schätzle W (Hrsg) HNO Praxis Heute 3. Springer, Berlin Heidelberg New York Tokio, S 161–167

Rost A (1994) Lehrbuch der Regulationstherapie. Hippokrates, Stuttgart

Sauer H (1994) Das Postmassagesyndrom. Laryngorhinootologie Suppl II, S 221

Sauer H (1990) Adjuvante alternative Therapieverfahren bei idiopathischem Tinnitus aurium (unter Hörschutz). Laryngorhinootologie 69:14–116

Sauer H (1996) Pragmatische Therapie. Konzept bei Rhinosinusitis. HNO Heute 16:18–19

Schaubelt K (1995) Neue Aromatherapie. VGS, Köln

Schimmel (1994) Lehrbuch der Naturheilverfahren. Hippokrates, Stuttgart

Schmid F, Rimpler M, Wemmer U (1996) Antihomotoxische Medizin. Aurelia, Baden-Baden

Schmiedel V, Augustin M (1997) Handbuch Naturheilkunde. Haug, Heidelberg

Schultze-Werninghaus G (1994) Paramedizinische Verfahren: Bioresonanzdiagnostik und –therapie. Dtsch Dermatol 42:891–896

Schumann K, Lamm K, Hettich M (1990) Zur Wirkung und Wirksamkeit der hyperbaren Sauerstofftherapie bei alten Hörstörungen. HNO 38:408–411

Schwab J-A, Pirsig W, Zenkel M (1997) Hyperbare Oxygenation in der Therapie des Hörsturzes. Komplikationen beim Einsatz – Kasuistiken. Notfallmedizin 23:42–43

Seifert M (1982) Zur Bedeutung der Manuellen Medizin für die Hals-Nasen-Ohrenheilkunde. HNO 30:431–439

Stux G, Stiller N, Pomeranz B (1993) Akupunktur. Springer, Berlin Heidelberg New York Tokio

Thomas C (1997) Ein ganz besonderer Saft, Urin. VGS, Köln

Wagner H, Wiesenauer M (1995) Phytotherapie. Fischer, Stuttgart

Wantke F, Stanek KW, Götz M, Jarisch R (1993) Bioresonanz-Allergietest versus Pricktest und RAST. Allergologie 16:144–145

Weber K (1995) Kurs Naturheilverfahren – Ordnungstherapie. Sonntag, Stuttgart

Weiss RS, Fintelmann V (1997) Lehrbuch der Phytotherapie. Hippokrates, Stuttgart

Wiesenauer M (1995) HNO-ärztliche und allergologische Praxis der Homöopathie. Hippokrates, Stuttgart

Wiesenauer M, Lüdtke R (1996) A meta-analysis of the homoeopathic treatment of pollinosis with galphimia glauca. Forsch Komplementärmed 3:230–234

Wiesenauer M, Gaus W, Häussler S (1990) Behandlung der Pollinosis mit Galphimia glauca. Allergologie 10:359–363

Wrba H, Kleine MW, Miehlke K, Dittmar FW, Weissenbacher E (1996) Systemische Enzymtherapie. MMV, München

Wüthrich W (1995) Für die Spezialistenkommission der Schweizerischen Gesellschaft für Allergologie und Immunologie. Zu paramedizinischen Verfahren, speziell Bioresonanz, bei allergischen Erkrankungen. Allergol J 4:356–359

Kapitel 8

Piercing – Gefahren und Komplikationen aus der Sicht des HNO-Arztes

8

F. Waldfahrer, S. Freitag und H. Iro

HNO Praxis Heute 18
H. Ganz, H. Iro (Hrsg.)
© Springer-Verlag Berlin Heidelberg 1998

1
Einleitung

Unter **Piercing** (engl. *to pierce:* durchstechen) wird das Anbringen von meist metallischen Schmuckstücken am Körper aus ästhetisch-kosmetischen Gründen verstanden (Abb. 1). Gelegentlich wird „Piercing" auch allgemeiner und in Ausweitung der ursprünglichen Wortbedeutung mit „Körperschmuck" übersetzt.

Die bekannteste Form des Piercings ist demnach das Tragen von Ohrringen am Lobulus, eine jahrhundertealte Tradition. Der Begriff Piercing fand allerdings erst in den letzten Jahren größere Verbreitung, als das Anbringen von Schmuckstücken auch an anderen Stellen des Körpers in Mode kam. Allein an der Zahl der in den letzten Jahren neu eröffneten „Head-Shops", Tätowierbetrieben und Piercingstudios ist das enorme Marktpotential dieses Modetrends zu ersehen. Vielerorts fanden und finden Modeschauen und Messen rund um die Thematiken Piercing und Tattoo statt, themenbezogene Journale sind in großer Vielzahl erhältlich (Ziegler u. Zoschke 1995).

Im Bereich des Kopfes weit verbreitet ist das Piercen der *Ohren,* der *Nase,* der *Lippe,* der *Augenbrauen* und der *Zunge.* Urologen und Gynäkologen können über Piercing und dessen mögliche Folgen im Bereich der äußeren Geschlechtsorgane berichten.

In der folgenden Übersicht sind typische Lokalisationen für Bodypiercing und die gebräuchlichsten (englischen) Bezeichnungen aufgeführt:

- Ohr   Fleshtunnel, Tragus, Loope, Daith, Rook
- Nase   Nasenflügel (Nostril), Septum, Nasenwurzel
                                        (Bridge)

- Unterlippe, Kinn   Labret, Lip, Cheek
- Oberlippe   Scrumper
- Augenbraue   Eyebrow
- Zunge   Tongue, Triangle
- Hals   Neck
- Nabel   Navel
- Hand   Handweb (Haut zwischen Daumen und
                                        Zeigefinger)

- Brustwarze   Nipple
- weibliche Geschlechtsorgane   Labia majora, Labia minora, Clitoral hood,
                                        Triangle, Fourchette
- männliche Geschlechtsorgane   Prinz-Albert, Ampallang, Apadravya, Guiche, Dyode, Hafada, Pubic, Oetang, Frenum,
                                        Foreskin

Durch die zunehmende Verbreitung des Piercings im mitteleuropäischen Kulturkreis ist auch der HNO-Arzt vermehrt sowohl mit dem Phänomen an sich als auch insbesondere mit den hieraus resultierenden **Komplikationen** befaßt. Es erscheint daher angebracht, einen Überblick über Formen und Techniken des Piercings zu geben und sich insbesondere der Behandlung piercingbedingter

Abb. 1.
Alexander Lambrechts gilt zum
Zeitpunkt dieses Fotos mit 137 Piercings und Tattoos als der meist-
gepiercte Mann der Welt. (Abdruck
mit freundlicher Erlaubnis der
Deutschen Presse-Agentur, Frankfurt)

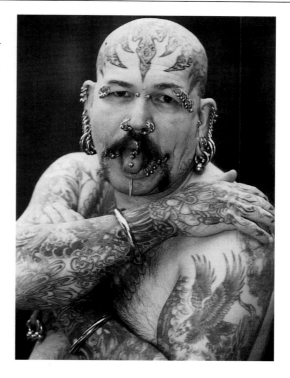

Komplikationen zu widmen. Auf Formen des Körperschmucks in anderen
Kulturen bzw. als religiös-asketische Übungen soll nicht näher eingegangen
werden; eine aktuelle Übersicht findet der interessierte Leser beispielsweise bei
Gröning (1997).

Wenngleich **Tätowieren** und **Branding** (Brandmarken) nicht als Piercing im
engeren Wortsinne angesehen werden können, soll kurz auf die hiermit verbundenen Komplikationen eingegangen werden, da sich diese Techniken im Zuge
aktueller Modeströmungen ebenfalls eines deutlichen Zuspruchs erfreuen und
längst über den Status einer „Rebellensubkultur" erhaben sind.

2
Piercing im Bereich der Ohrmuschel

2.1
Anatomische Vorbemerkungen (Krmpotic-Nemanic et al. 1985; Lang 1992)

Die Form der Ohrmuschel wird durch das Gerüst des Ohrknorpels bestimmt; die
Haut liegt insbesondere an der Ohrmuschelrückfläche dem Perichondrium fest an.

Der *Lobulus* besteht aus Haut und subkutanem Binde- und Fettgewebe,
Knorpel findet sich in diesem Bereich nicht. Arteriell wird die Ohrmuschel aus

Ästen der A. temporalis superficialis und der A. auricularis posterior gespeist, wobei das Ohrläppchen von den Rr. lobuli anterior et posterior versorgt wird. Mit dem Hinweis, daß es sich hier funktionell um Endarterien handelt, wird gemeinhin empfohlen, bei einer am Lobulus notwendig werdenden Lokalanästhesie auf den Zusatz von Vasokonstriktiva zu verzichten. Demgegenüber konnten Park et al. (1992) zeigen, daß die Netzwerke der beiden genannten Gefäße zahlreiche Anastomosen aufweisen, die diese Empfehlung relativieren.

2.2
Piercing am Ohrläppchen

Das Tragen von Ohrringen im Bereich des Lobulus ist eine seit langem bekannte, weitverbreitete Form des Körperschmucks, die insbesondere bei Frauen, zunehmend aber auch bei Männern gesellschaftlich allgemein akzeptiert ist. Nichtsdestoweniger kann es sowohl im Zuge des Anbringens als auch beim Tragen des Ohrschmucks zu Komplikationen kommen.

2.2.1
Technik

Ohrschmuck am Lobulus wird – abgesehen von Clips, die einfach auf das Ohrläppchen aufgeklemmt werden – in der Regel in einen gestochenen Kanal gesteckt und auf der Rückseite mit einem Gegenstecker („Schmetterlingsstecker") gegen Herausfallen gesichert. Die Bezeichnung Ohrring trifft im engeren Sinne somit auf die wenigsten Schmuckstücke zu.

Das *Ohrloch* wird typischerweise mittels der Pistolentechnik angebracht, wobei durch einen Federmechanismus ein spezieller, sog. „medizinischer", d. h. steril verpackter, aus chirurgischem Stahl gefertigter Stecker mittels eines Schußapparates durch den Lobulus getrieben und gleichzeitig mittels einer Gegenplatte bzw. eines Schmetterlingssteckers befestigt wird. Nach Abschluß der Wundheilung, d. h. der Epithelisierung des Stichkanals, kann dieser medizinische Ohrring gegen ein beliebiges Schmuckstück getauscht werden.

Die Zeit bis zur vollständigen Abheilung eines Lobulusohrloches wird mit 8 – 12 Wochen angegeben.

Allerdings haben die Autoren auch schon mehrfach Patienten gesehen, die – mehr oder weniger erfolgreich – mittels (teilweise über Kerzen- oder Feuerzeugflammen erhitzten) Nadeln, Kanülen und ähnlichen Instrumenten (Nägel, Stricknadeln) Ohrlöcher selbst anbrachten oder anbringen wollten.

2.2.2
Komplikationen

Komplikationen unmittelbar bei der Anbringung eines Ohrrings im Bereich des Lobulus sind vergleichsweise selten.

Probleme können aber durch eine **Fehlfunktion der „Ohrlochpistole"** entstehen, namentlich wenn sich diese nicht von dem eingeschossenen Ohrring trennen läßt.

Abb. 2 zeigt ein 5jähriges Mädchen, bei dem sich der Schußapparat verklemmte und sich zunächst manuell nicht mehr entfernen ließ. Durch die Entfernungsversuche der Verkäuferin im Schmuckgeschäft wurden dem Kind solche Schmerzen zugefügt, daß weitere Manipulationen in der Klinik nicht mehr toleriert wurden und eine Entfernung in Kurznarkose erfolgen mußte.

Weitaus häufiger sind **Lokalinfektionen** im Gefolge des Ohrlochstechens. Eigentlich müßte zu erwarten sein, daß die Infektionsrate bei unsachgemäßem Anbringen mit unsterilen Instrumenten höher ist. Hendricks (1991) zitiert jedoch eine Studie, die keine signifikanten Unterschiede in der Häufigkeit von Komplikationen in Abhängigkeit von der Professionalität des Piercers aufzeigen konnte. In der gleichen Arbeit wird die Rate an Lokalinfektionen beim Ohrlochstechen mit 15–30 % angegeben.

Selbstredend genügt das Erhitzen über einer Flamme oder das Abreiben mit Alkohol nicht zum Erzielen einer Keimfreiheit. Werden bei laienhaften Manipulationen noch heiße Instrumente benutzt, droht neben der Infektionsgefahr auch noch eine thermische Alteration des Ohrläppchens, die ihrerseits als Wegbereiter einer Infektion dienen kann. Beachtenswert ist weiterhin, daß zwar häufig das Stichwerkzeug einer „Sterilisation" durch den Anwender unterzogen wird, fast nie aber der anzubringende Ohrring.

Unbehandelte Lokalinfektionen können letztlich in ein septisches Bild mit konsekutivem Nierenversagen münden, wie beispielsweise von George u. White (1989) beschrieben.

Eine weitere Komplikation des Ohrläppchenpiercings ist das **Einwachsen des Ohrschmucks** bzw. eines Teiles davon in das weiche Gewebe des Lobulus („embedded earrings"). Diese meist innerhalb von 4–6 Wochen nach der

Abb. 2.
5jähriges Mädchen, bei dem sich eine defekte Ohrlochpistole nicht mehr lösen ließ

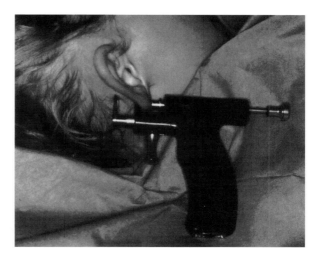

Anbringung auftretende Komplikation ist häufig Folge einer Wundinfektion und soll bei Verwendung der Ohrlochpistole öfter vorkommen (Muntz et al. 1990).

Keloide am Lobulus (Abb. 3) entstehen gehäuft bei Anwendung der Ohrlochpistole. Einer besonderen Gefährdung unterliegen Angehörige der schwarzen Rasse.

Keloide sind durch die Proliferation von Kollagen im Sinne einer überschießenden Gewebereaktion auf ein stattgehabtes Trauma gekennzeichnet. Ohrläppchenkeloide treten typischerweise frühestens $1/2$ Jahr nach dem Ohrlochstechen auf. Der Unterschied zu hypertrophen Narben besteht bei gleichem histologischen Erscheinungsbild darin, daß Keloide die Grenzen der Narbe überschreiten. Begünstigende Faktoren für die Keloidentstehung sind lokale Infektionen sowie endokrine Dysregulationen (Kelly 1988).

Ferner finden sich in der Literatur Berichte über im Bereich von Ohrlöchern entstandene **epitheloidzellige Granulome** („sarkoid-like foreign body reaction"; Hendricks 1991; Mann u. Peachy 1983). Als Genese ist meist eine Fremdkörperreaktion anzunehmen; in einigen Fällen konnte Gold als Agens identifiziert werden. Seltener ist das Vorliegen einer echten Sarkoidose (Mann u. Peachy 1983). Differentialdiagnostisch muß bei Verdickungen des Ohrläppchens immer an das Vorliegen einer Lymphadenosis benigna cutis Bäfverstedt (Lymphozytom, Spiegler-Fendt-Sarkoid) als Manifestation einer Borreliose gedacht werden. Letzteres ist jedoch als unabhängig vom Ohrlochstechen anzusehen.

Auch kann es durch Epithelversprengungen zur Ausbildung von **Epidermiszysten** kommen; dies soll ebenfalls bei Verwendung der Pistolentechnik gehäuft vorkommen.

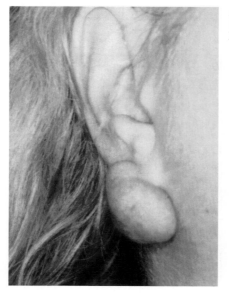

Abb. 3.
Komplikation des Ohrpiercings: Ohrläppchenkeloid

Als Sonderform des Piercings im Bereich des Lobulus ist der *Fleshtunnel* (eine Piercingvariante afrikanischen Ursprungs) anzusehen. Hierbei wird durch längerfristige Dehnung mit dem Finger oder speziellen Bougies ein „Megaloch" erzeugt, um entsprechend große Schmuckstücke anzubringen. Bei Überdehnung droht ein **Ausriß des Ohrläppchens.**

Hiervon zu unterscheiden ist die Dehnung bzw. der Ausriß eines Ohrlochs durch (zu) schwere Ohranhänge bzw. als Verletzungsfolge (z. B. Pullover): Typischerweise findet sich hier zunächst eine schlitzförmige Ausweitung eines vorher englumigen Ohrlochs entsprechend der Richtung der Schwerkraft bzw. der einwirkenden Kraft.

Die Entstehung eines Ohrläppchenausrisses wird begünstigt durch ein zu tief angebrachtes Ohrloch sowie den dichten Behang mit schweren Schmuckstücken.

2.3
Piercing durch den Ohrknorpel

Der Lobulus ist der einzige knorpelfreie Bezirk der Ohrmuschel. Beim Piercing von Helix, Anthelix, Cavum conchae und Tragus wird also regelmäßig Knorpel durchstochen. Im angloamerikanischen Sprachraum wird hierfür der Begriff *„high ear piercing"* verwendet (Abb. 4). Manche Piercer vermeiden jedoch das Durchstechen des Knorpels, indem sie versuchen, den Stichkanal am äußersten, knorpelfreien Helixrand anzulegen.

Abb. 4 a.
Beispiel für Piercing im Bereich der Ohrmuschel

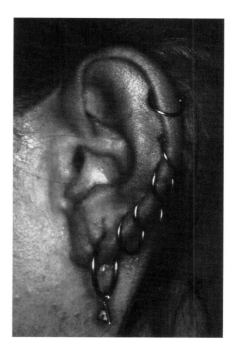

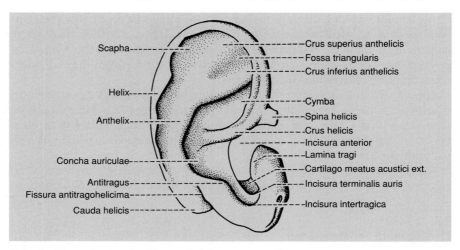

Abb. 4 b. Knorpelgerüst der Ohrmuschel. (Aus Lang 1992)

2.3.1
Technik

Die Anwendung der Pistolentechnik zur Anbringung von Ohrringen an Stellen, an denen eine Knorpelperforation erforderlich ist, wird von professionell arbeitenden Piercern abgelehnt, da es hierdurch zu Knorpelquetschungen und -zerfetzungen kommen kann. Statt dessen werden Haut und Knorpel langsam und vorsichtig mit einer Venenverweilkanüle (Abbocath, Braunüle etc.) perforiert und das Schmuckstück nach Entfernen des Mandrins plaziert.

Diese auch aus ärztlicher Sicht zu bevorzugende Technik scheint nach der Erfahrung der Autoren jedoch überwiegend in spezialisierten Piercingstudios, nicht aber in Uhren- und Schmuckgeschäften, Warenhausabteilungen und bei „fliegenden Händlern" bekannt zu sein.

Bei Piercingstudios ist es ferner üblich, dezidierte Empfehlungen zur Nachpflege des Ohrlochs auszusprechen bzw. in Form von Merkblättern zur Verfügung zu stellen. Während der Heilungsvorgang am Ohrläppchen nach 8–12 Wochen abgeschlossen ist, benötigen Ohrknorpelpiercings 4–6 Monate und länger zur Abheilung.

2.3.2
Komplikationen

Lokalinfektionen sind zwar nicht häufiger als am Lobulus, wegen der regelhaften Mitbeteiligung des Knorpels jedoch potentiell folgenschwerer. Bei Anwendung der Pistolentechnik soll es gehäuft zu *(Peri-)Chondrititiden* kommen (Abb. 5).

Abb. 5.
Komplikation des Ohrpiercings:
Perichondritis

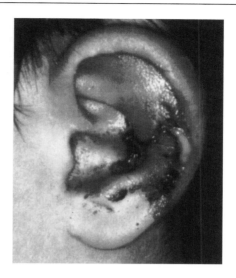

Ausrisse kommen seltener vor, da überwiegend kleine, leichte Schmuckstücke getragen werden. Bei mehrfach gepiercten Ohrmuscheln kann bei dicht sitzenden Perforationen jedoch durchaus ein Knorpelein- bzw. -ausriß entstehen.

Vor allem beim Piercing im Bereich des Cavum conchae und insbesondere bei Verwendung der Pistolentechnik kann es zur Ausbildung eines **Othämatoms** kommen. Seltener wurde diese Komplikation bei Anwendung der Hohlnadeltechnik beobachtet. Der Pathomechanismus besteht in einer Gefäßläsion mit Einblutung und konsekutiver Ablösung des Perichondriums vom Knorpel. Da Knorpel ausschließlich per diffusionem über das Perichondrium ernährt wird, kommt es im Gefolge der durch das Othämatom aufgehobenen Knorpelnutrition rasch zur Knorpelnekrose. Der Stichkanal begünstigt zudem eine Infektion des Hämatoms.

Das Auftreten von Keloiden an anderen Stellen als am Ohrläppchen ist als Rarität anzusehen.

Eine spezifische Komplikation der Variante „Tragus" ist die Perichondritis im Bereich des Tragus mit Ausbreitung der Infektion auf die Parotisloge.

2.4
Therapie der Komplikationen beim Ohrpiercing

2.4.1
Therapie bei Lokalinfektionen

Entzündungen im Bereich eines Ohrlochs treten bevorzugt während der Abheilung der gesetzten Läsion, also innerhalb der ersten Wochen nach Anbringung des Ohrlochs auf.

Aber auch beim Wechsel von Ohrringen oder durch akzidentelle Ereignisse wie Hängenbleiben an Kleiderstücken oder Hindernissen, Zug etc. kann es zu einer Läsion des bereits epithelisierten Stichkanals kommen. Gleiches gilt, wenn versucht wird, einen nach Entfernung des Schmuckstückes zugewachsenen Stichkanal durch inadäquates Vorgehen zu rekanalisieren. Fast alle von den Autoren beobachteten „Spätinfektionen" ließen sich durch gezieltes Nachfragen auf einen dieser Mechanismen zurückführen.

Allergische Reaktionen auf die im Schmuck verwendeten Metalle, eine vorbestehende atopische Dermatitis und die Einwirkung von Detergenzien (entfettende Lösungen, Seifenschaum) begünstigen die Entstehung von Lokalinfektionen. Gleiches soll bei der Anwendung von „Kältespray" (Chlorethyl) gelten. Matte Schmuckstücke sind wegen ihrer unregelmäßigen Oberflächenbeschaffenheit ideale Nährmedien für Keime und sollten nur in ausgeheilte Stichkanäle eingesetzt werden.

Im Bereich des Lobulus entstehen Weichteilinfektionen, während bei Infektionen im Bereich der übrigen Ohrmuschel grundsätzlich von einer Knorpelbeteiligung im Sinne einer (Peri-)Chondritis auszugehen ist.

Eine grundlegende Schwierigkeit bei der Behandlung von Infektionen im Bereich eines Ohrrings besteht darin, daß die Betroffenen häufig auf dem Belassen des Schmuckstücks beharren und einer Therapie nur unter dieser Maßgabe zustimmen. Erklärungsversuche, daß die Oberfläche des Schmuckstücks mit Keimen besiedelt ist, stoßen meist auf taube Ohren.

Bei gering ausgeprägten Entzündungen des Lobulus, die allerdings in der Klinik relativ selten zu sehen sind, ist ein lokaler Therapieversuch mit einer antibiotikahaltigen Salbe unter Belassen des Ohrrings mit der Prämisse einer engmaschigen Befundkontrolle vertretbar.

Bei Entzündungen im Bereich von Ohrknorpel muß das Schmuckstück entfernt werden, Kompromisse sind hier fehl am Platz.

In der Erfahrung der Autoren hat es sich bewährt, uneinsichtigen Patienten Fotos von hoch entzündeten (Abb. 5) und schließlich verunstalteten Ohrmuscheln („Blumenkohlohr") zu zeigen.

Infektionen in Gebieten knorpeltragender Ohrmuschelanteile bedürfen grundsätzlich einer **systemischen Antibiose**. Ein weiterer Entscheidungsparameter für eine systemische Antibiose ist der klinische Nachweis einer regionären Lymphadenitis.

Da als verursachende Keime primär die ortsständige Flora in Betracht kommt, muß ein Antibiotikum gewählt werden, das insbesondere gegen *Staphylokokken* ausreichend wirksam ist. Clindamycin (Brock 1997) zeichnet sich zusätzlich durch eine relativ gute Knorpelpenetration aus, so daß diese Substanz als Mittel der Wahl anzusehen ist. Alternativ kommen Aminopenicilline, allerdings immer kombiniert mit β-Laktamaseinhibitoren, in Betracht. Die Autoren empfehlen aus eigener Erfahrung, bei ausgeprägten Befunden die erste Antibiotikadosis parenteral zu verabfolgen.

Eine zusätzliche lokalantibiotische Behandlung ist dann nicht mehr erforderlich, zumal dies häufig Kontaktallergisierungen bedingt. Zu bevorzugen ist die lokale Applikation von antibiotikafreien Antiseptika bzw. Antiphlogistika (z. B. Rivanol).

Wenngleich Staphylokokken die häufigsten Erreger von fremdkörperinduzierten Ohrmuschelentzündungen sind, muß differentialdiagnostisch auch an andere Erreger wie Streptokokken, Pseudomonaden und Proteus spp. (letztere insbesondere bei Diabetikern) gedacht werden.

In letzter Zeit wurde auch über durch *Pseudomonas aeruginosa* hervorgerufene Wund- bzw. Knorpelinfektionen bei Nichtdiabetikern berichtet (Buchwald et al. 1992).

Das Ohrloch kann auch als Eintrittspforte für erysipelauslösende Streptokokken dienen. Streptokokkeninfektionen sind meist durch ein ausgeprägtes Krankheitsgefühl mit Fieber und einer verglichen mit staphylokokkeninduzierten Infektionen ausgedehnteren lokalen Ausbreitung der Entzündung gekennzeichnet. Staphylokokkeninfektionen sind demgegenüber überwiegend umschrieben und im Sinne einer Abszeßformation lokalisiert; der Lokalbefund steht hier also im Vordergrund. Die Therapie der Wahl beim Streptokokkenerysipel besteht in der intravenösen Applikation von Penicillin G, kombiniert mit einer lokalen Rivanolbehandlung.

Bei *Diabetikern* ist häufig eine Besiedlung des Gehörgangs und der Ohrmuschel mit Pseudomonaden und Proteus spp. festzustellen, so daß Ohrmuschelinfektionen bei Diabetikern grundsätzlich mit Antibiotika behandelt werden sollten, die diese Keime mit erfassen. Wegen häufig vorkommender Resistenzen ist ein Abstrich zur Anfertigung eines Antibiogramms empfehlenswert. Als orale Darreichungsform stehen nur Gyrasehemmer (Fluorochinolone, z. B. Ciprofloxacin, Ofloxacin, Levofloxacin) zur Verfügung. Allerdings ist zu berücksichtigen, daß Gyrasehemmer nicht für Kinder und Jugendliche unterhalb des 18. Lebensjahres zugelassen sind. Bei ausgeprägten Perichondritiden mit Zeichen einer systemischen Entzündungsreaktion ist eine stationäre Behandlung mit parenteraler Antibiotikaapplikation angezeigt. Hierfür empfehlen sich Substanzen wie Ceftazidim, Piperacillin oder Gyrasehemmer. Der zusätzliche Nutzen einer Lokaltherapie mit entsprechenden Antibiotikalösungen ist umstritten.

Die Gabe von *Analgetika* ist bei der Ohrmuschelperichondritis ebenso selbstverständlich wie das Anlegen eines Ohrmuschelpolsterverbandes. Es ist hierbei darauf zu achten, daß es zu keiner Okklusion mit Ausbildung einer feuchten Kammer kommt.

Bei ausgeprägten Perichondritiden bzw. unzureichendem Ansprechen der antibiotischen Behandlung muß ein *chirurgisches Debridement* mit Entfernung nekrotischen Knorpels durchgeführt werden, um den weiteren Knorpeluntergang aufzuhalten. Zu bevorzugen ist ein retroaurikuläres Vorgehen. Die Penetration systemisch applizierter Antibiotika in nekrotisches Gewebe ist üblicherweise unzureichend, so daß sich hier eine lokale Spül- oder Instillationsbehandlung mit geeigneten Antibiotika (z. B. Neomycinlösung) empfiehlt. Bei ausgedehnten Knorpelnekrosen kann in einer zweiten Sitzung nach Ausheilung der Perichondritis eine Rekonstruktion der Ohrmuschelform erfolgen.

2.4.2
Behandlung des Ohrläppchenausrisses

Die Wundbehandlung beim traumatisch bedingten Ohrmuschelausriß dient dem Ziel, die natürliche Form des Ohrläppchens wiederherzustellen. Häufig wird der Arzt jedoch mit dem Wunsch nach Erhalt bzw. Rekonstruktion des Ohrlochs konfrontiert.

Der Verzicht auf eine gezielte Wundbehandlung führt meist zu einer Verunstaltung des Ohrläppchens mit einer deutlich sichtbaren vertikalen Einziehung bzw. Narbe („earlobe cleft"), so daß beim Ohrläppchenausriß in der Regel eine **chirurgische Wundversorgung** erfolgen muß.

Rekonstruktionstechniken des Ohrläppchens wurden u.a. von Boo-Chai, Buchan, Elsahy, Kalimuthu et al., Effendi sowie Apesos und Kane angegeben, die sich jeweils nur in Details unterscheiden. Soliman u. Katz (1997) führten kürzlich bei gleichzeitiger Beschreibung der genannten Verfahrensweisen eine Vereinfachung dieser Techniken auf, die folgende Schritte umfaßt: Zunächst werden der laterale (bzw. hintere) Anteil des gespaltenen Ohrläppchens konkav und dann der mediale (bzw. vordere) Anteil konvex von Epithel befreit. Die beiden deepithelisierten Lappen müssen infolge dieser Formgebung nun ineinander passen und sich spannungsfrei adaptieren lassen. Der Wundverschluß erfolgt zweischichtig. Alternativ kann auch eine Z-Plastik erfolgen. Ein erneuter Durchstich sollte – wenn überhaupt – erst nach abgeschlossener Wundheilung vorgenommen werden.

Die Grenzen der Möglichkeit einer ästhetisch befriedigenden Ohrläppchenrekonstruktion sind beim Ausriß eines Fleshtunnels erreicht; eine Resektion von Teilen der Ohrmuschel ist hier meist unausweichlich.

2.4.3
Therapie des Othämatoms

Die Therapie des Othämatoms nach stumpfem Trauma oder Otopexie ist in der Literatur ausführlich beschrieben (Weerda 1991). Da beim piercinginduzierten Othämatom bereits ein die Ohrmuschel perforierender Stichkanal vorhanden ist, bietet sich eine Modifikation des üblichen operativen Vorgehens an.

Nach Entfernung des Ohrrings wird der Stichkanal von retroaurikulär umschnitten und bogenförmig erweitert. Die retroaurikulär gelegenen Hämatomanteile lassen sich somit ausräumen. Nach Freilegung des Knorpels wird der Stichkanal exploriert und ggf. nekrotisch gewordener Knorpel exzidiert. Schließlich lassen sich anteriore Hämatomanteile ausräumen. Es ist sorgfältig darauf zu achten, daß es zu keiner Vergrößerung der Hautperforation an der Vorderfläche der Ohrmuschel kommt, da andernfalls eine Fistel droht. Bei großflächigen Knorpeldefekten kann ggf. gesunder Knorpel mobilisiert und über den Defekt geschwenkt werden. Nach Einlegen einer dünnen Lasche zur Drainage wird der retroaurikuläre Schnitt verschlossen und ein Druckverband durch das Aufsteppen von in das Cavum conchae eingelegten Kugeltupfern angelegt. Eine prophylaktische Antibiotikagabe ist indiziert.

2.4.4
Behandlung eingewachsener Ohrringe („embedded earrings")

Eingewachsene Ohrringe bzw. Schmetterlingsstecker oder Halteplatten können zumeist in Lokalanästhesie entfernt werden. Ein retroaurikuläres Vorgehen ist zu bevorzugen. Bei ausgeprägter Umgebungsreaktion sollte das derbe, fibrotische Gewebe mitentfernt werden. Bei entzündlichen Reaktionen ist eine primär offene Nachbehandlung zu empfehlen; reizlose Wundverhältnisse erlauben einen Nahtverschluß, wobei wegen der Gefahr der Ausbildung von Fadengranulomen resorbierbares Nahtmaterial gemieden werden sollte.

2.4.5
Therapie des Ohrmuschelkeloids

Die Therapie von Keloiden ist eine facettenreiche Thematik, zu der zahlreiche publizierte Empfehlungen existieren, jedoch herrscht noch immer keine Klarheit über die zu bevorzugende Behandlungsmethode (Lawrence 1991, 1996; Stern u. Lucente 1989; Stucker u. Shaw 1992). Dies ist u. a. sicher auch darauf zurückzuführen, daß die Pathophysiologie bis heute noch nicht überzeugend aufgeklärt werden konnte. Es würde den Rahmen dieses Beitrags sprengen, alle beschriebenen Therapieverfahren bzw. -modifikationen vergleichend darzulegen. Grundsätzlich stehen folgende Behandlungsoptionen zur Verfügung (Lawrence 1991):

- lokale Steroidapplikation,
- lokale Druckanwendung,
- Radiotherapie,
- chirurgische Exzision,
- Kryotherapie,
- Lasertherapie.

Bei chirurgischer Intervention muß größte Sorgfalt auf eine möglichst atraumatische Operationstechnik verwendet werden; resorbierbares Nahtmaterial ist zu meiden. Zur Rezidivprophylaxe wird eine Nachbehandlung mit lokalen Steroidinjektionen empfohlen (Buchwald et al. 1992). Die Autoren verwenden hierzu eine Triamcinolon-Kristallsuspension (Volon A10 bzw. 40), ggf. mit dem Zusatz von Lidocain. Lawrence (1996) berichtete kürzlich über positive Ergebnisse bei adjuvanter intraläsionaler Verapamilinjektion. Als Wirkmechanismus wird die Hemmung der Prolinaufnahme in das Kollagenmolekül angeführt.

Stern u. Lucente (1989) konnten in einer prospektiven Studie keine Senkung der Rezidivrate bei Anwendung des CO_2-Lasers zur Keloidexzision beobachten, während Stucker u. Shaw (1992) eine „Kontrollrate" von 84% bei Laserbehandlung und anschließender Steroidinjektion vorweisen können.

Slobodkin (1990) führt als Hypothese für die auch von den Autoren gemachte Beobachtung, daß Ohrläppchenkeloide bevorzugt an der Rückfläche entstehen, die übliche anterior-posteriore Stichrichtung beim Ohrlochstechen an und spekuliert, ob ein imaginärer „Faktor", aus der Tiefe der Dermis an die Oberfläche gebracht, die Keloidentstehung induziert.

2.4.6
Therapie des Fremdkörpergranuloms

Granulome manifestieren sich als knotige, überwiegend subkutan lokalisierte Indurationen. Die Diagnose kann nur histologisch gestellt werden. Differentialdiagnostisch muß die (seltene) kutane Manifestation einer **Sarkoidose** ausgeschlossen werden. Wenn eine komplette Exzision im Rahmen der Biopsiegewinnung nicht praktikabel ist, kann lokal eine *Triamcinolon-Kristallsuspension* appliziert werden. Auch gibt es Berichte über Erfolge mit einer systemischen Steroidtherapie.

3
Piercing im Bereich der Nase

3.1
Technik

Das Piercing an der Nase erfolgt entweder median durch die Columella oder lateral durch die Nasenflügel.

Aus Abb. 6 geht hervor, daß ein am Nasenflügel angebrachter Ring meist den Flügelknorpel perforiert. Beim medianen Nasenpiercing kann dagegen der Septumknorpel durchstochen werden.

> Beim Nasenpiercing ist also Knorpel entweder direkt perforiert oder befindet sich in unmittelbarer Nachbarschaft des Schmuckstücks. Entzündliche Komplikationen führen daher immer zu einer Beteiligung des Knorpels.

! Professionelle Piercer verwenden zur Anbringung nur Kanülen und warnen vor dem Einsatz der Ohrlochpistole, da es durch den „Schuß" zu Knorpelzerfetzungen kommen kann. Für die Variante „Septum" werden Heilungszeiten von 3 – 4 Wochen, für die Variante „Nostril" 8 – 12 Wochen und die Variante „Bridge" 4 – 6 Monate angegeben.

3.2
Komplikationen

Durch die Keimbesiedelung des Vestibulum nasi und der inneren Nase müßte die Rate an **Lokalinfektionen** verglichen mit dem Ohr deutlich höher sein. In der Literatur finden sich hierzu jedoch keine Zahlenangaben; vielmehr war überhaupt nur eine Publikation zu finden, die sich den Komplikationen des Nasenpiercings widmete (Watson et al. 1987). Die Autoren selbst haben

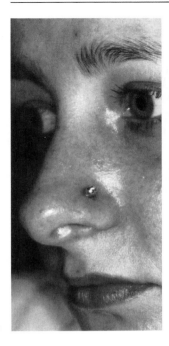

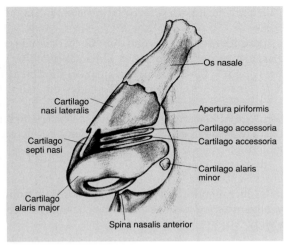

Os nasale

Cartilago nasi lateralis

Apertura piriformis

Cartilago accessoria

Cartilago accessoria

Cartilago septi nasi

Cartilago alaris minor

Cartilago alaris major

Spina nasalis anterior

b

Abb. 6. a Beispiel für Piercing im Bereich des Nasenflügels, **b** Knorpelgerüst der Nase. (Aus Krmpotic-Nemanic 1985)

a

ebenfalls bislang erstaunlich wenig Lokalinfektionen nach Nasenpiercing gesehen.

> Bei Lokalinfektionen müssen die Schmuckstücke grundsätzlich entfernt werden, da die Oberfläche als Erregerreservoir dient und der perforierende Fremdkörper eine Abheilung der Infektion verhindert. Kompromisse sind hier unangebracht.

Außer bei Minimal- (=Früh-)Befunden, die durch Entfernen des Schmuckstücks und Lokalmaßnahmen behandelt werden können, ist immer die *systemische Gabe von Antibiotika* angezeigt. Hierbei muß auch beachtet werden, daß von Lokalinfektionen Betroffene häufig zunächst Selbstbehandlungsversuche mit Antiseptika oder antibiotikahaltigen Salben unternommen haben und den Arzt erst nach dem Fehlschlagen solcher Maßnahmen aufsuchen.

Da für Lokalinfektionen der Nase überwiegend *Staphylokokken* als Verursacher in Betracht kommen, muß auf staphylokokkenwirksame Antibiotika zurückgegriffen werden. Neben den Staphylokokkenpenicillinen (Flucloxacillin, Dicloxacillin, Oxacillin) eignen sich Clindamycin und Aminopenicilline in Kombination mit β-Laktamaseinhibitoren. Reservesubstanzen sind Fosfomycin, Fusidinsäure, Aminoglykoside, Vancomycin und Teicoplanin. Zur zusätzlichen Lokalbehandlung eignet sich Rivanol. Von der in der amerikanischen Literatur empfohlenen lokalen Anwendung von Mupirocin raten die Autoren ab, da diese Substanz

Fällen mit nachgewiesenen multiresistenten Staphylokokken vorbehalten bleiben sollte.

Besonders betont werden muß noch, daß bei Lokalinfektionen eines lateralen Nasenrings die Gefahr einer **Thrombophlebitis der V. angularis** ähnlich wie beim Nasen- bzw. Oberlippenfurunkel imminent ist. Klinische Zeichen hierfür sind eine Druckschmerzhaftigkeit des medialen Augenwinkels sowie eine als schmerzhafter Strang tastbare V. facialis. Die Dopplersonographie kann zur weiteren Abklärung wertvolle Dienste leisten. Bei nachgewiesener oder drohender Thrombophlebitis der V. angularis ist deren chirurgische Unterbindung angezeigt.

Beim medianen Nasenpiercing droht als Akutkomplikation die Entstehung eines **Septumhämatoms bzw. -abszesses** mit Einschmelzung des Septumknorpels. Therapeutisch ist die Drainage des Hämatoms bzw. Abszesses, ggf. mit zeitweiligem xenogenem Ersatz nekrotischen Knorpels, erforderlich (Denecke u. Ey 1984).

Ferner sind **Columellaausrisse** sowohl durch eine akute Traumatisierung als auch durch chronischen Zug infolge schwerer Schmuckstücke vorstellbar. Die Wundversorgung im Bereich der Columella und insbesondere deren operative Rekonstruktion gehört zu den schwierigsten Aufgaben der plastisch-rekonstruktiven Nasenchirurgie (Denecke u. Ey 1984; Kastenbauer 1995). Bei inadäquater Versorgung droht eine Naseneingangsstenose. Frische Verletzungen sollten mit präziser Nahttechnik, evtl. unter Zuhilfenahme einer Lupenbrille oder des Operationsmikroskops, versorgt werden.

Lokalinfektionen im Gefolge lateralen Nasenpiercings können zu einer **Perichondritis des Flügelknorpels** mit konsekutiver Naseneingangsstenose sowie bleibenden Fisteln führen. Auch hier sollte sich ein erfahrener Rhinochirurg der rekonstruktiven Versorgung widmen.

4
Piercing im Bereich der Lippe

Beim Lippenpiercing (Labret) wird meist ein stiftförmiges Schmuckstück zwischen Vestibulum oris und Haut der Unterlippe unterhalb des Lippenrots angebracht (Abb. 7a). Seltener sind die Durchbohrung des Lippenrots und das „Scrumper" genannte Piercing der Oberlippe.

Der oralseitige plattenförmige Verschluß wird nach einiger Zeit von der Schleimhaut des Vestibulum oris um- bzw. überwachsen, so daß es zu keinen störenden Sensationen an den Zähnen mehr kommt. Die Abheilungszeit wird mit 3 – 5 Monaten angegeben.

In der Anfangszeit auftretende irritative **Gingivitiden** bzw. lokalisierte **Stomatitiden** lassen sich meist gut mit verdünnten Antiseptika bzw. entzündungshemmenden Haftsalben (z. B. Dynexan) behandeln. Kortikosteroide sollten dagegen nicht appliziert werden.

Bei dieser Art des Piercings haben die Autoren bislang keine weiteren Komplikationen gesehen. Vorstellbar ist aber auch hier eine **Abszedierung** im Bereich des Stichkanals, die durch Entfernen des Fremdkörpers, Drainage des Abszesses

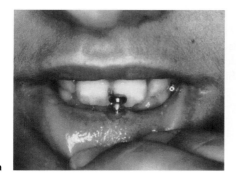

a

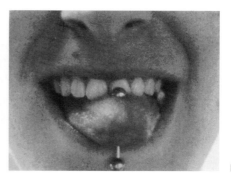

b

Abb. 7.
a Piercing im Bereich der Lippe: Deutlich ist
die Schleimhautveränderung um das
Schmuckstück herum zu erkennen.
b Zungenpiercing. Die Zungenschwellung
am 3. Tag nach Anbringen ist deutlich
erkennbar.
c Piercing im Bereich der Augenbraue:
reizlose Verhältnisse

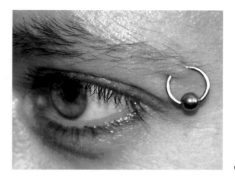

c

und Antibiotikagabe zu therapieren wäre. Im Bereich der Schleimhaut des Vestibulum oris gelegene kleine Speicheldrüsen können hierbei mitbeteiligt sein.

Ferner wäre bei nicht median angebrachten Schmuckstücken eine Irritation
des durch das Foramen mentale austretenden N. mentalis denkbar.

5
Zungenpiercing

5.1
Technik

Beim Zungenpiercing wird durch den mobilen Teil der mit einem zangenartigen
Instrument herausgezogenen Zunge und somit durch die Zungenbinnenmusku-
latur unter Zuhilfenahme einer Kunststoffvenenverweilkanüle (Braunüle, Abbocath etc.) ein Stift getrieben, der auf der Zungenunterfläche mit einem Gegenstecker verschraubt wird. Die Prozedur wird als manchmal sehr schmerzhaft
beschrieben, selbst wenn vorher ein Lokalanästhesiespray benutzt wurde. Überwiegend wird die Zunge median gepierct, jedoch gibt es auch Varianten mit
paramedianem oder multiplem Zungenpiercing (z.B. „Triangle").

Typischerweise kommt es nach dem Anbringen des Schmuckstücks zu einer
(schmerzhaften) *Zungenschwellung* (Abb. 7b), die etwa 1 Woche anhält und die

Sprache und die Nahrungsaufnahme behindert. Wichtig ist, daß die schwellungsbedingte Volumenzunahme der Zunge bei der Auswahl der Stiftlänge berücksichtigt wird, da sich der Stift sonst äußerst schmerzhaft in die Zunge einbohrt und ggf. chirurgisch entfernt werden muß. Eine vollständige Abheilung ist nach 4–6 Wochen zu erwarten. Nach Entfernung des Fremdkörpers heilt die Läsion binnen weniger Tage ab.

5.2
Komplikationen

Da eine schmerzhafte Zungenschwellung nahezu regelmäßig nach dem Zungenpiercing auftritt, ist es schwierig, einen sich entwickelnden **Zungenabszeß** frühzeitig zu erkennen. Differentialdiagnostisch hilfreich ist die *B-Bild-Sonographie*, ggf. auch enoral durchgeführt, sowie eine Verlaufskontrolle der Entzündungsparameter.

Kann ein Abszeß ausgeschlossen werden, sollte eine antiphlogistisch-analgetische Behandlung mit einem nichtsteroidalen Antiphlogistikum (z. B. Piroxicam, Diclofenac, Ibuprofen), ggf. in Kombination mit einem antiphlogistischen Enzympräparat (Bromelain etc.) erfolgen. Diese Maßnahmen werden ergänzt durch lokale antiseptische Maßnahmen zur Verhinderung einer Lokalinfektion.

Liegt dagegen ein Zungenabszeß vor, so ist die Entfernung des Schmuckstücks erforderlich. Eine systemische antibiotische Behandlung ist zwingend notwendig, reicht jedoch als solitäre Maßnahme nicht aus. Vielmehr ist eine chirurgische Intervention angezeigt.

Die *Drainage des Zungenabszesses* durch Inzision erfolgt bevorzugt oralwärts; eine alleinige Punktion des Abszesses ist als unzureichend abzulehnen. Die Abszeßhöhle kann ggf. durch Einlage einer Lasche, die zur Vermeidung einer Aspiration stets mit nichtresorbierbarem Nahtmaterial befestigt werden muß, offengehalten werden. Ergänzend kann die Höhle mit Wasserstoffperoxid oder einem anderen schleimhautverträglichen Antiseptikum gespült werden. Eine Spülung mit antibiotikahaltigen Lösungen ist wegen der üblicherweise guten Penetration systemisch verabreichter Antibiotika in die Zungenmuskulatur nicht erforderlich und wegen der hohen Rate allergischer Sensibilisierungen abzulehnen.

Wegen der *Gefahr einer Verlegung der Atemwege* durch die Zungenschwellung sollte die Behandlung unter stationären Bedingungen erfolgen. Die Auswahl des intravenös zu applizierenden Antibiotikums hat unter Berücksichtigung des zu erwartenden Keimspektrums (aerob-anaerobe Mischinfektion aus der Standortflora der Mundhöhle, Staphylokokken) zu erfolgen; ein Abstrich zur mikrobiologischen Erreger- und Resistenzbestimmung ist empfehlenswert. In der Erfahrung der Autoren haben sich bei Zungenabszessen insbesondere Aminopenicilline mit β-Laktamaseinhibitor (Unacid, Augmentan) sowie Cephalosporine der 2. Generation in Verbindung mit einem frei kombinierbaren β-Laktamaseinhibitor (Combactam) bewährt. Bei Penicillinallergie kann auf Clindamycin ausgewichen werden. Die alleinige Gabe eines Staphylokokkenpenicillins betrachten die Autoren als unzureichend, da andere Keime teilweise nur unzureichend erfaßt werden.

Die Literatur beschreibt ferner als Komplikation 4 Tage nach Zungenpiercing eine diffuse **Mundbodenphlegmone (Angina Ludovici)**, die durch eine transkutane chirurgische Revision und prolongierte Intubation der Patientin behandelt werden mußte.

Ein paramedian angebrachtes Zungenpiercing kann auf der Zungenunterfläche zu einer Obstruktion des Wharton-Ganges mit konsekutiver Sialadenitis der Glandula submandibularis führen; bei medianer Anbringung kann das Frenulum linguae verletzt werden.

6
Piercing im Gesicht

Komplikationen beim Piercing der **lateralen Augenbraue** (Abb. 7 c) sind selten, da nur Haut und Subkutangewebe durchstochen werden. Vorstellbar wäre jedoch die Fortleitung einer Lokalinfektion auf die Tränendrüse. Auch Abszesse der Haarbälge haben die Autoren bislang nicht beobachtet. Bei zu weit medial durchgeführtem Piercing drohen Blutungen seitens der A. supraorbitalis und supratrochlearis sowie Irritationen der gleichnamigen Trigeminusäste.

Aus der Punkszene ist das Anbringen einer Sicherheitsnadel an der Haut der **Wange** bekannt. Da natürlich keine autoklavierten Nadeln verwendet werden, sieht man hier relativ häufig Lokalinfektionen.

Kürzlich wurde in den Medien darüber berichtet, daß der neueste Trend die Implantation von (aufrecht stehenden) Nägeln oder Schrauben in die **Kopfhaut** sei. Der erste Literaturbericht über einen Kopfschwartenabzeß, möglicherweise mit meningitischer Fortleitung, dürfte demzufolge nicht mehr allzu lange auf sich warten lassen.

7
Tätowierungen und Branding im Bereich der Gesichts- und Halshaut

7.1
Techniken und Komplikationen

Wenngleich das Tätowieren und Brandmarken nicht zum Piercing im Sinne der Wortbedeutung gehört, soll wegen der zunehmenden Verbreitung dieser Techniken dennoch auf die damit verbundenen Komplikationen eingegangen werden.

Im Bereich der Gesichtshaut lokalisierte Tätowierungen sind verglichen mit den Lokalisationen Rumpf und Extremitäten noch immer sehr selten, werden jedoch zunehmend häufiger beobachtet.

Grundsätzlich muß unterschieden werden zwischen von professionellen Tätowierern mittels Tätowiermaschinen angebrachten Tätowierungen, die idealerweise im oberen Korium zu liegen kommen, und Laienarbeit. Letztere weist eine weitaus höhere Schwankung der Eindringtiefen auf, und derartig zustande gekommene Tattoos sind daher schwieriger zu entfernen.

In der folgenden Übersicht sind die zur Tätowierung am häufigsten verwendeten Farbstoffe und Pigmente zusammengefaßt (pflanzliche Stoffe sind kursiv hervorgehoben):

- schwarz   Eisenoxid, Kohlenstoff (Ruß)
- weiß   Titandioxid, Zinkoxid
- braun   Eisen-III-Oxidhydrat, Eisensulfat
- blau   Phthalocyanin-Kupfer-Komplexe, Kobaltaluminat, *Indigo*
- grün   Phthalocyanin-Kupfer-Komplexe, Chromoxide
- türkis, hellblau   Phthalocyanin-Kupfer-Komplexe
- rot   Indigoid, Hämatit, *Alkanna*, *Krapp*, Cadmiumselenid, Quecksilbersulfid (Zinnober)
- pink   Eisenoxid
- violett   Manganammoniumdiphosphat, Chinacidon
- gelb   Eisenoxidhydrat, Ocker, *Curcuma*, *Henna*, *Gardenia*, Cadmiumsulfid, Hansabrillantgelb
- orange   Vulkanechtorange

Eine Sonderform ist die **Tätowierung der Augenlider** („permanent eyeliner") oder des **Lippenrandes** im Sinne eines dauerhaften Make-up (Patipa 1987).

Von verschiedenen Autoren wurde in diesem Zusammenhang, aber auch bei anderen Tätowierungen, darauf hingewiesen, daß es bei einer *Magnetresonanztomographie* zu Interaktionen mit aus ferromagnetischen Metall(oxid)partikeln bestehenden Pigmenten kommen kann (Kreidstein et al. 1997). Zum einen wurden Artefakte bei der Bilddarstellung beschrieben, zum anderen war es wohl durch lokale Erhitzung zu einer ödematösen **Schwellung** der Augenlider gekommen. Vor einer Magnetresonanztomographie im Kopfbereich muß daher nicht zuletzt auch zur korrekten Interpretation von Artefakten nach Tätowierungen gefragt werden. Während die Artefakte selbst schwer zu vermeiden sind, kann der Entstehung einer thermischen Gewebealteration durch die Auflage einer kalten feuchten Kompresse entgegengewirkt werden. Die zu untersuchenden Patienten müssen in jedem Fall aufgefordert werden, bei Hitzesensationen im Bereich von Tätowierungen umgehend Mitteilung zu machen. Ferromagnetische Schmuckstücke müssen vor einer Kernspintomographie natürlich ebenfalls entfernt werden.

Infolge der Traumatisierung der Haut kommt es im Gefolge der Tätowierung typischerweise zu einer meist schmerzhaften aseptischen Entzündung. Durch Verwendung unsteriler Utensilien können **eitrige Entzündungen** hervorgerufen werden. Therapeutisch verhält man sich nicht anders als bei sonstigen bakteriellen Hauterkrankungen.

Einige **Dermatosen** manifestieren sich bevorzugt in Tätowierungen bzw. entstehen im Sinne eines isomorphen Reizeffektes (Köbner-Phänomen). Zu nennen sind hier die Psoriasis, der Lichen planus, Verrucae und der diskoide Lupus erythematodes. Darüber hinaus bleiben tätowierte Körperstellen nicht von der Manifestation von Hautkrankheiten verschont. Kasuistische Berichte existieren über in Tattoos lokalisierte Basaliome, Keratoakanthome, Plattenepithelkarzinome und maligne Melanome (Wilkes 1986).

Keloide und **Granulome** sind direkte Folgen der Traumatisierung der Haut; durch Hautregeneration und -alterung kann eine Pigmentmigration hervorgerufen werden.

> Die häufigsten Komplikationen sind **allergische** bzw. **Hypersensitivitätsreaktionen** gegenüber den verwendeten Pigmenten. Dies gilt insbesondere für die Chrom-, Kobalt-, Cadmium- und Quecksilberverbindungen, kann aber prinzipiell bei allen Farbstoffen auftreten. Bei gelben und roten Tätowierungen wurden phototoxische Reaktionen beschrieben (Wilkes 1986).

Beim **Brandmarken** (Branding) wird ein erhitzter Metallstempel auf die Haut aufgesetzt mit dem Ziel, eine Koagulationsnekrose (Verbrennung Grad IIb bis Grad III) der Haut hervorzurufen. Die sehr schmerzhafte Prozedur wird von einem Tage bis Wochen anhaltenden Wundschmerz bei nässenden Brandwunden begleitet. Wundinfektionen sind häufig, zumal meist nicht auf eine sterile Wundbehandlung geachtet wird. Es gelten die üblichen Prinzipien der Verbrennungsbehandlung.

7.2
Entfernung von Tätowierungen

Tätowierte wenden sich insbesondere dann an den Arzt, wenn sie aufgrund der Änderung ihrer Lebensumstände Tätowierungen wieder beseitigen lassen möchten. Hierzu werden folgende Methoden eingesetzt:

- Ätzung,
- Dermabrasio,
- Laserbehandlung (CO_2, Argon, Neodym-YAG, Rubin, Alexandrit, Dye),
- Kryochirurgie,
- Salabrasio,
- Übertätowierung,
- Exzision (ggf. nach Anwendung von Gewebeexpandern).

Fitzpatrick et al. (1994) setzten sich vergleichend mit verschiedenen Lasertypen auseinander, um schließlich für verschiedene Farben bzw. Tätowierpigmente unterschiedliche Systeme zu empfehlen.

Die Entfernung von Tätowierungen im Gesichtsbereich sollte grundsätzlich Spezialisten überlassen werden, da Mißerfolge für jedermann sichtbar sind.

8
Kontaktallergien

Die beim Bodypiercing verwendeten Schmuckstücke bestehen überwiegend aus rostfreiem Edelstahl („surgical stainless steel", „implant grade"); Schmuckstücke aus Edelmetallen werden außer als Ohrläppchenschmuck eher selten verwendet. *Nickellegierungen* sowie *minderwertiger Stahl* können eine Kontaktallergisierung

! hervorrufen. Aus den USA wird berichtet, daß Frauen etwa 10mal häufiger gegen Nickel sensibilisiert sind als Männer; hierfür wird das Tragen nickelhaltigen Modeschmucks verantwortlich gemacht (Hendricks 1991).

Eine Studie (Meijer et al. 1995) an 520 Wehrpflichtigen in Schweden erbrachte eine Sensibilisierung gegen Nickel- und/oder Kobaltsalze in 8% der gepiercten und in 3% der ungepiercten Probanden. Hendricks (1991) gibt als Häufigkeit einer allergischen Kontaktdermatitis auf Ohrringe 19% an.

Silber ist wegen seiner Oxidierungsneigung wenig als Werkstoff geeignet, da es neben Kontaktallergien auch zu einer bleibenden Schmutztätowierung (Argyrie) kommen kann.

Allergische Reaktionen sind an den Symptomen Juckreiz, Rötung, (farblose) Sekretion und schließlich an einer Zunahme des Umfanges des Stichkanals zu erkennen. Die **Edelmetalle** (Gold, Platin, Titan, Niobium) werden dagegen als hypoallergen angesehen (wenngleich auch allergische Reaktionen gegenüber Gold dokumentiert sind) und sollten allen Patienten empfohlen werden, die auf das Tragen von Schmuckstücken keinesfalls verzichten wollen. Farbeffekte bei aus Niobium oder Titan bestehenden Schmuckstücken werden übrigens durch eine spezielle Oberflächenbehandlungstechnik (Anodisierung) ohne Verwendung potentiell allergener Farbstoffe hervorgerufen.

Therapie. Lokale Steroide sind zwar zur Beseitigung der Symptome zweifelsohne rasch und effizient wirksam, jedoch sollte wegen der Gefahr einer Hautatrophie die Anwendung auf Ausnahmen beschränkt werden, und es sollten allenfalls gering potente Substanzen zur Anwendung kommen. Die Autoren bevorzugen den steroidfreien Wirkstoff Bufexamac (Parfenac) zur topischen Therapie im Gesichtsbereich.

Nahezu als kurios ist der Vorschlag von Zackowski (1987) anzusehen, bei Kontaktallergien einen aus einer abgeschnittenen Venenverweilkanüle geformten „Stent" als Schiene für den Ring zu implantieren, bis der Stichkanal ausgeheilt ist.

9
Weitere Aspekte und Fazit

Üblicherweise werden Ringe mit einem kugelförmigen („ball-closure rings", „captive bead rings") oder hantelförmigen („barbell") Verschluß verwendet. Erstere lassen sich nur mit einem zangenartigen Spezialwerkzeug öffnen. Dies kann für den Arzt bzw. das Pflegepersonal dann zum Problem werden, wenn vor chirurgischen Eingriffen wegen der geplanten Anwendung von Elektrokoagulation oder vor einer Magnetresonanztomographie metallische Schmuckstücke entfernt werden müssen. Im präoperativen Aufklärungsgespräch sollte daher gezielt nach Piercing gefragt werden; der Patient auf dem Operationstisch sollte auf Piercing untersucht werden.

Professionelle Piercer instruieren üblicherweise ihre Kunden über Maßnahmen zur *Infektionsprophylaxe und Pflege* der angebrachten Schmuckstücke. Diese Empfehlungen gehen – wie die Autoren feststellen konnten – so weit, daß den „Gepiercten" spezielle Diäten und die Einnahme von Vitamin- und Zinktabletten zur Förderung der Wundheilung empfohlen werden. Unstrittig ist dagegen das Erfordernis lokaler Hygienemaßnahmen wie die Vermeidung von Kontamination mit Schmutz, die Reinigung des Schmuckstückes von eingetrocknetem Sekret und Krusten mit milder Seifenlösung oder Antiseptika sowie das regelmäßige vorsichtige Drehen bzw. Bewegen des Schmuckstücks im Stichkanal im Anschluß an die Reinigung. Während der primären Abheilungsphase sollte das Schmuckstück nicht entfernt werden. Von der Anwendung von Alkohol oder Wasserstoffperoxid zur Reinigung und Desinfektion frisch gepiercter Körperstellen wird üblicherweise abgeraten. **!**

Durch unsteriles Instrumentarium und unsterile Arbeitsweise ist die Übertragung von Bakterien, Viren und anderen infektiösen Agenzien wie Hepatitisviren, HIV, Mycobacterium spp. etc. möglich. Dies gilt sowohl für das Piercing als auch das Tätowieren. Die einschlägigen Gesetze und Verordnungen für Tätowierbetriebe, die im übertragenen Sinne auch für Piercingstudios gelten, sowie die in den Händen der Kommunen liegende Aufsichtspflicht sollen neben dem professionellen Berufsverständnis seriöser Tätowierer und Piercer (kürzlich wurde von letzteren eine Dachorganisation namens OPP, Organisation Professioneller Piercer in Köln, gegründet) sicherstellen, daß die Übertragung von Infektionen ausgeschlossen ist.

Literatur

Brook I (1997) Clindamycin. In: Johnson JT, Yu VL (eds) Infectious diseases and antimicrobial therapy of the ears, nose and throat. Saunders, Philadelphia

Buchwald C, Nielsen H, Rosborg J (1992) Keloids of the external ear. ORL 54:108–112

Denecke HJ, Ey W (1984) Die Operationen an der Nase und im Nasopharynx. Springer, Berlin Heidelberg New York Tokio

Fitzpatrick RE, Goldman MP, Dierickx C (1994) Laser ablation of facial cosmetic tattoos. Aesth Plast Surg 18:91–98

George J, White M (1989) Infection as a consequence of ear piercing. Practitioner 233:404–406

Gröning K (1997) Geschmückte Haut. Eine Kulturgeschichte der Körperkunst. Frederking & Thaler, München

Hendricks WM (1991) Complications of ear piercing: treatment and prevention. Cutis 48:386–394

Kastenbauer E (1995) Rekonstruktion der Kolumella. In: Helms J, Herberhold C, Jahrsdoerfer RA, Kastenbauer ER, Panje WR, Tardy ME (Hrsg) Kopf- und Hals-Chirurgie. Band 1: Gesicht, Nase und Gesichtsschädel, Teil 1. Thieme, Stuttgart

Kelly AP (1988) Keloids. Dermatol Clinics 6:413–424

Kreidstein ML, Giguere D, Freiberg A (1997) MRI Interaction with tattoo pigments: case report, pathophysiology, and management. Plast Reconstr Surg 99:1717–1720

Krmpotic-Nemanic J, Draf W, Helms J (1985) Chirurgische Anatomie des Kopf-Hals-Bereichs. Springer, Berlin Heidelberg New York

Lang J (1992) Klinische Anatomie des Ohres. Springer Wien New York, S 7–15

Lawrence WT (1991) In search of the optimal treatment of keloids: report of a series and a review of the literature. Ann Plast Surg 27:164–178

Lawrence WT (1996) Treatment of earlobe keloids with surgery plus adjuvant intralesional verapamil and pressure earrings. Ann Plast Surg 37:167–169

Mann RJ, Peachey (1983) Sarcoidal tissue reaction – another complication of ear piercing. Clin Exp Dermatol 8:199–200

Meijer C, Bredberg M, Fischer T, Widström L (1995) Ear piercing, and nickel and cobalt sensitization, in 520 young Swedish men doing compulsory military service. Contact Dermatit 32:147–149

Muntz HR, Cui DJ, Finkelhor Asher B (1990) Embedded earrings: a complication of the ear-piercing gun. Int J Pediatr Otorhinolaryngol 19:73–76

Park C, Lineaweaver WC, Rumly TO, Buncke HJ (1992) Arterial supply of the anterior ear. Plast Reconstr Surg 90:38–44

Patipa M (1987) Eyelid tattooing. Dermatol Clinics 5:335–348

Slobodkin (1990) Why more keloids on back than on front of earlobe. Lancet 335:923–924

Soliman AM, Katz AE (1997) Repair of traumatic earlobe clefts: a simplified modification. Operative techniques in otolaryngology. Head Neck Surg 8:173–175

Stern JC, Lucente FE (1989) Carbon dioxide lase excision of earlobe keloids. Arch Otolaryngol Head Neck Surg 115:1107–1111

Stucker FJ, Shaw GY (1992) An approach to management of keloids. Arch Otolaryngol Head Neck Surg 118:63–67

Turkeltaub SH, Habal MB (1990) Acute pseudomonas chondritis as a sequel to ear piercing. Ann Plast Surg 24:279–282

Watson MG, Campbell JB, Pahor AL (1987) Complications of nose piercing. Br Med J 294:1262

Weerda H (1991) Das Ohrmuscheltrauma. In: Ganz H, Schätzle W (Hrsg) HNO Praxis Heute 11. Springer, Berlin Heidelberg New York Tokio

Wilkes TDI (1986) The complications of dermal tattoing. Ophthalm Plast Reconstr Surg 2:1–6

Zackowski DA (1987) An IV cannula stent for ear piercing. Plast Reconstr Surg 80:751

Ziegler C, Zoschke B (1995) Bodypiercing. Zsolnay, Wien

KAPITEL 9

Fragensammlung zur Selbstkontrolle 9

Zusammengestellt von H. GANZ

Zur Beachtung: es können mehrere Lösungen – oder auch gar keine – richtig sein.

1. Wann ist eine ärztliche BK-Anzeige z. B. Lärmschwerhörigkeit erforderlich?

   a) Bei Hörverlusten über 40 dB bei 3000 Hz bds.
   b) bei Hörverlusten über 40 dB bei 3000 Hz bds. und Stütztatbestand
   c) bei Hörverlusten über 40 dB bei 2000 Hz bds.
   d) bei Hörverlusten über 40 dB bei 2000 Hz bds. und Stütztatbestand

2. Die Gefahr einer kommunikationsbehindernden Lärmschwerhörigkeit ergibt sich bei

   a) 1–2 %
   b) 5 %
   c) 20 %
   d) der Mehrzahl der Exponierten

3. Ein Nachwachsen von Innenohr-Haarzellen ist

   a) unmöglich
   b) im Tierversuch nachgewiesen
   c) beim Menschen nicht nachgewiesen
   d) bei geringem Innenohrschaden möglich

4. Die otosklerotische Schalleitungsstörung ist

   a) ein Lärmschutz für das Innenohr
   b) ein verschlimmernder Faktor bei Lärmbelastung
   c) auch bei Lärmexponierten umgehend operativ zu beheben
   d) bei Lärmarbeitern grundsätzlich nicht anzutasten

5. Was versteht man in Lärmbereichen unter sekundärer Prävention?

   a) technische Lärmminderung
   b) Gehörschutzstöpsel
   c) arbeitsmedizinische Gehörvorsorge
   d) Hördiagnostik nach Ausscheiden aus dem Lärmbereich

HNO Praxis Heute 18
H. Ganz, H. Iro (Hrsg.)
© Springer-Verlag Berlin Heidelberg 1998

6. Was beinhaltet die Ergänzungsuntersuchung nach „Lärm II"?

7. Wie hoch ist der Anteil sehr kleiner Kinder am Cochlear-Implant-Krankengut?

    a)   5 – 10 %
    b)   25 – 35 %
    c)   60 – 80 %
    d)   Null

8. Was versteht man beim Cochlear Implant unter bipolarem Stimulationsmodus?

    a)   Reizung einer intrakochleären gegen eine extrakochleäre Elektrode
    b)   Reizung zweier intrakochleärer Elektroden
    c)   Stimulation einer intrakochleären Elektrode gegen zwei benachbarte
    d)   Stimulation einer Elektrode gegen alle anderen

9. Welche Methode der Sprachkodierung wird in Cochlear Implants heute am meisten genutzt?

    a)   analoge Verarbeitung
    b)   Multipeak
    c)   SPEAK
    d)   CIS

10. Mit dem System Nucleus Mini 22 sind bisher versorgt worden

    a)   ca. 15 000 Patienten
    b)   1500 Patienten
    c)   150 Patienten
    d)   keine Patienten (Versuchsstadium)

11. Bei Ertaubung nach Meningoenzephalitis ist die Cochlear-Implant-Versorgung

    a)   kontraindiziert
    b)   zu erwägen
    c)   indiziert und dringlich
    d)   mit größeren Komplikationen belastet

12. Kontraindikationen für ein Cochlear Implant sind

    a)   Mittelohrscholesteatom
    b)   Ertaubung während der ersten 5 Schwangerschaftswochen
    c)   Meningoenzephalitis
    d)   langzeitertaubte Kinder
    e)   langzeitertaubte Erwachsene

13. Prinzipien der Phonochirurgie sind

   a) Schonung des Reinke-Raums
   b) Herstellung eines subglottischen Mindestdrucks
   c) kein Eingriff bei Sulcus glottidis
   d) Erhaltung von möglichst viel Stimmlippenmukosa

14. Für die Befunddokumentation vor Phonochirurgie sind unbedingt erforderlich:

   a) Elektroglottographie
   b) Stimmfeldmessung
   c) Stimmbelastungstest
   d) Stimmschallanalyse
   e) Videostroboskopie

15. Die indirekte laryngoskopische Technik der Phonochirurgie am wachen
   Patienten ist

   a) obsolet
   b) für Erfahrene nach wie vor machbar
   c) zur exakten Beurteilung hinsichtlich der Ausdehnung der notwendigen
      Resektion besser geeignet als die MLS in Relaxationsnarkose
   d) nur einhändig möglich (Nachteil)

16. Bei der phonochirurgischen Behandlung von Recurrensparesen ist Methode
   erster Wahl die

   a) Thyreoplastik
   b) Aryknorpelrotation
   c) Stimmlippenaugmentation durch Implantation
   d) Stimmlippenaugmentation durch Injektion

17. Bei der Operation des Reinke-Ödems gelten folgende Regeln:

   a) Rauchverbot
   b) vollständige Entfernung wegen Rezidivgefahr
   c) keine beidseitige Operation in einer Sitzung
   d) nach Absaugen nur Resektion von Schleimhautüberschüssen

18. Beim Adduktortyp der spasmodischen (spastischen) Dysphonie ist heute
   Therapie der ersten Wahl:

   a) Psychotherapie
   b) Durchtrennung eines Recurrensnerven
   c) einmalige Injektion von Botulinustoxin
   d) Kortikoidinjektion

19. Was verstehen Sie unter der Trias von Krogh-Poulsen?

   a) Kreislaufstörungen durch Kopfschmerz
   b) Schmerzsymptomatik bei Kiefergelenkerkrankung
   c) Synonym für Malokklusion
   d) Faktorenbündel für Störungen des kraniomandibulären Systems

20. Was bedeutet der Begriff „vorderes Kiefergelenk"?

   a) vorderer Teil von Pfanne und Gelenkköpfchen
   b) Zustand beim Vorschieben des Unterkiefers
   c) Führung der Okklusion durch den Eck- und Frontzahnbereich
   d) Synonym für das primäre Kiefergelenk der Ontogenese

21. Welcher Unfallhergang ist typisch für einen Kiefergelenkerguß?

   a) Sturz auf das Kinn
   b) habituelle Luxation
   c) traumatische Luxation
   d) sog. zentrale Luxation des Kieferköpfchens

22. Was bedeutet reziprokes Kiefergelenkknacken?

   a) Knacken bei geschlossenen Kiefern
   b) Knacken bei Beginn der Öffung und beim Schlußbiß
   c) Es wird verursacht durch Auf- und Abspringen des Kondylus vom Diskus.
   d) Es zeigt eine Perforation des Diskus an.

23. Was bedeutet Bioredundanz?

   a) Überschuß an Biorezeptoren
   b) Geburtenüberschuß zur Erhaltung der Art
   c) Summe der möglichen Maßnahmen gegen Ausfall eines biologischen Regelkreises
   d) überholtes Modewort

24. Woran erkennt man eine pathologische Zahnschmelzabrasion?

   a) runder Schmelzverlust
   b) Höckerabbau
   c) plane glänzende Flächen
   d) Abrasion immer bukkal

25. Was verstehen Sie unter Bruxismus?

   a) Zähneknirschen
   b) Zähneknirschen bei Nacht
   c) Zähneknirschen tagsüber
   d) Synonym für Bulimie

26. Häufigste Ursache degenerativer Prozesse am Kiefergelenk ist eine

   a) Retralverlagerung des Kieferköpfchens
   b) schlecht verheilte Fraktur
   c) Ventralverlagerung des Köpfchens
   d) ein Gelenkerguß

27. Störanfälligster Bereich der Wirbelsäule ist

   a) der Kopfgelenkbereich
   b) die HWS als Ganzes
   c) das Segment Th12 – L1
   d) das Segment L5 – S1

28. Leitsymptome eines Kopfgelenktraumas sind

   a) Kopf-Hals-Schmerzen
   b) Hör- und Gleichgewichtsstörungen
   c) Dysphagie und Globusgefühl
   d) Aphasie

29. Wie häufig kommen bei Verkehrsunfällen HWS-Läsionen vor?

   a) zu 23%
   b) zu 45%
   c) zu 63%
   d) zu 79%

30. Zur Symptomatik des zervikomedullären posttraumatischen Syndroms gehören

   a) Schwäche in den Beinen
   b) Schwäche in den Armen
   c) Darmstörungen
   d) radikuläre Fingerschmerzen
   e) Sehstörungen

31. Durch HWS-Traumata bedingter Tinnitus tritt vorwiegend auf

   a) sofort
   b) nach ca. 2 Wochen
   c) nach 1 – 2 Monaten
   d) Diesen Zusammenhang gibt es nicht!

32. Die de Kleijn-Probe ist

   a) wichtig für Störungen im vertebrobasilären Gefäßstromgebiet
   b) immer elektronystagmographisch zu objektivieren
   c) nicht ungefährlich
   d) obsolet

33. Mit manualtherapeutischen Maßnahmen nach Halsweichteildistorsion sollte begonnen werden

   a) sofort
   b) nach 3 – 5 Tagen Ruhigstellung
   c) nach 14 Tagen
   d) nach 8 h Kältebehandlung

34. Unter einem klinischen Syndrom im engeren Sinne verstehen wir

   a) ein regelmäßiges Zusammentreffen mehrerer Symptome (Symptommuster)
   b) identische Symptommuster, ätiologisch unklar, jedoch pathogenetisch aufgeklärt
   c) identische Symptommuster, ätiologisch klar, jedoch pathogenetisch unklar
   d) Symptommuster, ätiopathogenetisch unklar

35. Das bekanntere Synonym des Treacher-Collins-Syndroms lautet

   a) Franceschetti
   b) Waardenburg
   c) Pierre-Robin
   d) Crouzon

36. Bei welchen der genannten Syndrome liegt eine Kombination aus Nierenbefund und Taubheit vor?

   a) Alport
   b) Cockayne
   c) Fourman-Fourman
   d) Herrmann-Aguilar-Sacks
   e) Muckle-Wells

37. Wo sitzt die ursächliche Läsion beim Wallenberg-Syndrom?

   a) Medulla oblongata, ventrolateral
   b) Medulla oblongata, dorsolateral
   c) untere Brücke
   d) oberes Halsmark

38. Bei den meisten bekannten klinischen Syndromen handelt es sich um

   a) Erbleiden
   b) seltene Krankheitsbilder
   c) rein neurologische Störungen
   d) Läsionen mit Ohrsymptomatik

39. Bei welchen der nachstehenden Syndrome kommt Irisheterochromie nicht vor?

a) Waardenburg-Klein
b) Tietz
c) Woolf-Dolowitz-Aldous
d) Zyprkowski-Margolis

40. Welches sind die Anliegen unspezifischer alternativer Behandlungsmethoden?

a) Stärkung des Immunsystems
b) unspezifische Therapie bestimmter Erkrankungen
c) Besserung des Allgemeinzustands
d) Behandlung psychosomatischer Erkrankungen

41. Welche der nachstehend genannten Maßnahmen gehören zur großen Hydrotherapie nach Kneipp?

a) Wassertreten
b) feuchte Dreiviertelpackungen, Liegedauer bis 45 min
c) Brustwickel
d) Sauna

42. Was versteht man unter Sinukolitis?

a) Kolitis der Flexuren
b) Sinusitis, mitverursacht durch Dickdarmstörungen
c) kolikartige Schmerzen bei Sinusitis
d) Polypen in Nebenhöhlen und Dickdarm

43. Bei welcher HNO-Symptomatik ist der Aderlaß erwägenswert?

a) Tinnitus
b) Polyposis nasi
c) Mukoserotympanon
d) Pollinosis

44. Die hyperbare Sauerstofftherapie ist beim Tinnitus

a) Methode der Wahl
b) obsolet
c) umstritten
d) eine nicht ungefährliche therapeutische Möglichkeit

45. Grundsätze der Homöopathie sind

a) Ähnliches wird durch Ähnliches geheilt
b) Arzneiversuch an Gesunden
c) keine Polypragmasie
d) Verwendung von Verdünnungen und Nosoden

46. Von den bekannten Akupunkturverfahren eignen sich für das HNO-Fach

    a) Ohrakupunktur
    b) Körperakupunktur
    c) Mundakupunktur
    d) Akupunkturanalgesie

47. Durch reflektorische Vorgänge mit Auslöser HWS können vor allem bedingt sein

    a) Tinnitus
    b) Gleichgewichtsstörungen
    c) Menière-Erkrankung
    d) Globusgefühl

48. Was versteht man unter Piercing?

    a) Besondere Aufschlagvariante im Damentennis
    b) Synonym für Tätowieren
    c) plastisch-chirurgisches Verfahren
    d) Durchstechen von Gewebe für Schmuck

49. Was bedeutet „high ear piercing"?

    a) Piercing abstehender Ohren
    b) Piercing im knorpeligen Anteil
    c) Dehnung des Stichkanals zum Megaohr
    d) Benutzung eines Darwin-Höckers zum Piercing

50. Die Abheilungsphase beim Ohrknorpelpiercing dauert

    a) 2 – 3 Wochen
    b) 8 – 12 Wochen
    c) 4 – 6 Monate
    d) mindestens 1 Jahr

51. Bei MRT des Kopfes können dort tätowierte Patienten reagieren mit

    a) Haarausfall
    b) Lidödem
    c) Artefakten im MRT-Bild
    d) Es gibt keine Interaktionen

52. Welche der nachstehend aufgelisteten Dermatosen manifestieren sich gerne in tätowierter Haut?

    a) Psoriasis
    b) Licher ruber planus
    c) Lupus erythematodes discoides
    d) Erythema exsudativum multiforme

Antworten zur Fragensammlung

1 b, c, d	19 d	37
2 a	20 c	38 a, b
3 b, c	21 a	39 b
4 a	22 b, c	40 a, c
5 c	23 c	41 –
6 s. Seite 29	24 c	42 b
7 c	25 b	43 a
8 b	26 a	44 c, d
9 c	27 a	45 a, b, c, d
10 a	28 a, b, c	46 a, c, d
11 c	29 d	47 a, b, d
12 a, b, d	30 a, c	48 d
13 a, d	31 c	49 b
14 d, e	32 a, c	50 c
15 b, c, d	33 b	51 b, c
16 a	34 c	52 a, b, c
17 a, d	35 a	
18 –	36 a, b, c, d, e	

Sachverzeichnis

Druck: Saladruck, Berlin
Verarbeitung: Buchbinderei Lüderitz & Bauer, Berlin